董氏奇穴痛证治疗秘验

杨朝义　编著

辽宁科学技术出版社
·沈 阳·

本书编委会（以姓氏笔画为序）

刘秀丽　江利苹　李道禄　李颖慧　杨建霞　吴玉斋　宋恒哲　张　彤

张金荣　续　伟　鞠龙秀

图书在版编目（CIP）数据

董氏奇穴痛证治疗秘验/杨朝义编著．—沈阳：
辽宁科学技术出版社，2022.8（2024.4重印）

ISBN 978-7-5591-2562-0

Ⅰ．①董… Ⅱ．①杨… Ⅲ．①疼痛—穴位疗法 Ⅳ．
①R245.9

中国版本图书馆 CIP 数据核字（2022）第 111673 号

出版发行：辽宁科学技术出版社
　　　　　（地址：沈阳市和平区十一纬路 25 号　邮编：110003）
印　刷　者：辽宁新华印务有限公司
经　销　者：各地新华书店
幅面尺寸：170 mm×240 mm
印　　张：14.5
插　　页：4
字　　数：300 千字
出版时间：2022 年 8 月第 1 版
印刷时间：2024 年 4 月第 3 次印刷
责任编辑：丁　一
封面设计：刘冰宇
责任校对：刘　庶　赵淑新

书　　号：ISBN 978-7-5591-2562-0
定　　价：60.00 元

联系电话：024-23284363
邮购热线：024-23284502
Http：www.lnkj.com.cn

内容简介

疼痛是最常见的疾病症状，也是导致人痛苦的最主要原因，针灸治疗痛证具有特效，董氏针灸最大的优势就在于治疗痛证更具有特效性，具有取穴少、见效快、标本兼治之功。笔者根据董氏奇穴长期临床实践，结合众多董氏奇穴研究者之临床经验，将董氏奇穴治疗痛证最为优势的疾病、最优势的处方集合成册，编写了《董氏奇穴痛证治疗秘验》供针灸临床参考运用。这是一本难得的实用性书籍，适合广大中医师、推拿按摩师、针灸医学生、临床疼痛工作者、针灸爱好者等参考阅读。

前　言

　　疼痛是疾病最常见的症状之一，也是造成人类身心痛苦的主要根源，有效解决人类疾病所带来的疼痛是十分必要的，目前既能有效且又无不良反应解决疼痛问题的应首属针灸疗法，针灸疗法对痛证的治疗既有广泛的疗效，又能标本兼治，且无副作用。疼痛性疾病是针灸疗法的主治病症之一，通过针灸起源来看，针灸疗法最初主要用于治疗疼痛，之后才逐渐扩展到多种疾病中，至今在临床中痛证的针灸治疗仍发挥着突出的疗效，尤其时下，国家开始大力倡导自然疗法与非药物疗法理念，针灸疗法显得尤为重要和突出。

　　近几年在全世界兴起的董氏奇穴疗法，更发挥出了痛证的治疗功效，董氏奇穴最大的优势就在各种痛证治疗方面有其独到的作用，绝大多数痛证针后有立竿见影之效，且有稳定持久的功效，因此董氏奇穴才得以迅速传遍世界各地，备受针灸界之青睐。本书就是以董氏奇穴治疗痛证运用为主题，仅就笔者在十几年董氏针灸中不断学习、悉心研究和临床实践之精华总结，集合成册。本书既凝结了笔者十几年董氏针灸悉心研究和临床实践中总结和体会，又结合了当前众多董氏奇穴研究者之经典经验，在此与各位同道交流，以推广董氏奇穴在针灸临床中进一步运用，使其能为患者更好地治疗，并将中华民族的瑰宝——中医针灸事业发扬光大。

　　本书编写的初衷是为了推广董氏奇穴的临床运用，彰显董氏奇穴之特色，但笔者水平有限，虽尽心尽力，无论是学术观点还是文字水平，可能存在不少疏漏和错误，不妥与错误之处恳请各位同仁批评指正。接受批评和修正错误的过程本就是学习的过程，这也是我与大家交流的目的之一。另外，能使本书进一步完善，更好地为读者服务，也离不开大家的热心指点，各位同仁可以通过我个人微信交流，我的微信交流号是：15966990292（杨朝义）。

杨朝义

于山东沂源

2019 年 10 月

目　录

导　读

　　为了大家在翻阅本书时能够更好地理解书中之内容，便于阅读理解，为求达到读有所获的目的，故将书中几个细节的问题在这里向大家阐明一下，以供大家在阅读理解时参考。

　　首先谈一下本书的思想，本书是以董氏奇穴与痛证内容为核心，所以全书的治疗病证则是本着以董氏针灸治疗痛证为优势的病种，书中所涉及的病证皆是董氏针灸治疗效果较好的疾病，有些痛证目前在董氏针灸临床运用时尚没有明确的经验，所以在本书也就没有涉及，随着董氏针灸在临床的进一步推广运用，其病种也将会不断增多。笔者在每个疾病中提供了多个临床运用方案供参考运用，这些治疗方案中不仅有笔者长期的运用经验总结，还有诸多的优势治疗方案来源于众多的董氏针灸传承者，可谓集众家所长，专注于董氏针灸的优势发展，能使董氏针灸更好地运用于临床，服务于大众。

　　笔者要谈的第二个方面就是书中用穴问题，如何做到针刺时精穴疏针。董氏奇穴的优势性之一就是用穴少，所以在临床治疗时一定要发挥好其优势性，做到精简用穴，能用一穴解决的尽量不用两穴，而时下恰恰相反，不管治疗任何病动辄都是十几穴甚至几十穴，失去了董氏奇穴治病应有特色。导致这一现象的发生与专业知识水平有着密切的关系。一是对疾病的诊断不明确；二是对穴位的穴性及运用不明确；三是穴位取穴不准确；四是目前一些错误的导向所致，所以才导致了目前这一临床现象的出现。这应当值得临床高度重视，应当回归到正确的董氏针灸治疗理念中。尤其在痛证方面，董氏奇穴有着极大的优势性，很多疾病仅一二穴就可以有效解决，大可不必一动针就是十几穴或者几十穴，治疗中不是取穴越多疗效就越好，有时恰恰相反，穴位多了反而会干扰相互之间的作用。用穴多了首当其冲的就是给患者增加了治疗痛苦，可以说不必要的用穴只是有害而无益，所以全书本着客观合理的精简取穴理念，在每个疾病的治疗中都有多个用穴方案组成，每个用穴方案要根据患者的实际病情合理选择用穴，因为每个疾病都是复杂的，中医针灸讲究的是既辨病又辨证，根据辨病与辨证的结果来选择适宜的治疗方案，因此并不是将一个疾病当中所提供的用穴方案在一次治疗中全部用上，所以在每个疾病治疗用穴方案中皆有全面详细的精解，以阐明用穴理念，能够正确合理选用，做到针对性地处理，以达精穴疏针。要想能够达到合理用穴，就要把每个疾病治疗方案中的用穴理念精解读明白，从而也就能够得心应手地选择合理方案了。

第三个方面就是在针刺时取穴注意事项。董氏针灸疗效强大的原因不仅是穴位的功效，还有董氏奇穴特效针法的运用，比如动气针法就是董氏奇穴特色经典内容之一，所以在治疗时一定尽可能要配合动气针法的运用，因为本书为痛证治疗，动气针法的运用就更为重要，这一点务必明确。因为要用动气针法，所以在董氏奇穴中用穴一般不在患侧，更不会在病患处用针，董氏针灸治疗痛证一般强调一侧用针，除了脏腑疾病之外，颈肩腰腿痛在极少的情况下会两侧用针，这一点务必明确，全书毫针针刺一般用穴均是指健侧用针，如果在本书没有特殊的说明情况下，所有的取穴皆是指的健侧取穴。

董氏奇穴穴位"奇"的其中一个原因就是取穴方法奇，有些穴位与传统位置相近而不相符，能贴骨的一定尽量贴骨，能够贴筋的一定尽量贴筋，这样更能发挥好其治疗功效，这是董氏奇穴取穴有异于传统取穴的一大特点，尤其当治疗筋骨疼痛疾病时，这一取穴方法更为重要，所以临床时务必注意针刺操作。

第四个方面是关于董氏奇穴刺血方面的问题。董氏针灸非常重视刺血疗法的运用，这是董氏奇穴特色之一，许多疾病离不开刺血疗法，尤其在痛证方面更为重视刺血的运用，有诸多的疾病有时仅用刺血就可以达到治疗目的，所以在临床应当发挥好这一方面的作用。董氏奇穴的刺血有别于传统针灸之刺血，传统针灸重视病患处的刺血，而董氏针灸一般多为远离病患处刺血，并有疾病相应的刺血区，在每个疾病方案中皆有明确用穴。在用穴时要注意，一般是在所用穴的周围瘀络而刺血，是指"刺络放血"，并非单纯穴位点的运用，这一点一定清楚，否则疗效不佳。如果有刺血有毫针的运用，一般是先刺血再毫针用穴。每个患者的刺血量一定要根据患者的身体状况，病情的轻重，患者的年龄、性别的不同，治疗的次数等情况决定出血量，并非所有的患者是一个统一标准出血量，也并不是出血越多越好，做到因人因病而异，正确合理地用好刺络放血疗法。关于刺血疗法的运用在本书最后有专篇论述，其具体临床运用可以参阅这一篇章内容。

第五个方面是董氏奇穴对痛证治疗有较好的作用，一般针刺后皆会有治疗效果，如果针刺后疗效不佳，应当全面分析原因，看看到底是哪个环节出现了问题？是疾病诊断问题？辨证问题？用穴方案问题？配穴问题？针刺技巧问题？逐个环节分析，找出疗效不佳的原因，重新施治，以达有效治疗目的。

　　第六个方面应当合理地评价董氏针灸，虽然董氏针灸治疗痛证疗效非常好，但并不是万能的，应当客观地评价董氏针灸临床功效，合理运用，在某些情况下，特别是复杂性疾病，最好结合其他的方法一同运用，如火针、浮针、艾灸、推拿、正骨等方法，多方法多手段同时运用以提高治疗效果，尤其不应忽视与传统针灸用穴的结合，这对提高临床疗效非常重要，若能取其所长，补其所短，相互为用，相得益彰，则能使其临床疗效大大提高。通过在本书中用穴方案的精解分析就可以窥见一斑，多是"奇正"结合的运用分析。并在每个疾病中皆有传统针灸的特效用穴方案，这些治疗方法均具实效性、特效性，皆是笔者在长期临床之经验荟萃。

　　第七个方面是本书在某些疾病中例举了一部分临床病案，这些病案均是笔者临床所治疗过的相关患者，在例举病案中所用方案仅是各疾病中的任意一个治疗方案，或者是几个方案相互并用，多数是相关疾病中笔者善用的一些治疗方法，但不是唯一的方法，有些情况下，可能几个方案相互运用，并不是提供的每一个方案一成不变，临床时可以几个方案灵活搭配，或者几穴相配，也可以一个方案中用某一个穴，最终是尽量以少用针，并能达到治疗需求为根本目的。通过临床病案用穴，从而让读者能够明确每个疾病中的用穴是根据患者的个体情况灵活变动。

　　最后谈一下关于董氏针灸用穴理念的一个问题。董氏针灸优势点之一就是易于学习，其中容易学习的第一点就是在治疗时的诊病用穴，董氏针灸很重视诊病的运用，如凡见心脏病就可取用心三通穴（通关穴、通山穴、通天穴）施治；凡见肝脏疾病就可以取用上三黄穴施治；凡见肺脏疾病就可以取用足驷马穴运用；凡见肾脏疾病就可以取用肾三通穴（通肾穴、通胃穴、通背穴）或者下三皇穴施治；凡见瘀滞性疾病就可以取用足三重穴施治；凡需要温阳而补气就用灵骨穴、大白穴施治，以此类推，这样便于学习，易于临床推广，这是董氏针灸能够迅速被推广的原因之一。然后再根据藏象学说的理论发挥穴位运用，这又符合了中医的辨证性，如上三黄穴作用于肝，本穴组不仅用于肝病的治疗，而且还能治疗眼疾，这是因为肝开窍于目；用上三黄穴能治疗贫血、出血、白细胞异常等问题，这是因为肝藏血的理论；用上三黄穴能治疗筋骨病，这是因为肝主筋，骨正筋柔，气血以流，所以上三黄穴能治疗筋骨病；上三黄穴治疗癫痫、抽动症、震颤等疾病具有极佳的疗效，这是因为肝主风，这些病症属于中医之风证范畴，所以用之具有佳效，所有这些均是透过中医藏象学说的理论发挥运用，其他用穴以此类推。这是董氏奇穴用穴最基本的取穴理念，明白了这一点，在理解处方用穴上就容易了。

第一章　头面五官痛证

第一节　头痛

头痛是临床上常见疼痛性疾病，目前虽然治疗头痛的方法很多，但理想的方法甚少，针灸治疗头痛具有较好的疗效，无论传统针灸还是董氏奇穴在治疗上皆有确实的效果。具有用穴少、见效快、标本兼治的特点。传统针灸治疗头痛主要从病变部位根据经络的理论取穴，尤其张仲景在《伤寒论》中提出六经辨证法，将头痛列出了太阳头痛、阳明头痛、少阳头痛及厥阴头痛等条文，自此在临床广泛运用。其次还要结合病性（辨证），搞清病变所在何经，辨明病因病性的虚实寒热情况，然后确定治疗原则，选取适当的穴位和针刺手法施以治疗。董氏奇穴在治疗头痛时也非常重视经络理论的临床运用，诸多的用穴也是通过经络理论发挥运用，所以在临床治疗时不可忽视最基本的经络理论指导。

一、前头痛

前头痛就是在阳明经部位的疼痛，所以在传统针灸经络学中称之为阳明经头痛，也就是以前额、眉棱骨、鼻根部、眼眶等区域而见的疼痛，所有这一部位的疼痛均可以参考以下治疗方法。

◈董氏奇穴用穴方案◈

1. 肾关穴或天皇穴（二穴也可以配用）

穴位定位：

（1）肾关穴：在天皇穴直下 1.5 寸处取穴。

（2）天皇穴：在胫骨头之内侧凹陷中，距膝关节 2.5 寸处取穴。

操作方法：一侧或双侧取穴，常规消毒，肾关穴向床面方向（即由脾经透向肾经）垂直针刺 1 寸，天皇穴向外方向（即脾经向胆经方向）直刺 1 寸深。每次留针 20~30 分钟，每日 1 次。

2. 灵骨穴、大白穴

穴位定位：

（1）灵骨穴：在手背面的食指与拇指叉骨间，第1与第2掌骨结合处取穴。

（2）大白穴：在手背，于第2掌骨虎口底外开5分处取穴。

操作方法：左右两侧交替取用，常规消毒，拳手取穴（拇指弯曲，抵食指第1节握拳），灵骨穴直刺1.5寸，大白穴针刺1寸。每次留针20~30分钟，每日1次。

3. 火连穴或火菊穴

穴位定位：

（1）火连穴：在跖区，第1跖骨内侧，距趾骨与跖骨关节1.5寸处取穴。

（2）火菊穴：在跖区，第1跖骨内侧，距火连穴1寸处取穴。

操作方法：一侧或双侧取穴，常规消毒，二穴分别直刺0.5~0.8寸。每次留针20~30分钟，每日1次。

4. 通关穴、通山穴、通天穴（任取一穴或二穴）

穴位定位：

（1）通关穴：在大腿正中央线之股骨上，距膝盖横纹上5寸处取穴。

（2）通山穴：在大腿正中线之股骨上，距通关穴2寸处取穴。

（3）通天穴：在大腿正中线之股骨上，距通山穴2寸处取穴。

操作方法：取用一侧或双侧穴位，常规消毒，通关穴与通山穴分别针刺0.8寸，通天针刺1寸。每次留针20~30分钟，每日1次。

5. 二角明穴、中白穴

穴位定位：

（1）二角明穴：在中指背第1节中央线上，距上横纹1/3处一穴，距下横纹1/3处一穴，共二穴。

（2）中白穴：在手背，小指掌骨与无名指掌骨之间，距指骨与掌骨结合处下5分处取穴。

操作方法：二穴左右交替运用，常规消毒，二角明穴向小指方向皮下横刺0.5分，中白穴直刺0.5寸。每次留针20~30分钟，每日1次。

6. 镇静穴或四花中穴（点刺放血）

穴位定位：

（1）镇静穴：在两眉头之正中央上3分处取穴。

（2）四花中穴：在四花上穴直下4.5寸处取穴。

操作方法：

（1）镇静穴：常规消毒，于此处点刺放血，拔罐5分钟，使之出血3mL左右，隔日 1 次。

（2）四花中穴：取用双侧穴位，常规消毒，于穴位瘀络处点刺放血，每周 2 次。

7. 四腑一穴、四腑二穴、上里穴（尤其眉棱骨痛最效）。

穴位定位：

（1）四腑一穴：在眉尖之上 2 分处取穴。

（2）四腑二穴：在眉毛中央上 2 分处取穴。

（3）上里穴：在眉头上 2 分处取穴。

操作方法：以上诸穴所用均为点刺放血，常规消毒，取用一次性刺血针点刺，挤捏出血或拔罐出血，每周 2 次。

◈ **传统经典用穴方案** ◈

1. 太阳穴

穴位定位：在头部，眉梢与目外眦之间，向后约一横指的凹陷中。

操作方法：取用双侧穴位，常规消毒，点刺放血，拔罐 3~5 分钟，每周 2 次。

2. 合谷穴、内庭穴

穴位定位：

（1）合谷穴：在手背，第 2 掌骨桡侧的中点。

（2）内庭穴：在足背，第 2、第 3 趾间，趾蹼缘后方赤白肉际处。

操作方法：左右交替用穴或双侧用穴，常规消毒，合谷穴直刺 1 寸，内庭穴向上斜刺 0.5 寸。每次留针 20~30 分钟，每日 1 次。

◈ **注解** ◈

肾关穴与天皇穴皆是董氏奇穴补肾的重要穴位，功专补肾气，因此二穴对肾气亏虚而致的头痛、头晕则是一个对症用穴。这里所治为前头痛，其取用原理没有离开传统经络的理论，这是因为二穴均在脾经上，根据表里经理论，取用二穴治疗前头痛则是自然之理。董师在临床中善用肾关穴治疗前头痛，不仅是根据经络理论，而且还根据全息对应思想，将下肢对应于躯体，此部位对应于头部，所以取用二穴能治疗前头痛。从病因而辨若肾亏而致的头痛则为最佳，无论是否是前头痛，只要是头痛因肾亏而致就是首选穴位。这是从病性上考虑。由此可见，董氏奇穴的治疗仍然没有离开辨证的最基本思想。

灵骨穴、大白穴就所处的位置来看，处于手阳明大肠经上，与足阳明为同名经，传统针灸治疗痛证疗效较好的用穴规律就是同名经的取穴，在此处就有其含义的运用。在临床广泛运用又不仅是此理，二穴是董氏奇穴中的大穴、要穴，治证十分广泛，二穴的作用特性为温阳补气，且功效十分强大，凡是气虚之证就为首选，无论任何部位的头痛，若辨证因气虚而致的头痛，二穴也是首选穴位，用之则效如桴鼓。若就是一般阳明经部位的头痛，二穴可以单独运用，无论灵骨穴还是大白穴皆有显著的疗效。大白穴与传统针灸的三间穴相符，三间穴为手阳明大肠之输穴，因此对手阳明之痛证的治疗有特效。

火连穴与火菊穴均在足部，二穴若从传统经络学角度来看，所在经脉应为脾经，火连穴与太白穴相近，火菊穴与公孙穴相应，太白穴为脾经之原穴，公孙穴为脾经之络穴，其所用既有相同之处，也有其差别。就病性而言，火连穴用于脾虚而致的前头痛最效，火菊穴用于高血压及头脑不清伴有头晕者最效。火连穴治疗前头痛的运用也是董师临床常用穴位之一。如笔者所治一患者，女性，53岁，前额部呈闷胀痛月余，反复发作，时轻时重，曾以多种中西药物治疗而乏效，严重时波及双眼，感觉头部混沌不清，双眼沉重，颈项无力承担头部。先于四腑一穴、四腑二穴及上里穴适量刺血，后针刺火菊穴，针后立感脑清目亮，共刺血1次，毫针3次，诸症消失。

通关穴、通山穴、通天穴这一穴组所处的位置在足阳明胃经循行线上，而作用于心脏，用于前头痛的治疗是经脉所行的理论，除了经脉循行理论用于治疗前头痛，还可用于现代医学所言的血管性头痛及中医而言的血虚头痛，均有较佳的效果，其原理则是根据心主血脉，足阳明多气多血，所用均没有离开辨证的原理。本穴组笔者在临床运用时以通关穴配通天穴最为常用。

二角明穴治疗眉棱骨痛、鼻骨痛是董师对本病所设的基本主治作用，其治疗原理则是从补肾角度出发，也就是用于肾气亏虚而致的前头痛，其穴下董公言之有肾神经通过，故作用于肾。赖金雄医师言本穴治疗眉棱骨痛具有特效作用，配用中白穴治疗前额痛效佳。

镇静穴刺血是穴位局部的运用，这是传统针灸刺血的最基本运用方法。本穴近于传统针灸的印堂穴，在民间广为运用印堂穴刺血治疗前头痛疾病，是民间刺血治疗头痛常用重要部位，往往有血出立效之功。四花穴组则是董氏奇穴重要刺血部位，可谓董氏刺血的第一大要穴，能治疗诸多顽症痼疾，用四花中穴刺血治疗前头痛仍然是经络理论的指导，本穴处于足阳明胃经循行线上，所以还是根据经络所行主治所及理论。在此部位刺血对中医辨证为痰浊头痛有特效，因为此处近于传统针灸丰隆穴，故在这一部位的瘀络刺血对痰浊头痛就有特效了。董氏奇穴在刺血方面极为重视，多数疾病一般先主张刺血，再行毫针治疗，往往能立起沉疴。笔者治疗各种头痛一般少不了刺血方法的运用，尤其是久年不愈的顽固性头痛，更需要刺血治疗，所以刺血疗法对前头痛的治疗也十分关键。一般刺血后，再根据患者的病情选用相应穴位毫针刺即可效如桴鼓。总而言之，用穴还需要辨证是关键。四腑一穴、四腑二穴及上里穴均是刺血运用，这是局部取穴的运用理念，这一方法在民间也广为运用，对中医辨证为外感风邪而致的最为对症。

二、偏头痛

偏头痛是各种头痛中最常见的一种，在临床中多易反复发作，主要表现为一侧或两侧头痛，可两侧交替发作，也有的固定于一侧，或者两侧同时发病，其病因繁杂，但多因疲劳、郁怒生气、熬夜、感受风寒等因素诱发或加重，一般方法难以根治。通过长期的针灸临床观察总结，针刺疗法就是一可靠的治疗方法，既能迅速解除症状，又能有效地治本。

◈ 董氏奇穴用穴方案 ◈

1. 侧三里穴、侧下三里穴、肾关穴

穴位定位：

（1）侧三里穴：在腓骨前缘，即四花上穴向外横开1.5寸处取穴。

（2）侧下三里穴：在腓骨前缘，即侧三里穴直下2寸处取穴。

（3）肾关穴：在胫骨头之内侧，天皇穴直下1.5寸处取穴。

操作方法：取用健侧穴位，常规消毒，侧三里穴、侧下三里穴分别直刺1寸，肾关穴向床面方向（即由脾经向肾经透刺）直刺1寸。每次留针20~30分钟，每日1次。

2. 中九里穴、上九里穴、下九里穴

穴位定位：

（1）中九里穴：直立，两手下垂，中指尖所至处取穴。

（2）上九里穴：在中九里穴向前横开1.5寸处取穴。

（3）下九里穴：在中九里穴向后横开1.5寸处取穴。

操作方法：取用健侧穴位，常规消毒，诸穴针刺抵达骨面。每次留针20~30分钟，每日1次。

3. 指三重穴

穴位定位：在无名指指背中节中央线外开（偏向尺侧）2分中点一穴，距上横纹 1/4 处一穴，距下横纹 1/4 处一穴，共三穴。

操作方法：取用健侧穴位，常规消毒，针刺时紧贴指骨尺侧缘进针半分深。每次留针 20 分钟，每日 1 次。

4. 灵骨穴

穴位定位：在手背面的食指与拇指叉骨间，第 1 与第 2 掌骨结合处取穴。

操作方法：取用健侧穴位，常规消毒，直刺 1.5 寸。每次留针 20~30 分钟，每日 1 次。

5. 门金穴

穴位定位：在第 2 与第 3 跖骨连接部之前凹陷中取穴。

操作方法：取用健侧穴位，常规消毒，直刺 0.5 寸。每次留针 20~30 分钟，每日 1 次。

6. 六完穴

穴位定位：在第 4 与第 5 跖骨之间，距跖骨与趾骨关节 5 分处取穴。

操作方法：取用健侧穴位，常规消毒，向上斜刺 5 分深。每次留针 20~30 分钟，每日 1 次。

7. 妇科穴

穴位定位：在大指背第 1 节之中央线外开（偏向尺侧）3 分，距上横纹 1/3 处一穴，距下横纹 1/3 处一穴，共二穴。

操作方法：取用健侧穴位，常规消毒，直刺 2 分深。每次留针 20~30 分钟，每日 1 次。

8. 足三重穴（一重穴、二重穴、三重穴）或四花外穴（点刺放血或毫针均可）

穴位定位：

（1）足三重穴：在外踝尖直上 3 寸，向前横开 1 寸处取穴，为一重穴；在一重穴直上 2 寸处取二重穴；在二重穴直上 2 寸为三重穴。

（2）四花外穴：在四花中穴向外横开 1.5 寸处取穴。

操作方法：点刺放血时取用患侧穴位，在其穴区找瘀络点刺放血，每周 1~2 次；毫针针刺时取用健侧穴位，足三重三穴均直刺 1.2 寸，四花外穴直刺 1 寸，每次留针 20~30 分钟，每日 1 次。

传统经典用穴方案

1. 太阳穴

穴位定位：左头部，眉梢与目外眦之间，向后约一横指的凹陷中。

操作方法：取用患侧穴位，常规消毒，施以点刺放血，拔罐 3~5 分钟，每周 2 次。

2. 外关穴、足临泣穴或侠溪穴

穴位定位：

（1）外关穴：在前臂前区，腕背侧远端横纹上 2 寸，尺骨与桡骨间隙中点。

（2）足临泣穴：在足背，第 4、第 5 跖骨底结合部的前方，第 5 趾长伸肌腱外侧凹陷中。

（3）侠溪穴：在足背，第 4、第 5 趾间，趾蹼缘后方赤白肉际处。

操作方法：健侧取穴，常规消毒，外关直刺 1 寸，足临泣直刺 0.5 寸，侠溪向上斜刺 0.5 寸。每次留针 20~30 分钟，每日 1 次。

3. 丝竹空透率谷

穴位定位：

（1）丝竹空穴：在面部，眉梢凹陷中。

（2）率谷穴：位于头部，当耳尖直上入发际 1.5 寸处。

操作方法：取用患侧穴位，常规消毒，取用 3 寸毫针，自丝竹空穴沿皮向率谷穴透刺，每次留针 20 分钟，每日 1 次。

注解

偏头痛从经络学理论来看，则为少阳经头痛，以上穴位除了灵骨穴均是循经取穴的运用。侧三里穴、侧下三里穴在胆胃经之间，偏近胆经，治疗少阳、阳明两经及合经之病具有特效，又善治风痰之病，所以对偏正头痛特效。有临床医家言之二穴配合肾关穴更具特效，并言轻症两三次可愈，重症四五次即愈的说法。中九里穴与传统针灸之风市穴相符，风市穴是足少胆经之重要穴位，具有镇痛、镇定、止痒之效。风市者，风之市，治风之力甚强，少阳主风，所以因风邪而致的少阳头痛尤为适宜，临床常与上下九里穴倒马运用，三穴合用具有很强的协同之效。六完穴与胆经之侠溪穴相近，侠溪穴为胆经之荥穴，具有清泻肝胆火之意，对偏头痛伴有头晕疗效最佳。灵骨穴用于气虚而致的头痛，尤其疼痛处在太阳穴部位的疼痛，本穴极效。如果头痛处于太阳穴处，用门金穴也具特效，效如桴鼓，各位董氏传人均言之甚效。临床有用妇科穴治疗偏头痛及头顶痛的经验，言之作用较佳，大家在临证时可试用其效如何。

偏头痛刺血极为重要，尤其久治不愈的顽症，通过刺血祛瘀通滞的作用而达到有效治疗。传统针灸治疗偏头痛刺血最常于在太阳穴处刺血，这也是民间治疗偏头痛广为运用的方法，临床确有血出立效之功，笔者临床常仅以太阳穴的刺血而治愈偏头痛患者不在少数，这是一种简单可行的好方法。记得笔者在一次装修房子的时候，有一个装修工人在工作时偏头痛发作了，疼痛难忍，面色苍白，恶心欲呕，呈痛苦状。这一患者有偏头痛病史十余年，曾多次服用药物，但一直未愈，每次发作时仅靠止痛药来止痛。本次发作时，笔者随身带的针具中仅存有刺血针具，所以即选择了太阳穴的刺血，当血出后疼痛已基本消失，并能继续正常工作。患者本打算当装修完成后找笔者再系统地正规治疗，自本次刺血后，疼痛再未发作，也未再治疗，之后曾介绍了多名偏头痛患者来诊。就单纯以太阳穴刺血治疗多例偏头痛患者，一次治愈者不乏少数。也有笔者诸多学生反馈仅在太阳穴刺血而治愈偏头痛的患者不乏少数，可见太阳穴刺血治疗偏头痛具有很强的临床实效性。耳尖处的刺血对偏头痛的治疗也有佳效，耳尖虽为经外奇穴，但就所处的位置来看，完全为少阳穴位，所以在耳尖刺血治疗偏头痛就具有特效了，笔者有时与太阳穴交替用针。

足三重穴与四花外穴也是经络循行理论的运用，二穴均是董氏奇穴刺血重要部位，刺血时是以穴位处的瘀络点刺为用，因此在临床施治时，先查看两处的瘀络，根据瘀络明显的程度选择穴位即可。二穴不仅可以刺血治疗，毫针治疗也具有很好的实效性。

三、头顶痛

头顶痛又称巅顶痛、厥阴头痛，其头痛是以头顶部位为主，就其经络来看，主要与厥阴经有关，《灵枢·经脉》载："肝足厥阴之脉……上入颃颡，连目系，上出额，与督脉交会于巅。"所以又称之为厥阴头痛。本病最早的论述记载见于《伤寒论·辨厥阴病脉证并治》中。《兰室秘藏·头痛门》载："厥阴头顶痛，或吐涎沫，厥冷，其脉浮缓，吴茱萸汤主之。"可见古医家对此积累了丰富的临床经验，针灸按照厥阴经脉的治疗确具特效，一直是针灸临床治疗头顶痛主要辨证用法。

《董氏奇穴用穴方案》

1. 火主穴

穴位定位：在足背，第1与第2跖骨连接部之直前凹陷中，即距火硬穴1寸处取穴。

操作方法：取用一侧或双侧穴位，常规消毒，直刺0.5寸。每次留针20~30

分钟，每日 1 次。

2．正筋穴、正宗穴

穴位定位：

（1）正筋穴：在足后跟筋正中央上，距足底 3.5 寸处取穴。

（2）正宗穴：在足后跟筋正中央上，正筋穴直上 2 寸处取穴。

操作方法：取用一侧或双侧穴位，常规消毒，二穴分别直刺 1 寸。每次留针 20 分钟，每日 1 次。

3．上瘤穴

穴位定位：在足底后跟硬皮之前缘正中央处取穴。

操作方法：取用一侧或双侧穴位，常规消毒，针刺 0.3 寸。每次留针 20 分钟，每日 1 次。

4．富顶穴、后枝穴

穴位定位：

（1）富顶穴：在上臂肱骨外侧，距肘横纹 7 寸处取穴。

（2）后枝穴：在肩中与肘之直线上，距富顶穴 1 寸处取穴。

操作方法：取用双侧或一侧穴位，常规消毒，手臂下垂，二穴分别直刺 0.5 寸。每次留针 20~30 分钟，每日 1 次。

5．门金穴

穴位定位：在第 2 跖骨与第 3 跖骨连接部之前凹陷中取穴。

操作方法：取用双侧或一侧穴位，常规消毒，直刺 0.5 寸。每次留针 20~30 分钟，每日 1 次。

6．在膝下心区呈怒张血络青筋点刺出血

操作方法：在其穴区域找瘀络，用一次性刺血针点刺，使瘀血尽出，每周 1~2 次。

❧ 传统经典用穴方案 ❧

1．中冲穴

穴位定位：在手指，中指末端最高点。

操作方法：取用双侧穴位，先施以按揉使其充血，常规消毒，一次性刺血针点刺出血数滴，每周 1~2 次。

2．内关穴、太冲穴

穴位定位：

（1）内关穴：在前臂前区，腕掌侧远端横纹上 2 寸，掌长肌腱与桡侧腕屈肌腱之间。

（2）太冲穴：在足背，第 1、第 2 跖骨间，跖骨底结合部前方凹陷中，或触及动脉搏动。

操作方法：取用双侧穴位，常规消毒，内关穴直刺 1 寸，太冲穴直刺 0.5 寸。每次留针 20~30 分钟，每日 1 次。

注解

火主穴近于传统针灸之太冲穴，太冲穴为足厥阴肝经之原穴，用其治疗头顶痛则是基本用穴理念，为循经取穴，故太冲穴是传统针灸治疗头顶痛的要穴。在这里名为火主，即心主之意，足厥阴与手厥阴为同名经，同名经相通，所以能治疗心血管系统疾病，因此除了治疗头顶痛之外，对现代医学所言的高血压、心脏病而致的头痛也具有特效。

正筋穴、正宗穴从经络所在的位置来看，应为足太阳膀胱经的位置，足太阳经脉也到达头顶，《灵枢·经脉》载："膀胱足太阳之脉，起于目内眦，上额，交巅。"故用二穴治疗头顶痛就有特效了。用二穴不仅治疗头顶痛，还可以用于颅内痛、后头痛，这首先与经络循行有关，"足太阳从巅入络脑，还出别下项……"，其次还与本穴的穴性有密切的关系，二穴有活脑部之气血的作用，所以本穴组治疗头痛就有较广泛的功效，且其效确实。所治一张姓患者，男，43 岁，因工作劳累后而出现了头痛，以头顶部为明显，就诊于近处的诊所，服用药物后不仅无效，而且症状加重，故就诊于当地县人民医院，经 CT 等检查未查出阳性结果，诊断为神经性头痛，服用药物 4 天乏效来诊。其头痛以头顶部为主，严重时波及后头部，时轻时重，重时难以忍受。针刺上瘤穴配正筋穴、正宗穴，针后10 分钟即感缓解，治疗 3 次症状基本消失，后又巩固治疗 2 次。

上瘤穴在足底部，治疗头顶痛则为对应取穴法，《黄帝内经》载"头有病脚上针""上病下取"，本穴就是这一理论的运用。传统针灸中常用涌泉穴治疗头顶痛，道理相同。早在《肘后歌》载："顶心头痛眼不开，涌泉下针定安泰。"足底与头顶对应。对头顶剧烈疼痛则有显著疗效，可有如桴鼓之效。除了治疗头顶痛之外，另外对脑震荡、脑部肿瘤也有较好的治疗功效。也有诸多董氏传人用妇科穴而治疗头顶痛的经验，但笔者尚无临床运用，请有心读者试用其效。富顶穴与后枝穴主要作用为降压，高血压引起的头痛主要表现为头顶痛。中冲穴为心包经之井穴，在此处点刺放血为同名经运用的原理，具有立竿见影之效。

四、后头痛

后头痛是指后头部的疼痛，在传统针灸中又称为太阳经头痛。《灵枢·经脉》："足太阳膀胱之脉……其支者，从巅入络脑，还出别下项，下挟脊抵腰中。"一般多为风寒之邪侵袭太阳之脉而致。经脉受寒则小络蜷缩拘急、脉道不通，气血凝滞，故出现头痛连同项背。太阳主一身之表，风寒束表，卫阳被遏，不得宣统，故常伴有恶风、恶寒、发热、鼻塞流涕等一系列风寒表证的症状。

❀董氏奇穴用穴方案❀

1. 正筋穴、正宗穴、搏球穴

穴位定位：

（1）正筋穴：在足后跟筋正中央上，距足底 3.5 寸处取穴。

（2）正宗穴：在足后跟筋正中央上，正筋穴直上 2 寸处取穴。

（3）搏球穴：在足后跟筋正中央上，正士穴直上 2.5 寸处取穴。

操作方法：取用健侧或双侧穴位，常规消毒，正筋穴、正宗穴分别直刺 0.8 寸，搏球穴直刺 1.5 寸。每次留针 20~30 分钟，每日 1 次。

2. 腕顺一穴、腕顺二穴

穴位定位：

（1）腕顺一穴：在小指掌骨外侧，距手腕横纹 2.5 寸处取穴。

（2）腕顺二穴：在小指掌骨外侧，距手腕横纹 1.5 寸处取穴，即腕顺一穴下 1 寸。

操作方法：取用健侧或双侧穴位，腕顺一穴直刺 1 寸，腕顺二穴直刺 0.3 寸。每次留针 20~30 分钟，每日 1 次。

3. 指三重穴、人皇穴

穴位定位：

（1）指三重穴：在无名指指背中节中央线外开（偏向尺侧）2 分中点一穴，距上横纹 1/4 处一穴，距下横纹 1/4 处一穴，共三穴。

（2）人皇穴：在胫骨之内侧后缘，在内踝上 3 寸处取穴。

操作方法：二穴健侧或者左右交替用穴，常规消毒，指三重紧贴指骨缘尺侧进针半分，人皇穴直刺 1.2 寸。每次留针 20~30 分钟，每日 1 次。

4. 冲霄穴（点刺放血）

穴位定位：包括第 20 椎下之妙巢穴，第 21 椎下之上对穴及上对穴以下 1 寸之上高穴，共三穴。

操作方法：常规消毒，取用一次性点刺放血针点刺，然后加拔罐使之出血3mL 左右即可。每周 1~2 次。

传统经典用穴方案

1. 委中穴

穴位定位：在膝后区，腘横纹中点，当肱二头肌腱与半腱肌肌腱中间。

操作方法：取用双侧穴位，常规消毒，取用一次性刺血针于此处瘀络点刺放血，使瘀血尽出即可。

2. 后溪穴、申脉穴

穴位定位：

（1）后溪穴：在手内侧，第 5 掌指关节尺侧近端赤白肉际凹陷中。

（2）申脉穴：在踝区，外踝尖直下，外踝下缘与跟骨之间凹陷中。

操作方法：后溪穴与申脉穴左右交替用针，常规消毒，后溪半握拳，直刺0.8 寸，申脉穴直刺 0.5 寸。每次留针 20~30 分钟，每日 1 次。

3. 至阴穴或束骨穴

穴位定位：

（1）至阴穴：在足趾，小趾末节外侧，指甲根角侧后方 0.1 寸。

（2）束骨穴：在跖区，第 5 跖趾关节的近端，赤白肉际处。

操作方法：取用健侧穴位，常规消毒，至阴穴浅刺 0.1 寸，束骨直刺 0.5寸。每次留针 20~30 分钟，每日 1 次。

注解

正筋穴、正宗穴及搏球穴所处的位置为足太阳膀胱经所循行，其用就是经脉循行理论，笔者在传统针灸治疗后头痛以至阴穴、束骨穴、昆仑穴最为常用而有效，这些穴位均为足太阳经之穴，皆从经络所行主治所及的理论而用。正筋穴、正宗穴二穴对后头部牵及颈项的疼痛，二穴极为适宜。腕顺一穴、腕顺二穴与传统针灸的后溪穴、腕骨穴相近，二穴为手太阳小肠经经脉之穴，治疗后头痛为同名经原理。二穴可以单独运用，也可以配合运用。指三重穴临床可以治疗各种头痛，可用于偏头痛、头顶痛及后项痛，本穴处在三焦经脉上，以疏调三焦之气血有关，又因指三重穴有活血化瘀的功效，所以能治疗诸症。赖金雄医师有用"指三重穴配人皇穴可治疗后项痛"的临床经验，笔者尚无运用经验，大家可以在临床检验其效如何。

冲霄穴在腰骶部，用于治疗后头部疾病，是根据头骶对应的原理运用，这与后会穴治疗腰骶部位疼痛原理相同，且具有卓效，临床以刺血为用。传统针灸刺血治疗后头痛以委中穴最为常用。

五、全头痛

前面四种头痛皆是在头部某一个部位而产生的疼痛，则能符合某一经脉的循行，全头痛则是指整个头部的疼痛，不能明确那一具体部位，其发生的原因较为复杂。当某一部位疼痛的时候一般多从经络辨证来论治，全头痛的治疗多从病性来考虑，辨明虚实寒热，施以对证治疗。一般来说，全头痛发生原因多见于痰湿阻络头痛，肾虚精髓不足头痛和气血两亏、清阳不升、经脉失养头痛。

◈ 董氏奇穴用穴方案 ◈

1. 灵骨穴、大白穴

穴位定位：

（1）灵骨穴：在手背面的食指与拇指叉骨间，第 1 与第 2 掌骨结合处取穴。

（2）大白穴：在手背，于第 2 掌骨虎口底外开 5 分处取穴。

操作方法：两手左右交替用穴，取穴时拳手取穴（拇指弯曲，抵食指第 1 节握拳），常规消毒，灵骨穴直刺 1.5 寸，大白穴直刺 1 寸。每次留针 20~30 分钟，每日 1 次。

2. 中九里穴、肾关穴

穴位定位：

（1）中九里穴：直立，两手下垂，中指尖所至处取穴。

（2）肾关穴：在天皇穴直下 1.5 寸处取穴。

操作方法：双侧取穴，常规消毒，中九里穴针刺时直刺抵达骨面，肾关穴向床面（由脾经透向肾经）直刺 1 寸。每次留针 20~30 分钟，每日 1 次。

3. 三叉三穴、大白穴

穴位定位：

（1）三叉三穴：在无名指与小指叉口之中央处取穴。

（2）大白穴：在手背，于第 2 掌骨虎口底外开 5 分处取穴。

操作方法：二穴左右交替用针，常规消毒，三叉三穴握拳取穴，向手腕方向直刺 0.8 寸；大白拳手取穴，直刺 1 寸。每次留针 20~30 分钟，每日 1 次。

4. 侧三里穴、侧下三里穴、肾关穴

穴位定位：

（1）侧三里穴：在腓骨前缘，即四花上穴向外横开 1.5 寸处取穴。

（2）侧下三里穴：在腓骨前缘，即侧三里穴直下 2 寸处取穴。

（3）肾关穴：在胫骨头之内侧，天皇穴直下 1.5 寸处取穴。

操作方法：侧三里穴、侧下三里穴与肾关穴左右交替用针，常规消毒，侧三里穴与侧下三里穴直刺 1 寸，肾关穴向床面方向（由脾经透向肾经）直刺 1 寸。每次留针 20~30 分钟，每日 1 次。

5. 通肾穴、水通穴、水金穴

穴位定位：

（1）通肾穴：在膝盖内侧上缘凹陷处取穴。

（2）水通穴：在嘴角直下 4 分处取穴。

（3）水金穴：在水通穴向里平开 5 分处取穴。

操作方法：双侧取穴，常规消毒，通肾穴直刺 0.5 寸，水金穴与水通穴施以透刺，操作时由水金穴向水通穴平刺 1 寸。每次留针 20~30 分钟，每日 1 次。

6. 正会穴、镇静穴

穴位定位：

（1）正会穴：在头顶之正中央。

（2）镇静穴：在两眉头之正中央上 3 分处取穴。

操作方法：常规消毒，正会穴向前平刺 3 分，镇静穴由上往下皮下针刺 3 分。每次留针 20~30 分钟，每日 1 次。

7. 火菊穴

穴位定位：在第 1 跖骨内侧，距火连穴 1 寸处取穴。

操作方法：取用双侧穴位，常规消毒，直刺 0.5 寸。每次留针 20~30 分钟，每日 1 次。

8. 四花中穴、四花外穴

穴位定位：

（1）四花中穴：在四花上穴直下 4.5 寸处取穴。

（2）四花外穴：在四花中穴向外横开 1.5 寸处取穴。

操作方法：双侧取穴，常规消毒，于穴位区域找瘀络点刺出血，使瘀血尽出，每周 1~2 次。

❀ 传统经典用穴方案 ❀

1. 太阳穴、大椎穴点刺放血

穴位定位：

（1）太阳穴：在头部，眉梢与目外眦之间，向后约一横指的凹陷中。

（2）大椎穴：在脊柱区，第 7 颈椎棘突下凹陷中，后正中线上。

操作方法：太阳取用双侧穴位，常规消毒，施以点刺放血，加拔罐 3~5 分钟，大椎点刺出血加拔火罐 5~10 分钟。每周 1~2 次。

2. 三间穴、液门穴

穴位定位：

（1）三间穴：在手背，第 2 掌指关节桡侧近端凹陷中。

（2）液门穴：在手背，第 4、第 5 指间，趾蹼缘上方赤白肉际凹陷中。

操作方法：二穴左右交替用针，常规消毒，二穴分别直刺 0.5 寸。每次留针 20~30 分钟，每日 1 次。

❀ 注解 ❀

由于导致全头痛的原因较多，所以临床用穴也有较多的选择，全头痛的治疗理念和其他类型的头痛治疗有所区别，其他类型的头痛以辨经为主，全头痛主要是根据患者的具体疾病以辨其病性为用。若因气虚而致的头痛，首选灵骨穴，灵骨穴具有温阳补气之效，所以气虚而致的全头痛用灵骨穴就具有特效，常配大白穴加强其作用疗效；肾虚而致的头痛以通肾穴配水金穴、水通穴为首选，三穴均是补肾之要穴，三穴合用有协同之效；若精神失调而致的头痛则以正会穴、镇静穴为常用，具有镇静安神之效，对现代医学所言的抑郁性患者为首选；外感而致的全头痛则以三叉三穴为常用，常配大白穴发挥更佳的疗效，二穴对全头痛止痛之效极佳，可用于一切外感而致的头痛；久治不愈的慢性头痛常以侧三里穴、侧下三里穴配肾关穴为特效，侧三里穴、侧下三里穴在胆胃经之间，两穴倒马运用可善治两经病变，既能疏调阳明之气血，又能祛风痰，加配肾关穴则治疗久病入肾，所以对久治不愈的顽固性陈年痼疾有较佳的疗效；火菊穴有清头明目之效，对清阳不升而致的头昏脑胀具有较好的功效，尤适宜于现代医学所言的高血压、颈椎病而致的头晕、头痛。

点刺放血仍是治疗全头痛非常有效的方法，通过刺络放血，可使瘀血祛除，经络疏通，从而头痛可止。四花中穴、四花外穴就能治疗头痛诸症，是董氏奇穴刺血重要穴位，能治疗诸多疾病，在此处刺血，有活血化瘀，清降痰浊之功，因此对于瘀滞、痰浊阻滞而致的头痛则为首选用穴。临床运用时则以此处瘀络点刺放血，不单纯地以穴位点刺血，这一点临证务必明确；五岭穴也能治疗头痛，此穴组治疗头痛笔者临床用之较少，主要针对高血压而致的头痛，用穴主要以偏上部的穴位为主；太阳穴为传统针灸之经外奇穴，但董氏针灸非常重视本穴的运用，在太阳穴刺血可治疗诸多疾病，对头痛的治疗具有特效，无论前头痛、偏头痛、全头痛皆有显著疗效，往往有血出立效之功，常是首选的穴位。

第二节　面痛

面痛又称面风痛、面颊痛，相当于现代医学中的三叉神经痛。本病是以眼、面颊部出现的放射性、烧灼样抽掣样疼痛为主要表现的疾病。中医认为本病的发生多与外感风邪、情志不调、外伤等因素有关，各种内外因素使面部经脉气血阻滞，不通则痛，而致本病。本病疼痛发作突然，呈阵发性放射性电击样剧痛，如撕裂、针刺、烧灼一般，为人类疼痛最为严重的一种，患者剧痛难以忍受。每次发作疼痛短暂，有数秒至数分钟，可连续反复发作，一天数次或数天内反复发作。临床以第2、第3支同时发病者多见，也就是以面颊，上、下颌部为多见，单独额部少见。疼痛发作常有诱发点，被称为扳机点，可因洗脸、刷牙、冷刺激、说话、吞咽、情绪刺激等因素诱发。

本病通过现代医学方法处理难以有效，治疗较为棘手，针刺治疗对本病有着较好的疗效，面痛也是针灸中的优势病种，传统针灸重视局部穴位的运用，董氏奇穴治疗主要以远端穴位为用，其治疗效果也极为明显，值得临床推广运用。

❀ 董氏奇穴用穴方案 ❀

1. 侧三里穴、侧下三里穴

穴位定位：

（1）侧三里穴：在腓骨前缘，即四花上穴向外横开 1.5 寸处取穴。

（2）侧下三里穴：在腓骨前缘，即侧三里穴直下 2 寸处取穴。

操作方法：健侧取穴，常规消毒，二穴分别直刺 1 寸。每次留针 30 分钟，每日 1~2 次。

2. 灵骨穴、火主穴；或门金穴、火主穴

穴位定位：

（1）灵骨穴：在手背面的食指与拇指叉骨间，第1与第2掌骨结合处取穴。

（2）火主穴：在足背，第1与第2跖骨连接部之直前凹陷中，即距火硬穴1寸处取穴。

（3）门金穴：在第2与第3跖骨连接部之前凹陷中取穴。

操作方法：健侧取穴，常规消毒，灵骨穴直刺1.5寸，火主穴直刺0.8寸，门金穴直刺0.5寸。每次20~30分钟，每日1~2次。

3. 外三关穴、中九里穴

穴位定位：

（1）外三关穴：在外踝尖与膝盖外侧高骨（腓骨小头）连线中点一穴，中点与该高骨之中点又一穴，中点与外踝之中点又一穴。共三穴。

（2）中九里穴：直立，两手下垂，中指尖所至处取穴。

操作方法：健侧取穴，常规消毒，外三关穴直刺1.2寸，中九里穴直刺1.5寸。每次留针20~30分钟，每日1~2次。

4. 足三重穴（一重穴、二重穴、三重穴）、三泉穴（下泉穴、中泉穴、上泉穴）、木斗穴、木留穴

穴位定位：

（1）足三重穴：在外踝尖直上3寸，向前横开1寸处取穴，为一重穴；在一重穴直上2寸处取二重穴；在二重穴直上2寸为三重穴。

（2）下泉穴：在膝关节外侧面正中央直上2.5寸处取穴。

（3）中泉穴：在下泉穴直上2寸处取穴。

（4）上泉穴：在中泉穴直上2寸处取穴。

（5）木斗穴：在第3与第4跖骨之间，距跖骨与趾骨关节5分处取穴。

（6）木留穴：在第3与第4跖骨连接部之直前凹陷中，距跖骨与趾骨关节1.5寸处取穴。

操作方法：均健侧取穴，常规消毒，三重穴分别直刺1.2寸，下泉穴直刺0.5寸，中泉穴与上泉穴分别直刺1寸，木斗穴、木留穴分别直刺0.5寸。每次留针20~30分钟，每日1~2次。

5. 腕顺一穴、大白穴

穴位定位：

（1）腕顺一穴：在小指掌骨外侧，距手腕横纹2.5寸处取穴。

（2）大白穴：在手背，于第2掌骨虎口底外开5分处取穴。

操作方法：均健侧取穴，常规消毒，腕顺一穴直刺1寸，大白穴直刺0.8

寸。每次留针 20~30 分钟，每日 1~2 次。

6. 中九里穴、七里穴

穴位定位：

（1）中九里穴：直立，两手下垂，中指尖所至处取穴。

（2）七里穴：中九里穴直下 2 寸处取穴。

操作方法：均健侧取穴，分别直刺 1 寸。每次留针 30 分钟，每日 1 次。

7. 四花中穴、四花外穴

（1）四花中穴：在四花上穴直下 4.5 寸处取穴。

（2）四花外穴：在四花中穴向外横开 1.5 寸处取穴。

操作方法：双侧取穴，在二穴区域找瘀络点刺，使之出血，血色由紫暗变为鲜红为止。每周 1~2 次。

传统经典用穴方案

合谷穴、后溪穴、听宫穴、天枢穴

穴位定位：

（1）合谷穴：在手背，第 2 掌骨桡侧的中点。

（2）后溪穴：在手内侧，第 5 掌指关节尺侧近端赤白肉际凹陷中。

（3）听宫穴：在面部，耳屏正中与下颌骨髁突之间的凹陷中。

（4）天枢穴：在腹部，横平脐中，前正中线旁开 2 寸。

操作方法：常规消毒，合谷穴、后溪穴健侧取穴，二穴分别直刺 1 寸深；听宫穴患侧取穴，直刺 0.8 寸；天枢穴双侧取穴，直刺 1.2 寸。每次留针 30 分钟，每日 1 次。

注解

侧三里穴及侧下三里穴治疗面部疾病有着广泛的作用，并且也有很好的疗效，这也是董师临床治疗本病运用较多的穴位，其疗效非常肯定，笔者在临床治疗本病也常用本穴为主穴施治，治疗获效显著。笔者在临床曾以本穴组为主穴配用相关穴位治疗多例面痛患者，有病程长达 20 余年的患者，也有年龄高达 83 岁的患者，其治效较为理想。如笔者在 8 年前所治疗的一名患者，男性，55 岁，发病前的 5 天因劳累后醉酒突发左侧面部疼痛，疼痛剧烈，不能张口，以致说话、喝水、吃饭、打哈欠均会引发左侧面颊痛，5 天来汤水未下，十分痛苦，曾于当地诊所及医院治疗，诊断为三叉神经痛，口服中西药物，外用膏药，并输液治疗，但疗效不显，故来诊。检查见患者呈痛苦面容，精神不振，不能言语，不能张口，舌质黯红，苔黄，脉沉涩。西医诊断为原发性三叉神经痛，中医诊断为面痛。先于足三重穴周围瘀络点刺放血，立即针刺健侧侧三里穴、侧下三里穴，配合患者张口活动，疼痛即可缓解，并配灵骨穴与火主穴，留针30分钟，疼痛明显缓解，不但能够张口并能饮食，一次即解决了5日来不能饮食的痛苦，患者顿时吃羊肉一碗、馒头两个。患者第2日复诊时兴奋地言之神效也。

灵骨穴与或火主穴犹如传统针灸之开四关的运用，开四关具有镇痛、镇定、止痉的作用，对痛证的治疗具有显著疗效，正如《标幽赋》载："寒热痛痹开四关而已之。"灵骨穴在手阳明大肠经脉上，手阳明多气多血，行于面部外侧，本穴贴骨而针，功效更加强大。火主穴在厥阴肝经上，足厥阴肝经行于面颊部内侧，"从目系下颊里"，火主穴也紧贴骨缘，所以二穴合用对面痛的治疗十分特效。火主穴与门金穴的运用原理与灵骨穴配火主穴的原理相近，门金穴与传统针灸之陷谷穴相近，陷谷穴为足阳明胃经之输穴，足阳明胃经在面部广泛循行，火主穴为足厥阴肝经之输穴、原穴，足厥阴肝经在面颊部内侧广泛循行，二穴合用则一内一外调理面部，故对本病也有显著的疗效。

足三重穴是活血化瘀重要穴位，凡是瘀滞性疾病均可取用本穴组，临床治证非常广泛，也是笔者治疗面部疾病常用穴位，本穴组可以刺血也可以毫针治疗。治疗本病时笔者常以本穴组配三泉穴配合运用，也有较佳的疗效。三泉穴是面部疾病的重要穴位，对面肌痉挛、三叉神经痛及面瘫均具作用。

外三关穴、中九里穴与侧三里穴、侧下三里穴、足三重穴、三泉穴均能治疗面痛，其治疗原理基本相同，穴位均在侧面的少阳、阳明两经之间，为夹经之穴，所以上述诸穴治疗本病具有很好的疗效。笔者除了侧三里穴、侧下三里穴常用，其次就是三泉穴配足三重穴，另外就是三关穴配中九里穴治疗，也具有较好的功效。足三重穴除了能运用毫针针刺外，若是辨证瘀血的情况，无论针刺何组穴位，均可以配合足三重穴周围瘀络点刺放血。

腕顺一穴与传统针灸后溪穴相近，大白穴与手阳明大肠经之三间穴相近，二穴均为输穴，二经均行于面部，根据"输主体重节痛""经络所行主治所及"之原理，所以二穴合用治疗本病具有特效。

除了在董氏针灸之四花中穴、四花外穴及三重穴点刺放血，也可以在传统针灸太阳穴处及耳尖、耳背刺血，太阳穴刺血对病久者有很好的作用，一般先刺血，再辨证选穴针刺即可，对原发性三叉神经痛多能立竿见影。笔者在传统针灸取穴时除了在太阳穴刺血以外，毫针用穴常以合谷穴、天枢穴、听宫穴用之最多，并常配局部火针治疗，也会取得非常显著的临床疗效。

第三节　牙痛

俗语言："牙痛不算病，痛起来不要命。"从这句话中表达出了两个意思，一是说明牙痛这个病极为常见，常见得连病也不算了，人的一生中几乎都可能有过或轻或重的牙痛发生；二是说明牙痛痛苦性极大，疼痛剧烈，难以忍受。日常俗语还有"牙痛方，一大筐"之说，这说明治疗牙痛的方法虽多，但没有几个有效的方法，如果能有有效的方法，那么也就不会有一大筐方之说了。可见能有一种有效解决牙痛的方法极为重要，针灸就是可行的方法之一，笔者通过长期的临床观察，针灸治疗牙痛极为灵验，不仅具有确实的效果，且具有简、便、廉、验的基本特点，值得临床大力推广运用。

❀ 董氏奇穴用穴方案 ❀

1. 侧三里穴、侧下三里穴

穴位定位：

（1）侧三里穴：在腓骨前缘，即四花上穴向外横开 1.5 寸处取穴。

（2）侧下三里穴：在腓骨前缘，即侧三里穴直下 2 寸处取穴。

操作方法：健侧取穴，常规消毒，二穴均直刺 1 寸。每次留针 20~30 分钟，每日 1~2 次。

2. 灵骨穴或（和）大白穴

穴位定位：

（1）灵骨穴：在手背面的食指与拇指叉骨间，第 1 与第 2 掌骨结合处取穴。

（2）大白穴：在手背，于第 2 掌骨虎口底外开 5 分处取穴。

操作方法：任取一穴，或者二穴配合运用，取用健侧穴位，常规消毒，灵骨穴直刺 1.5 寸，大白穴直刺 1 寸。每次留针 20 分钟，每日 1~2 次。

3. 三叉三穴

穴位定位：在无名指与小指叉口之中央处取穴。

操作方法：健侧取穴，常规消毒，直刺 0.8 寸。每次留针 20~30 分钟，每日 1 次。

4. 下白穴或水相穴

穴位定位：

（1）下白穴：在手背，小指掌骨与无名指掌骨之间，距指骨与掌骨结合处下 1.5 寸处取穴。

（2）水相穴：在跟腱前缘凹陷处，当内踝尖直后 2 寸处取穴。

操作方法：常规消毒，下白穴取用健侧穴位，直刺 0.5 寸，水相穴取用双侧穴位，直刺 1 寸。每次留针 20~30 分钟，每日 1 次。

5. 门金穴

穴位定位：在第 2 跖骨与第 3 跖骨连接部之前凹陷中取穴。

操作方法：健侧取穴，常规消毒，直刺 0.8 寸。每次留针 20~30 分钟，每日 1 次。

6. 外三关穴、灵骨穴

穴位定位：

（1）外三关穴：在外踝尖与膝盖外侧高骨（腓骨小头）连线中点一穴，中点与该高骨之中点又一穴，中点与外踝之中点又一穴。共三穴。

（2）灵骨穴：在手背面的食指与拇指叉骨间，第 1 掌与第 2 掌骨结合处取穴。

操作方法：健侧取穴，常规消毒，外三关穴直刺 1.2 寸，灵骨穴直刺 1.5 寸。每次留针 20 分钟，每日 1 次。

7. 四花上穴或四花外穴瘀络点刺放血（上牙痛效佳），足跗及足背区域瘀络（下牙痛效佳）

穴位定位：

（1）四花上穴：当外膝眼之下方 3 寸，在胫骨前肌与趾长伸肌起始部之间凹陷中取穴。

（2）四花外穴：在四花中穴向外横开 1.5 寸处取穴。

操作方法：双侧取穴，常规消毒，于穴位区域瘀络处点刺放血，使瘀血尽出即可。隔日 1 次。

传统经典用穴方案

1. 外踝尖至足临泣区域点刺放血

穴位定位：

足临泣：在足背，第 4、第 5 跖骨底结合部的前方，第 5 趾长伸肌腱外侧凹陷中。

操作方法：双侧取穴，常规消毒，在这一区域找瘀络点刺放血，使瘀血尽出。隔日 1 次。

2. 合谷穴、内庭穴、颊车穴、下关穴

穴位定位：

（1）合谷穴：在手背，第 2 掌骨桡侧的中点。

（2）内庭穴：在足背，第 2、第 3 趾间，趾蹼缘后方赤白肉际处。

（3）颊车穴：在面部，下颌角前上方一横指处取穴。

（4）下关穴：在面部，颧弓下缘中央与下颌切迹之间凹陷中。

操作方法：合谷穴、内庭穴健侧取穴，颊车穴、下关穴患侧取穴，常规消毒，合谷穴直刺 1 寸，内庭向上斜刺 0.8 寸，颊车与下关分别直刺 0.5 寸。每次留针 20~30 分钟，每日 1~2 次。

注解

董师治疗牙痛所设的穴位也比较多，在穴位主治中能言明治疗牙痛的穴位可有浮间穴、外间穴、花骨一穴、四花上穴、四花外穴、侧三里穴、侧下三里穴、下白穴，可见有诸多的穴位运用，这些穴位运用各有不同，临床仍根据牙痛的特点辨证用穴。

董氏针灸应用最多的穴位则是侧三里穴及侧下三里穴，二穴在原著中主治作用董师所设非常单一，仅用于牙痛与面瘫的治疗，这说明二穴在治疗牙痛方面有着显著的疗效，确实如此，二穴治疗牙痛具有极广泛的效果，无论上下牙痛皆可以治疗，笔者在临床多次验证了这一实际疗效。还记得在 6 年前所治疗的笔者中学时代一名女同学，下牙疼痛 3 天，曾于他处口服药物及针灸治疗，但效果不显，疼痛难忍，泪流满面来诊，来诊后即以健侧侧三里穴、侧下三里穴配灵骨穴，疼痛即可缓解，留针 20 分钟，疼痛基本消失，由此破涕为笑。再如在 1 年前治疗跟随笔者学习的一名男性学员，于某天的晚上因智齿出现了剧烈的牙痛，以致一夜未眠，第 2 天早早赶来施治，针刺侧三里穴及侧下三里穴、大白穴与门金穴，针后疼痛即可缓解，患者惊呼疗效神奇，30 分钟取针后仅感微微不适。灵骨穴与大白穴在手阳明大肠经上，手阳明大肠经是治疗牙痛的主要经脉，传统针灸的合谷穴就是牙痛的第一要穴，所以灵骨穴与大白穴治疗牙痛极具特效，侧三里穴、侧三里穴配灵骨穴或大白穴治疗牙痛是笔者在董氏奇穴中首选组合。

三叉三穴与传统针灸之液门穴相符，液门穴为三焦经之荥水穴，能泄三焦之火盛，故能用于牙痛的治疗，故三叉三穴也就能治疗牙痛，且具有很好的实效作用。

下白穴的主治功效是治疗牙齿酸，这是一种虚证，为肾气虚而致。下白穴在三焦经上，三焦与肾相别通，其穴贴骨进针而又应肾，所以用下白穴治疗肾虚牙痛极为有效。水相穴与太溪穴相近，太溪穴为肾的原穴，所以用水相穴故能治疗肾虚性牙痛。由此可见，下白穴与水相穴均用于肾虚性牙痛的治疗。

四花上穴与四花外穴均能治疗牙痛，可以毫针刺，也可以在此处的瘀络点刺出血，尤其点刺出血最具特效。主要用于上牙痛的治疗，如果下牙痛就在足跗及足背区域瘀络点刺放血。

传统针灸治疗牙痛主要从两个方面着手，一是根据经络所行的理论，上牙与足阳明胃经有关，下牙与手阳明有关，所以上牙痛主要以胃经穴位为主，下牙痛主要以大肠经穴位为主。临床根据其病性又分为胃火牙痛、风火牙痛、肾虚牙痛三种证型，胃火牙痛笔者以内庭穴、厉兑穴、二间穴为常用，风火牙痛以翳风穴、风池穴、外关穴为常用，肾虚牙痛以太溪穴、复溜穴、行间穴为常用。

第四节　耳痛

耳痛是指耳窍内出现疼痛的病证，在临床中主要见于化脓性中耳炎，还有部分患者病因不能明确，主要以耳痛为主症，并无其他症状伴随。中医认为，耳痛的发生可因风热湿邪，引发肝胆之火，邪热结聚耳窍；或正气虚弱，久病体虚，脾失健运，水湿内生，泛滥耳窍；或因先天不足，劳伤肾精，耳窍亏虚，邪毒滞留，均可导致本病的发生。

❀董氏奇穴用穴方案❀

1. 三叉三穴、灵骨穴

穴位定位：

（1）三叉三穴：在无名指与小指叉口之中央处取穴。

（2）灵骨穴：在手背面的食指与拇指叉骨间，第1与第2掌骨结合处取穴。

操作方法：健侧取穴，常规消毒，三叉三穴握拳取穴，直刺1寸，灵骨穴直刺1.5寸。每次留针30分钟，每日1次。

2. 木斗穴、木留穴、足三重穴

穴位定位：

（1）木斗穴：在第3与第4跖骨之间，距跖骨与趾骨关节5分处取穴。

（2）木留穴：在第3与第4跖骨连接部之直前凹陷中，距跖骨与趾骨关节

1.5 寸处取穴。

（3）足三重穴：在外踝尖直上 3 寸，向前横开 1 寸处取穴，为一重穴；在一重穴直上 2 寸处取二重穴；在二重穴直上 2 寸为三重穴。

操作方法：均健侧取穴，常规消毒，木斗穴、木留穴分别直刺 0.5 寸，足三重穴分别直刺 1.2 寸。每次留针 20~30 分钟，每日 1 次。

3. 侧三里穴、侧下三里穴

穴位定位：

（1）侧三里穴：在腓骨前缘，即四花上穴向外横开 1.5 寸处取穴。

（2）侧下三里穴：在腓骨前缘，即侧三里穴直下 2 寸处取穴。

操作方法：健侧取穴，常规消毒，二穴分别直刺 1 寸。每次留针 20~30 分钟，每日 1 次。

4. 足驷马穴（驷马中穴、驷马上穴、驷马下穴）

穴位定位：

（1）驷马中穴：直立，两手下垂，中指尖所至之处再向前横开 3 寸处取穴。

（2）驷马上穴：在驷马中穴直上 2 寸处取穴。

（3）驷马下穴：在驷马中穴直下 2 寸处取穴。

操作方法：健侧取穴，常规消毒，三穴同时下针，分别直刺 1.5 寸。每次留针 20~30 分钟，每日 1 次。

5. 水曲穴、中九里穴

穴位定位：

（1）水曲穴：在第 4 与第 5 跖骨底结合部的前方，循歧缝之间向上按压，压至尽处是穴。

（2）中九里穴：直立，两手下垂，中指尖所至处取穴。

操作方法：健侧取穴，水曲穴直刺 0.8 寸，中九里穴直刺 1.5 寸。每次留针 30 分钟，每日 1 次。

6. 四花外穴，外踝周围瘀络，也可以足三重穴瘀络点刺放血

穴位定位：

（1）四花外穴：在四花中穴向外横开 1.5 寸处取穴。

（2）足三重穴：在外踝尖直上 3 寸，向前横开 1 寸处取穴，为一重穴；在一重穴直上 2 寸处取二重穴；在二重穴直上 2 寸为三重穴。

操作方法：一般双侧取穴，在四花外穴及外踝周围找瘀络，常规消毒，点刺放血，使瘀血尽出；或者在足三重穴区域找瘀络，在其区域内点刺放血，使瘀血尽出。每周 1~2 次。

7. 耳尖穴，耳背瘀络刺血

穴位定位：

耳尖穴：在耳区，外耳轮的最高点。

操作方法：患侧取穴，常规消毒，先充分按揉耳尖，使其充血，然后捏紧点刺，挤捏出血数滴，并在耳背上 1/3 区域找瘀络点刺放血。每周 1~2 次。

❊ 注解 ❊

耳痛点刺放血非常有效，常在患侧的四花外穴及外踝周围找瘀络点刺放血，一般每周 1~2 次，再配合相关穴位毫针治疗。足外踝是少阳经循行所过，所以用之自然有效。耳朵被手足少阳经所包绕，故用之也极佳。足三重穴周围瘀络刺血与外踝周围瘀络刺血其原理相同。足驷马穴是治疗耳疾的通用穴，可治疗各种耳疾，对耳痛也有治疗功效，但笔者在临床治疗耳痛较少取用本穴组。笔者以木斗穴、木留穴配足三重穴常用，二穴组治疗耳痛均有较佳的疗效，笔者以本穴组治疗多例患者取效理想。其次侧三里穴、侧下三里穴为常用，通过长期临床治验来看，二穴不仅对牙痛、三叉神经痛极效，且对耳痛也有较好的作用。灵骨穴与三叉三穴配合运用也有很好的治疗作用，在临床用之十分广泛，笔者认为二穴应主要针对虚证的患者，三叉三穴与液门穴相符，液门穴为三焦之荥水穴，三焦与肾相别通，紧贴第 4 掌骨边缘，以骨应肾。灵骨穴温阳补气第一穴，所以二穴对辨证为虚证的患者应具特效。水曲穴与传统针灸足临泣穴相符，中九里穴与传统针灸之风市穴相符，均是治疗耳疾常用的特效穴位。若是常规配用传统针灸的耳部穴位则有更佳的疗效，笔者在临床一般则常规加用，耳前以耳门穴透听会穴，耳后以翳风穴最为常用，可作为牵引针治疗，这种方法治疗极为特效。

第五节　目赤肿痛

目赤肿痛是以眼部红赤而痛、羞明多泪为主症的常见急性眼病，又称为"风热眼""天行赤眼""暴发火眼"等，俗称"红眼病"。中医学认为，目赤肿痛的发生多与感受时邪疫毒或素体阳盛、脏腑积热等因素有关；风热时邪侵袭目窍，或肝胆火盛，循经上扰，以致经脉闭阻，血壅气滞而为病。中医学对本病有较早的认识，如《审视瑶函》载："天行赤热，时气流行，三焦浮燥……痰火热病……尔我传染不一。"《银海精微》载："天行赤眼者，谓天地流行毒气，能传染于人。"可见祖国医学对本病有较早的认识。

目赤肿痛相当于西医学中的急慢性结膜炎、流行性角膜炎等疾病。针刺治疗本病有显著的疗效，缓解病情快，可明显缩短病程。

⟪董氏奇穴用穴方案⟫

1. 上白穴、火硬穴或火主穴

穴位定位：

（1）上白穴：在手的背面，食指与中指叉骨之间，距指骨与掌骨结合处下5分处取穴。

（2）火硬穴：在第1与第2跖骨之间，距跖骨与趾骨关节5分处取穴。

（3）火主穴：在足背，第1与第2跖骨连接部之直前凹陷中，即距火硬穴1寸处取穴。

操作方法：双侧取穴，常规消毒，上白穴直刺0.5寸，火硬穴向上斜刺0.5寸，火主穴直刺0.5寸。每次留针20分钟，每日1次。

2. 花骨一穴

穴位定位：在足底第1与第2跖骨之间，距趾间叉口5分处一穴，又5分一穴，再5分一穴，再8分一穴，共四穴。

操作方法：患侧取穴，常规消毒，每针针刺0.5寸。每次留针20分钟，每日1次。

3. 光明穴、肾关穴

穴位定位：

（1）光明穴：在内踝尖之直后1寸又直上2寸处取穴。

（2）肾关穴：在胫骨头之内侧，天皇穴直下1.5寸处取穴。

穴位操作：双侧取穴，常规消毒，二穴分别直刺1寸。每次留针30分钟，每日1次。

4. 三叉三穴

穴位定位：在无名指与小指叉口之中央处取穴。

操作方法：双侧取穴，常规消毒，直刺0.5寸。每次留针20~30分钟，每日1次。

5. 耳尖穴，耳背瘀络配太阳刺血（点刺放血）

穴位定位：

（1）耳尖穴：在耳区，外耳轮的最高点。

（2）太阳穴：在头部，眉梢与目外眦之间，向后约一横指的凹陷中。

操作方法：患侧取穴，先充分按揉耳尖使其充血，常规消毒，再点刺挤捏使之出血，于耳背上1/3处瘀络点刺出血，也可配合太阳穴点刺，隔日1次。

6. 太阳穴点刺放血

穴位定位：在头部，眉梢与目外眦之间，向后约一横指的凹陷中。

操作方法：患侧取穴，常规消毒，点刺后加拔罐，使之出血1~2mL，隔日1次。

注解

董师曾设列了较多穴位可用于本病的治疗，有大间穴、小间穴、花骨一穴、海豹穴、火散穴、足驷马穴、上白穴。笔者在临床治疗本病时一般均需要配合刺血运用，因为本病的发生是因热毒蕴结目窍而致，故以清热解毒为治则，刺血以达清热解毒之效最佳，治疗刺血就是特效方法。传统针灸中以耳尖穴与耳背的瘀络配太阳穴刺血为常用，且临床疗效非常满意，诸多患者仅以刺血疗法也能迅速治愈本病。一般先于两处施以刺血，或再配合毫针治疗。笔者在董氏奇穴中以火硬穴或火主穴最为常用，火硬穴近于行间穴，火主穴近于太冲穴。行间穴为足厥阴肝经之荥穴，肝开窍于目，"荥主身热"，故针刺火硬穴治疗目赤肿痛有极佳的疗效。太冲为足厥阴肝经之原穴、输穴，"五脏有疾取之十二原"，原穴能调节脏腑之虚实，所以针刺火主穴治疗本病也具特效。其次就是上白穴为常用，上白穴在董师所写原著中有治疗眼角发红的作用，后来诸多的董氏传人将本穴广用于各种眼病的治疗，尤以胡文智医师的临床经验为代表，将此穴用于诸多眼疾治疗，且言之有极佳的临床功效。临床常将上白穴与火主穴配用，其效更佳。三叉三穴可治疗各种眼疾，其治疗目赤肿痛也是本穴的基本主治之一，其用原理则是清泻三焦郁火而产生治疗功效。花骨一穴是治疗眼病的重要穴位，对某些眼疾确有很好的功效，但因针刺本穴较为疼痛，加之取穴不便，所以在一般情况下不取用，若本病并发眼睛剧痒时针刺本穴具有很好的疗效。

第六节　麦粒肿

麦粒肿是指胞睑边缘生小硬结，红肿疼痛，形如麦粒，故称为麦粒肿。又称为"针眼""土疳"，俗称为"偷针眼"。中医认为，本病多因风热之邪客于胞睑，火灼津液，变生疖肿；或脾虚湿热，上攻于目，热毒壅于胞睑，而发硬结肿痛。现代医学认为本病是由化脓性细菌（多为葡萄球菌）侵入眼睑腺体而引起的一种急性炎症。眼睑有局限性红、肿、热、痛，化脓时可穿破。相当于西医学中的睑腺炎。

针灸治疗本病既简单，又非常有效，故是简单可行的方法。

《董氏奇穴用穴方案》

1. 灵骨穴

穴位定位：在手背面的食指与拇指叉骨间，第1与第2掌骨结合处取穴。

操作方法：取用健侧穴位，常规消毒，灵骨穴直刺1.5寸。每次留针20分钟，每日1次。

2. 肩胛区第1~7胸椎棘突两侧红色丘疹（点刺放血）

操作方法：在患侧肩胛区寻找阳性反应点，其反应点如米粒大小，压之不褪色，常规消毒，施以点刺，使之出血。

3. 足中趾趾腹（点刺放血）

操作方法：于患侧足中趾趾腹第2节横纹上，常规消毒，用一次性刺血针点刺，使之出血数滴即可。

4. 耳尖穴或太阳穴（点刺放血）

穴位定位：

（1）耳尖穴：在耳区，外耳轮的最高点。

（2）太阳穴：在头部，眉梢与目外眦之间，向后约一横指的凹陷中。

操作方法：患侧取穴，耳尖穴先充分按揉，使其充血，常规消毒，然后迅速点刺，挤捏出血数滴即可。太阳穴点刺后配合拔罐使之出血2mL左右即可。隔日1次。

《注解》

本病在传统针灸治疗时以刺血最为常用，疗效非常确实，其刺血部位可有多处。在民间最为常用的当属在肩背部找反应点，部分患者在患侧的肩胛区会有米粒大小淡红色疹点或敏感点，这些疹点压之不褪色，用一次性针头将其挑刺或点刺出血，即可有显著疗效，尤其对上眼睑麦粒肿最具特效。这一临床运用祖国医学早有相关记载，如《针灸聚英·卷二》载："偷针眼，视其背上有细红点如疮，以针刺破即瘥，实解太阳之郁热。"《证治准绳·第七册·七窍门上》载："土疳症，有一目生又一目者，有只生一目者……其病不一，当随宜治之……谨按世传眼眦初生小疱，视其背上，即有细红点如疮，以针刺破眼时即瘥，故名偷针，实解太阳经结热也，人每试之有验。"所以此处刺血治疗具有确实的疗效，是古医家临床经验之总结。下眼睑麦粒肿在足中趾趾腹点刺放血最为有效。除了以上穴位刺血外，其次还有耳尖穴、太阳穴、大椎穴、厉兑穴等处刺血，这些穴位运用也有很好的作用。

董氏针灸以灵骨穴最为常用，也极具特效。在日本医家也有用本穴治疗偷针眼的丰富经验，在日本所用报道是由近代著名针灸医家泽田健先生所发现，在日本本穴故而又被称为"泽田合谷"，因在日本本穴主要用于"偷针眼"的治疗，所以又称之为"偷针眼"穴。灵骨穴可以独用，也可以配合大白穴一起运用，对于较重的情况下可以二穴配用。

临床治疗时根据上下眼睑麦粒肿的不同，选择相应部位刺血，上眼睑麦粒肿可在患侧肩胛区找反应点，或在患侧耳尖刺血，下眼睑麦粒肿就在患侧足中趾趾腹点刺放血，无论上下眼睑麦粒肿均可在耳尖穴、太阳穴刺血，再以灵骨穴毫针刺，极具特效，笔者以此法治疗数例患者均有显著疗效。如笔者所治疗的一患儿3岁，男性，近1年来上下两眼睑反复发作麦粒肿，本次反复发作1个月余，来诊时两眼上下眼睑均有麦粒肿，曾以多种方法治疗未愈，此起彼伏，两眼交替发作，来诊后以耳尖与足中趾趾腹交替点刺放血，并以毫针左右交替针刺灵骨穴，双侧内庭穴，一周治疗2~3次，并配合在涌泉穴用吴茱萸粉贴敷，每日1次。针刺治疗9次而愈。一般早期轻证患者1~2次即能治愈。

第七节　青光眼

青光眼相当于祖国医学中的绿、青、黄、乌、黑五风内障，又称为"青风内障""绿风内障"。中医认为此病的发生多与七情过伤有关。祖国医学中早有明确记载，如《证治准绳》载："阴虚血少之人，及竭劳心思，忧郁忿恚，用意太过，每有此患。"《审视瑶函》中也有载："绿风内障的发病，虽曰头风所致，亦有痰湿所致，火郁忧思忿急之故。"平素肝胆火炽，每因情绪激动，诱发肝胆之火挟风痰上扰清窍；或阴虚火旺，常因劳神过度，耗伤真阴，虚火上炎，热而生风，风火相煽，致气血不和，肾水不能濡养目精，瞳仁散大，酿成本病。本病早期症状往往不明显，只有在病变进展到一定程度时，可出现头胀痛、眼痛如脱、视物模糊、视灯光可有红绿色圈等。至晚期因视野缩小而出现行动不便、夜盲或者视力急剧下降等。西医检查可见眼压增高，超出正常之标（10~21mmHg，

1mmHg＝0.133kPa），眼底检查有视乳头凹陷等变化。常伴有恶心、呕吐、恶寒发热、口苦咽干、耳鸣、耳聋等相关症状。

董氏奇穴用穴方案

1. 灵骨穴、火主穴

穴位定位：

（1）灵骨穴：在手背面的食指与拇指叉骨间，第1与第2掌骨结合处取穴。

（2）火主穴：在足背，第1与第2跖骨连接部之直前凹陷中，即距火硬穴1寸处取穴。

穴位操作：双侧取穴，常规消毒，灵骨穴直刺1.5寸，火主穴直刺0.8寸。每次留针30分钟，每日1次。

2. 光明穴、火硬穴

穴位定位：

（1）光明穴：在内踝尖之直后1寸又直上2寸处取穴。

（2）火硬穴：在第1与第2跖骨之间，距跖骨与趾骨关节5分处取穴。

穴位操作：双侧取穴，常规消毒，光明穴直刺1寸，火硬穴向上斜刺0.5寸。每次留针30分钟，每日1次。

3. 上白穴、水相穴

穴位定位：

（1）上白穴：在手的背面，食指与中指叉骨之间，距指骨与掌骨结合处下5分处取穴。

（2）水相穴：在跟腱前缘凹陷处，内踝尖直后2寸处取穴。

穴位操作：双侧取穴，常规消毒，上白穴直刺0.5寸，水相穴直刺1.2寸。每次留针30分钟，每日1次。

4. 肾关穴、光明穴、火硬穴

穴位定位：

（1）肾关穴：在胫骨头之内侧，天皇穴直下1.5寸处取穴。

（2）光明穴：在内踝尖之直后1寸又直上2寸处取穴。

（3）火硬穴：在第1跖骨与第2跖骨之间，距跖骨与趾骨关节5分处取穴。

穴位操作：双侧取穴，常规消毒，肾关穴向床面（由脾经透向肾经）针刺，针刺1寸深；光明穴直刺1寸深；火硬穴向上斜刺0.5寸。每次留针30分钟，每日1次。

5. 下三皇穴（天皇穴、地皇穴、人皇穴）、上三黄穴（明黄穴、天黄穴、其黄穴）

穴位定位：

（1）天皇穴：在胫骨头之内侧凹陷中，距膝关节 2.5 寸处取穴。

（2）地皇穴：在胫骨内侧后缘，距内踝 7 寸处取穴。

（3）人皇穴：在胫骨之内侧后缘，在内踝上 3 寸处取穴。

（4）明黄穴：在大腿内侧前后上下中央点处取穴。

（5）天黄穴：在明黄穴直上 3 寸处取穴。

（6）其黄穴：在明黄穴直下 3 寸处取穴。

操作方法：两组穴位可以交替用针，也可以同时用针，常规消毒，天皇穴直刺 1 寸深，地皇穴针与皮肤呈 45°刺入，人皇穴直刺 1.2 寸，上三黄穴分别直刺 1.5 寸。每次留针 30 分钟，每日 1 次。

6. 火膝穴、门金穴

穴位定位：

（1）火膝穴：在小指甲外侧（即尺侧）角后 2 分处取穴。

（2）门金穴：在第 2 与第 3 跖骨连接部之前凹陷中取穴。

操作方法：取用双侧穴位，常规消毒，火膝穴直刺 0.1 寸，门金穴直刺 0.8 寸。每次留针 30 分钟，每日 1 次。

7. 内迎香穴或太阳穴及耳尖穴和耳背（点刺放血）

穴位定位：

（1）内迎香穴：在鼻孔内，鼻翼软骨与鼻甲交界的黏膜处。

（2）太阳穴：在头部，眉梢与目外眦之间，向后约一横指的凹陷中。

（3）耳尖穴：在耳区，外耳轮的最高点。

操作方法：患侧取穴，常规消毒，内迎香穴迅速点刺，使之出血少许即可，用于急性期；太阳穴点刺后加拔罐使之出血 2~3mL，隔日 1 次；耳尖及耳背先充分按揉耳尖，使其充血，点刺后挤捏出血，同时于耳背上 1/3 处瘀络点刺出血，隔日 1 次。

❧ **注解** ❧

中医认为本病的发生主要与肝胆火盛，火性上炎有关，肝开窍于目，所以本病与肝经密切相关，通过清泻肝胆之火可以达到有效治疗。火硬穴与行间穴相近，行间穴为肝经之荥穴，"荥主身热"，故针刺火硬穴能清泻肝胆之火，平肝熄风。光明穴与传统针灸之复溜穴相近，复溜穴为足少阴之经穴，并为肾经之母穴，针之有滋水涵木之效，使肝火而熄，故针刺火硬穴配光明穴有很好的疗效，也可以用上三黄穴配光明穴施治。上三黄穴与火主穴、火硬穴的运用原理相同，下三皇穴与光明穴的运用原理相同。本病在急性期发病迅速，变化快，症状重，需要及时正确的治疗，严重时可以多个穴位配合运用，或者两组穴位交替用针。火膝穴在小肠经上，小肠经联系于目内外眦，与眼睛关系密切，本穴且为井穴，因此有清泻眼睛之火热作用。笔者在临床最常用一组配方是肾关穴、光明穴、火主穴为主穴治疗，再施以点刺放血，其疗效非常理想。如所治疗的一名患者，男性，58岁，因郁怒生气后出现左眼剧烈胀痛伴视物模糊十余天，自行点眼药不得缓解，后在当地医院检查诊断为急性闭角型青光眼（左），测得眼压右侧为17mmHg，左侧为58mmHg，收住入院准备手术治疗，但因眼压较高不能顺利开展手术，故先输液及滴眼药降眼压，经治疗1周不能缓解，经人介绍来诊。检查见患者呈痛苦面容，舌质红，脉弦数。辨证为肝胆火盛，先于太阳及耳尖刺血，后针刺光明穴、肾关穴（行补法）、火硬穴（行泻法），并加用传统针灸眼睛局部穴位，20分钟后头部及眼部胀痛之症状自感明显缓解，治疗3日后，左眼眼压已降至22mmHg，自我感觉症状消失，第4日检查眼压，双侧均为14mmHg。刺血疗法对本病有确实的疗效，尤其内迎香穴有着较好的作用，内迎香穴为经外奇穴，在鼻孔，当鼻翼软骨与鼻甲的黏膜处。急性发作时，迅速点刺内迎香穴出血，改善症状可立竿见影，对保护视力可起到非常重要的作用。除了点刺内迎香穴之外，太阳穴与耳尖穴刺血也有很好的治效，也是本病刺血常用穴，具有取穴方便的特点。

火主穴与肝经之原穴太冲穴相近，有疏肝解郁、平肝熄风的作用，灵骨穴与合谷穴相近，临床有"面口合谷收"之用，二穴有开四关之效，具有平肝熄风，通经活络，调和气血之功。所以二穴治疗本病也有很好的作用，一般也需要配合刺血疗法运用。

针灸对急性青光眼引起的头痛、眼球胀痛有显著止痛效果及不同程度的降低眼压作用，多能有立竿见影之效。对于慢性青光眼同样具有较好的改善症状作用。传统针灸治疗本病主要以眼睛局部用穴为主，笔者在传统针灸中常以肝经穴位为主，配合局部穴位为用，传统针灸非常重视局部穴位的运用，如睛明穴、攒竹穴、丝竹空穴、四白穴、球后穴等。远端用穴除了肝经穴位之外，笔者还常用曲池穴，曲池穴对本病也有较好的疗效，无论急慢性患者皆有较好的作用，是笔者传统针灸常用之穴。

通过临床来看，病程越短，疗效越好，早期针灸处理，可较快地获得疗效，具有事半功倍之效。但是症状改善后，需要继续坚持一定时间的巩固治疗，方能达到治愈目的。

第八节　鼻窦炎

鼻窦炎为现代医学之病名，相当于中医学中之"鼻渊"，又有"脑漏""脑砂""脑渊"之称。本病在中医学中记述甚早，早在《黄帝内经》中已有记载，如《素问·气厥篇》载："胆移热于脑，则辛頞鼻渊。鼻渊者，浊涕下不止也。"在针灸治疗中也有较早之记载，如《针灸甲乙经》载："鼻鼽不利，窒洞气塞……迎香主之。"《针灸大成》载："鼻塞……合谷、迎香。"这些经验具有很高的实用价值，一直指导着临床运用。中医学认为，本病的发生，多因外感风热邪毒，或风寒侵袭久而化热，邪热循经上蒸鼻窍；或胆腑郁热，循经上犯，蒸灼鼻窍，或脾胃湿热，邪毒循经上扰等引起；或久病体弱，肺气虚损，肺卫不固则邪毒易于滞留，上结于鼻而为病；或饮食不节，劳作太过，思虑忧伤，损伤脾胃，精微生化不足，清阳不升，鼻失濡养而发。

现代临床根据发病缓急分为急性鼻窦炎和慢性鼻窦炎，慢性鼻窦炎多为急性鼻窦炎迁延不愈发展而成。

本病发生后主要表现为鼻塞、流浊涕及头胀痛之症状。

《董氏奇穴用穴方案》

1. 指驷马穴、木穴

穴位定位：

（1）指驷马穴：食指背第 2 节中央线外开（偏向尺侧）2 分之中央点一穴，距上横纹 1/4 处一穴，距下横纹 1/4 处一穴。共三穴。

（2）木穴：在食指第 1 节掌面内侧（即尺侧），距中央线 2 分之直线上，距上横纹 1/3 处一穴，距下横纹 1/3 处一穴。共二穴。

操作方法：二穴左右交替用穴，常规消毒，指驷马穴与木穴紧贴指骨缘分别直刺 0.5 分。每次留针 20 分钟，每日 1 次。

2. 足驷马穴（驷马中穴、驷马上穴、驷马下穴）、四花上穴

穴位定位：

（1）驷马中穴：直立，两手下垂，中指尖所至之处再向前横开 3 寸处取穴。

（2）驷马上穴：在驷马中穴直上 2 寸处取穴。

（3）驷马下穴：在驷马中穴直下 2 寸处取穴。

（4）四花上穴：当外膝眼之下方 3 寸，在胫骨前肌与趾长伸肌起始部之间凹陷中取穴。

操作方法：取用双侧穴位，常规消毒，足驷马穴分别直刺 1.2 寸，四花上穴直刺 1.5 寸。每次留针 20~30 分钟，每日 1 次。

3. 灵骨穴、火主穴

穴位定位：

（1）灵骨穴：在手背面的食指与拇指叉骨间，第 1 与第 2 掌骨结合处取穴。

（2）火主穴：在足背，第 1 与第 2 跖骨连接部之直前凹陷中，即距火硬穴 1 寸处取穴。

操作方法：取用双侧穴位，常规消毒，灵骨穴直刺 1.5 寸，火主穴直刺 0.8 寸。每次留针 20~30 分钟，每日 1 次。

4. 分金穴、曲陵穴

穴位定位：

（1）分金穴：在上臂肱骨下部之中央，距肘窝横纹 1.5 寸处取穴。

（2）曲陵穴：在肘窝横纹上，在大筋之外侧以大指按下，肘伸屈时有一大凹陷处是穴。

操作方法：取双侧穴位，常规消毒，曲陵穴与分金穴分别直刺 0.5 寸。每次留针 20~30 分钟，每日 1 次。

注解

指驷马穴董师定为肺分支神经，作用于肺，肺开窍于鼻，故能治疗鼻疾，也是董师治疗本病所用之穴。木穴作用于肝胆，能疏泻肝胆之火，胆热移于脑则为鼻渊。又本穴在手阳明大肠经上，手阳明大肠经夹鼻而行，故木穴治疗鼻炎、流涕、鼻塞极为有效。临床指驷马穴配木穴具有特效作用，一般多是二穴左右交替用针；足驷马穴在足阳明胃经上，足阳明胃经循行于鼻，且阳明经多气多血，驷马穴作用于肺，肺开窍于鼻，所以驷马穴治疗各种鼻炎、鼻塞不通均甚效，是治疗鼻疾之要穴；灵骨穴在手阳明大肠经，手阳明大肠经夹鼻而行，灵骨穴又有温阳补气之效。火主穴近于足厥阴肝经之太冲，足厥阴肝经"上入颃颡"，经过鼻子，所以灵骨穴、火主穴上下配合运用治疗鼻窦炎具有显著疗效，如传统针灸开四关之用。分金穴在董公之原著主治作用中可对鼻炎特效，其穴位处于传统针灸之肺经上，在合穴尺泽穴上 1.5 寸的位置，肺开窍于鼻，因此与曲陵穴（尺泽穴）倒马针配用治疗感冒、鼻炎均有卓效。

传统针灸以局部用穴为主，尤其以鼻三针穴（印堂穴、迎香穴、鼻通穴）为经典代表用穴，为其获得更好疗效，在治疗时董氏奇穴远端用穴配合传统针灸局部用针，其效更佳，达到远近结合，取长补短，互为协同。

第九节　酒渣鼻

酒渣鼻也称为酒糟鼻，因鼻色紫红如酒渣故名酒渣鼻，又名为玫瑰痤疮，俗称为红鼻子或红鼻头。这类疾病主要表现为以鼻尖、鼻翼部位的皮损发红，并有大小不等的斑点，布有红血色，表面犹如涂脂。中医认为，本病是由肺胃积热上蒸，复遇风寒外袭，血瘀凝结而成。本病常因喝酒、吸烟、精神因素、喜食辛辣及皮肤护理不当诱发或加重，因此平时应注意防范，避免诱发。针灸治疗有很好的作用，尤其刺血疗法简单而实用。

董氏奇穴用穴方案

1. 正本穴及周围瘀络点刺放血

穴位定位：在鼻尖之端处取穴。

操作方法：于穴位处常规消毒，然后取用一次性刺血针在正本穴及周围瘀络点刺出血，使瘀血尽出，每周 1 次。

2. 七星穴

穴位定位：包括在项部入发际 8 分之总枢穴，其下 1 寸之分枢穴，下 2 寸之时枢穴，以及向两旁横开 8 分去发 1 寸之支禹穴，以及支禹穴下 1 寸之士禹穴（共七穴）。

操作方法：穴位常规消毒，用一次性刺血针点刺出血 3~5mL，每周 1 次。

3. 手解穴、分枝上穴、分枝下穴

穴位定位：

（1）手解穴：在小指掌骨与无名指掌骨之间，即屈小指，使其指尖触及手掌处取穴。

（2）分枝上穴：在肩峰突起后侧直下腋缝中，当肩胛关节之下缘 1 寸处取穴。

（3）分枝下穴：在分枝上穴之直下 1 寸处再向内横开 5 分处取穴。

操作方法：取用双侧穴位，常规消毒，手解穴针刺 0.5 寸深，分枝上、下穴分别针刺 1 寸深。每次留针 20~30 分钟，每日 1 次。

4. 外三关穴

穴位定位：在外踝尖与膝盖外侧高骨（腓骨小头）连线中点一穴，中点与该高骨之中点又一穴，中点与外踝之中点又一穴。共三穴。

操作方法：取双侧穴位，常规消毒，三穴分别直刺 1.2 寸。每次留针 30 分钟，每日 1 次。

❦ 注解 ❧

本病点刺放血最为效，一般在正本穴及病变周围找红血丝分别点刺，使其自然出血，每周 1 次。笔者一般先点刺放血，再针刺外三关穴，外三关穴具有清热解毒之效，所以用之有很好的疗效。传统针灸刺血以素髎穴点刺放血为常用，传统针灸毫针则常以曲池穴、合谷穴、血海穴为常用。

第十节　颞下颌关节紊乱综合征

颞下颌关节紊乱综合征为现代医学之病名，本病是发生于颞下颌关节的一种疾病，主要表现为开口和咀嚼时颞下颌关节疼痛、弹响、张口受限为主要表现的病症。常因外伤、劳损、寒冷刺激或周围组织炎症波及等因素导致。本病好发于 20~40 岁青壮年，女性发病率高于男性，一般多单侧发病。

本病属于中医学中"颌痛""颊痛""张口不灵"等范畴。中医学认为风寒外袭面颊，寒主收引，致局部经筋拘急；面颊外伤、张口过度，致颞颌关节受损；先天不足、肾气不充、牙关发育不良等因素均可使牙关不利，出现弹响而酸痛。

本病一般方法处理较为棘手，针灸治疗具有极佳的疗效，属于针灸优势疾病之一，既见效快，用穴也比较少，因此用针灸治疗本病具有很大的优势性，值得临床推广。

❦ 董氏奇穴用穴方案 ❧

1. 灵骨穴、火主穴

穴位定位：

（1）灵骨穴：在手背面的食指与拇指叉骨间，第 1 与第 2 掌骨结合处取穴。

（2）火主穴：在足背，第 1 与第 2 跖骨连接部之直前凹陷中，即距火硬穴 1 寸处取穴。

操作方法：健侧取穴，常规消毒，灵骨穴直刺 1.5 寸，火主穴直刺 0.8 寸。每次留针 20~30 分钟，每日 1 次。

2. 门金穴

穴位定位：在第 2 与第 3 跖骨连接部之前凹陷中取穴。

操作方法：健侧取穴，常规消毒，直刺 0.8 寸。每次留针 20~30 分钟，每日 1 次。

3. 三泉穴（下泉穴、中泉穴、上泉穴）、火主穴

穴位定位：

（1）下泉穴：在膝关节外侧面正中央直上 2.5 寸处取穴。

（2）中泉穴：在下泉穴直上 2 寸处取穴。

（3）上泉穴：在中泉穴直上 2 寸处取穴。

（4）火主穴：在足背，第 1 与第 2 跖骨连接部之直前凹陷中，即距火硬穴 1 寸处取穴。

操作方法：健侧取穴，常规消毒，三泉穴分别直刺 0.5 寸，火主穴直刺 0.8 寸。每次留针 30 分钟，每日 1 次。

❖ 传统经典用穴方案 ❖

1. 太阳穴点刺放血

2. 局部下关穴温针灸最效

3. 远端以合谷穴最为常用

穴位定位：

（1）太阳穴：在头部，眉梢与目外眦之间，向后约一横指的凹陷中。

（2）下关穴：在面部，颧弓下缘中央与下颌切迹之间凹陷中。

（3）合谷穴：在手背，第 2 掌骨桡侧的中点。

操作方法：太阳穴取用患侧穴位，常规消毒，一次性刺血针点刺出血，加拔罐，每周 2 次；下关穴取用患侧穴位，常规消毒，针刺后配以艾灸 20 分钟，每日 1 次；合谷穴取用健侧穴位，常规消毒，针刺 1 寸，留针 20~30 分钟，每日 1 次。

❖ 注解 ❖

颞下颌关节紊乱综合征是临床常见多发性疾病，现代医学方法难以发挥疗效，针灸治疗本病有很大的优势，针刺一般来说用穴少，疗效快。笔者在董氏针灸中以灵骨穴配火主穴最为常用，灵骨穴具有温阳补气的作用，本穴在手阳明大肠经上，手阳明多气多血，阳明脉络通畅，气血充养筋脉，筋脉得养则动作如常。又手阳明大肠直接上行于面部，手阳明脉"贯颊，入下齿"，正为颞下颌关节所居之处，用之还有经络所行之意。火主穴近于太冲穴，太冲穴为足厥阴肝经之原穴，足厥阴肝经"从目系下颊里，环唇内"。在口腔面颊部广泛循行，也有经络所行之意，肝又主筋。火主穴紧贴骨缘进针，功效强大，故二穴合用治疗本病疗效甚佳。在针刺时，一定让患者尽量大张口活动。笔者临床曾以本穴组为主穴治疗多例相关患者，均取效十分理想。如笔者所治疗的一名患者，女性，39岁，患者无原因地出现张口受限，曾口服药物、贴敷膏药及他处针灸治疗，效不佳。检查见左颞下颌关节局部压痛，张口受限，舌质红偏暗，苔薄，脉弦。西医诊断：颞下颌关节紊乱综合征。中医诊断：张口不灵（气滞血瘀）。治疗即针刺健侧的灵骨穴配双侧的火主穴，针后嘱患者尽量张口活动，经过反复张口活动后症状改善，1次治疗症状大有好转，3次治疗诸症消失。因此笔者在临床治疗本病常以本穴组为主穴用于本病的治疗。

门金穴与传统针灸的陷谷穴相近，陷谷穴为足阳明胃经之输穴，足阳明胃经多气多血，气血充盛，且足阳明胃经循行于面颊部，"出大迎，循颊车，上耳前，过客主人，循发际，至额颅"。因此，足阳明胃经中其他穴位也有这一功效，如解溪穴、冲阳穴这一作用也非常明显突出，门金穴贴骨进针，作用强大，故用门金穴也有很好的功效。临床也常与灵骨穴配用，二穴治疗本病也是特效组合。

传统针灸治疗本病主要重视局部的用穴，常用的穴位有颊车穴、下关穴、听宫穴等穴，对于症状较重、病程较长的患者，也可以配合局部用穴。尤其下关穴的作用极佳，若用温针灸法治疗可有事半功倍之效，在10年之前笔者临床治疗就常以下关穴温针灸来治疗这一疾病，取效也十分满意，尤其当以风寒而致者在下关穴温针灸更有著效，传统针灸远端用穴主要以合谷穴最为常用。

第十一节　腮腺炎

腮腺炎俗称为痄腮、大耳巴、大头瘟、虾蟆瘟，就是以耳垂为中心的腮腺肿大。腮腺位于两侧面颊近耳垂处，所以发病时就以此为中心肿胀，发病可为一侧或者两侧。现代医学认为，本病的发生可因感染（又分为细菌性和病毒性）、免疫、阻塞等原因而致，尤其以病毒性感染最为常见，具有传染性，所以又称为流行性腮腺炎，这种情况下导致的腮腺炎不可忽视，常可引发脑膜炎、睾丸炎、卵巢炎、胰腺炎等并发症。祖国医学认为，本病的发生是时行温热疫毒之气或外感风温邪毒从口鼻而入，夹痰火瘀阻少阳、阳明之脉，郁而不散，结于腮部所致。

◎ 董氏奇穴用穴方案 ◎

1. 侧三里穴、侧下三里穴、足三重穴（一重穴、二重穴、三重穴）

穴位定位：

（1）侧三里穴：在腓骨前缘，即四花上穴向外横开 1.5 寸处取穴。

（2）侧下三里穴：在腓骨前缘，即侧三里穴直下 2 寸处取穴。

（3）足三重穴：在外踝尖直上 3 寸，向前横开 1 寸处取穴，为一重穴；在一重穴直上 2 寸处取二重穴；在二重穴直上 2 寸为三重穴。

操作方法：取用健侧穴位，常规消毒，侧三里穴、侧下三里穴分别直刺 1 寸，足三重穴分别直刺 1.2 寸。每次留针 20~30 分钟，每日 1 次。

2. 外三关穴

穴位定位：在外踝尖与膝盖外侧高骨（腓骨小头）连线中点一穴，中点与该高骨之中点又一穴，中点与外踝之中点又一穴。共三穴。

操作方法：取用健侧穴位，常规消毒，三穴分别直刺 1.2 寸。每次留针 20~30 分钟，每日 1 次。

3. 四花外穴

穴位定位：在四花中穴向外横开 1.5 寸处取穴。

操作方法：取用双侧穴位，常规消毒，于穴位区域内瘀络点刺，使之出血，瘀血尽出即可。每周 2 次。

4. 分枝上穴、分枝下穴

穴位定位：

（1）分枝上穴：在肩峰突起后侧直下腋缝中，当肩胛关节之下缘 1 寸处取穴。

（2）分枝下穴：在分枝上穴之直下 1 寸处再向内横开 5 分处取穴。

操作方法：双侧取穴，常规消毒，分别点刺出血后加拔罐，隔日 1 次。

◎ 传统经典用穴方案 ◎

1. 耳尖穴，耳背刺血

穴位定位：

耳尖穴：在耳区，外耳轮的最高点。

操作方法：患侧取穴，常规消毒，先充分按揉耳尖，使其充血，然后挤捏出血，再将患侧耳背上1/3处瘀络点刺放血，隔日1次。

2. 角孙灯火灸法

穴位定位：在头部，耳尖正对发际处。

操作方法：取患侧穴位，常规消毒，用灯芯草蘸植物油，点燃后对准角孙穴，快速猛一接触，此时可听到"叭"的一声，即完成。灸后该处皮肤略显黄色，或起小疱，每日灸1次，一般1次可愈。

〘 **注解** 〙

本病是风温时毒侵犯少阳所致，因此在少阳部位点刺放血最为有效，耳尖穴、耳背及四花外穴均在少阳之部位，所以在此部位点刺放血就有很好的疗效，也可以在足三重周围找瘀络点刺放血，也是相同的道理。分枝上下穴具有解毒和增强人体自身免疫力的作用，所以用之极效。针刺用侧三里穴、侧下三里穴和外三关穴也是取其少阳部位用穴，尤其外三穴有清热解毒之效，在其主治中治疗咽喉肿痛是其基本作用，故用之则有特效。传统针灸笔者则以外关穴、合谷穴、角孙穴、翳风穴最为常用，也具有较好的疗效，尤其角孙穴对本病有特效作用，可以用角孙灯火灸法（将角孙穴周围的头发剪去，用灯芯草蘸植物油后点燃，对准穴位迅速点灸皮肤，一点即迅速抬起，若听到"叭"的响声即以成功，若未发出响声，应重复点灸）具有简单易操作，作用迅速而快捷，值得临床推广。

第十二节　咽喉肿痛

咽喉肿痛是以咽部红肿疼痛、吞咽不适为主要症状的一类疾病。又称为咽痹、喉痹。中医学认为，本病的发生多由外感风热或风寒，或肺胃积热，或虚火上炎等因素而致。咽喉为肺胃所属，咽接食管而通于胃，喉连气管而通于肺。所以，风热犯肺，热邪熏灼肺系，或因过食辛辣煎炸之品，引动胃火上蒸，津液受灼，煎炼成痰，痰火蕴结，皆可导致咽喉肿痛。针灸疗法具有简便而无副作用，见效快捷的特点。

咽喉肿痛相当于西医学中的急慢性咽炎、急慢性扁桃体炎、扁桃体周围脓肿、咽后脓肿、咽旁脓肿、急慢性喉炎等咽喉部疾病。临床中凡以咽喉肿痛为主症的疾病均可参与本篇的治疗内容。

❀ 董氏奇穴用穴方案 ❀

1. 足千金穴、足五金穴

穴位定位：

（1）足千金穴：在腓骨前缘，即侧下三里穴向后横开 5 分再直下 2 寸处取穴。

（2）足五金穴：在腓骨前缘，即足千金穴直下 2 寸处取穴。

操作方法：双侧取穴，常规消毒，二穴分别直刺 1 寸。每次留针 30 分钟，每日 1 次。

2. 曲陵穴、分金穴

穴位定位：

（1）曲陵穴：在肘窝横纹上，在大筋之外侧以大指按下，肘伸屈时有一大凹陷处是穴。

（2）分金穴：在上臂肱骨下部之中央，距肘窝横纹 1.5 寸处取穴。

操作方法：取用双侧穴位，常规消毒，二穴分别直刺 0.5 寸。每次留针 30 分钟，每日 1 次。

3. 土水中穴、三叉三穴

穴位定位：

（1）土水穴：在拇指第 1 掌骨之内侧，距该掌骨小头 1 寸处一穴，后 5 分处一穴（即本穴），再后 5 分处一穴。共三穴。也可以在第 1 掌骨桡侧中点赤白肉际处直接取土水中穴。

（2）三叉三穴：在无名指与小指叉口之中央处取穴。

操作方法：二穴左右交替用针或者双侧同时用针，土水中穴直刺 0.3 寸，三叉三穴直刺 0.8 寸深。每次 30 分钟，每日 1 次。

4. 火主穴

穴位定位：在足背，第 1 与第 2 跖骨连接部之直前凹陷中，即距火硬穴 1 寸处取穴。

操作方法：双侧取穴，常规消毒，直刺 0.8 寸。每次留针 30 分钟，每日 1 次。

5. 外三关穴

穴位定位：在外踝尖与膝盖外侧高骨（腓骨小头）连线中点一穴，中点与该高骨之中点又一穴，中点与外踝之中点又一穴。共三穴。

操作方法：双侧取穴，常规消毒，直刺 1 寸。每次 30 分钟，每日 1 次。

6．失音穴

穴位定位：在膝盖内侧之中央点一穴，其下 2 寸处一穴，共二穴。

操作方法：双侧取穴，常规消毒，针刺时由脾经向肾经沿皮刺 0.5 寸。每次 30 分钟，每日 1 次。

7．喉蛾九穴（点刺放血）

穴位定位：在喉结及其上 1 寸与下 1.5 寸处，另加该三处各左右旁开 1.5 寸处，共九穴。

操作方法：常规消毒，一般取穴时将穴部皮肉捏起，然后用一次性刺血针点刺，挤捏出血，临床主要以喉结及其上 1 寸与下 1.5 寸三穴最为常用。隔日 1 次。

❀ 传统经典用穴方案 ❀

1．少商穴、商阳穴（点刺放血）

穴位定位：

（1）少商穴：在手指，拇指末节桡侧，指甲根角侧上方 0.1 寸处。

（2）商阳穴：在手指，示指末节桡侧，指甲根角侧上方 0.1 寸处。

操作方法：双侧取穴，常规消毒，取用一次性刺血针头迅速点刺，使之出血数滴即可。每日 1 次或隔日 1 次。

2．曲池穴、合谷穴、鱼际穴

穴位定位：

（1）曲池穴：在肘区，尺泽与肱骨外上髁连线的中点处。

（2）合谷穴：在手背，第 2 掌骨桡侧的中点。

（3）鱼际穴：在手外侧，第 1 掌骨桡侧中点赤白肉际处。

操作方法：双侧取穴，常规消毒，曲池直刺 1.2 寸，合谷穴直刺 1 寸，鱼际穴直刺 0.5 寸。每次留针 20~30 分钟，每日 1 次。

❀ 注解 ❀

传统针灸治疗本病以少商穴点刺放血最为常用，具有确实的效果，点刺出血立见其效，成为临床特效经典用穴。笔者在临床凡见急性咽喉肿痛一般先要在本穴点刺放血，当症状严重者，或伴有大便秘结者可配用商阳穴，点刺放血后再据证配用相关穴位毫针刺。

足五金穴、足千金穴名为"金"，应于肺，二穴合用能统治咽喉诸症。如喉咙生疮、扁桃体炎、喉炎等均具有较好的治疗作用。曲陵穴与传统针灸尺泽相符，尺泽穴为肺经之子穴，本病病位在咽喉，喉为肺系，根据"实则泻其子"之理论，用于肺热诸症而引起的咽喉肿痛，临床可以刺血，也可以毫针刺，分金穴治疗喉炎、鼻炎及感冒特效针，与曲陵穴相近，故二穴倒马针，作用协同，功效强大。

土水中穴与鱼际穴相符，鱼际穴为肺经之荥穴，针刺本穴有清泻肺热之作用。三叉三穴与液门穴相符，液门为三焦之荥水穴，"荥主身热"，水而应肾，所以用本穴可以清泻三焦火热，滋肾水之效。自古就有液门穴配鱼际穴治疗咽痛的经验记载，如《百症赋》中有"喉痛兮，液门鱼际去疗"的经验。因此二穴治疗咽喉肿痛具有极佳的疗效，也是笔者临床常用的主穴。如所治病案，患者男性，37 岁，咽干咽痛 5 天。患者有慢性咽炎几年余，在 5 天前因感冒后出现明显的咽干咽痛，并有异物感。检查见体温 37.8℃，咽部明显充血，咽喉壁淋巴滤泡发红隆起，悬雍垂见轻度水肿并充血。西医诊断急性咽炎，中医诊断咽痹。治疗：先在少商穴点刺放血，再针刺土水中穴、三叉三穴配曲陵穴，留针 30 分钟，起针后即感咽痛咽干症状明显缓解，第 2 日复诊时体温正常，咽部充血明显好转，共治疗 3 次而愈。

火主穴在肝经上，与太冲穴相近，太冲穴有清肝火之效，《标幽赋》载："心胀咽痛，针太冲而必除。"足厥阴肝经"循喉咙之后，上入颃颡"，经过咽喉部，故能治疗。本穴主要用于慢性咽喉痛，尤其咽部异物感明显的患者最具特效。外三关穴具有很好的清热解毒之效，其主治作用就为扁桃腺炎、喉炎之咽喉疾病，也可与足五金穴、足千金穴交替用针。失音穴对咽喉可有特效，可用于甲状腺、扁桃体及咽喉肿痛，尤其伴有声音嘶哑者本穴组可为首选穴。如笔者所治疗的一名患者，患者为女性，45 岁，感冒后出现咽痛及声音嘶哑，曾口服抗生素及清热解毒之中药，治疗 2 日，其症状未改善来诊，针后其患者感咽喉部舒适，留针 35 分钟，第 2 日其症状完全消失。

喉蛾九穴主治咽喉疾病，尤其各种喉疾，可治疗喉蛾、喉痛、甲状腺炎、喉痒及痰塞喉管不出之咽喉疾病，其主治非常鲜明，对急性者效果极佳。临床一般以中间三穴为主，轻中度的患者仅在中间三穴点刺即可，临床所用是以点刺放血为用，点刺之后用手挤捏出适量的血即可。临床也可与少商穴交替点刺出血。

第十三节 口疮

口疮是以口腔内的唇、舌、颊、上腭等处黏膜发生单个或多个溃疡为主症的一种病证，又称为口糜、口疳。主要表现为舌面或舌边、舌尖一处或多处出现圆形或不规则形的疮面，疼痛不敢被触及，饮食疼痛加剧，尤其热饮、辛辣及酸涩之物更剧，以致妨碍饮食。中医认为，本病主要是由于情志过激或嗜食辛辣之品造成心火及胃火的亢盛。口舌生疮虽然不是什么严重疾病，有自限性，但每当发作起来疼痛难忍，严重影响日常生活，甚有者反复发作，难以治愈。针灸有很好的疗效，既可以止痛，又能起到治本的功效，防止复发。

董氏奇穴用穴方案

1. 四花上穴、四花中穴（点刺放血或毫针刺）

穴位定位：

（1）四花上穴：当外膝眼之下方3寸，在胫骨前肌与趾长伸肌起始部之间凹陷中取穴。

（2）四花中穴：在四花上穴直下4.5寸处取穴。

操作方法：取用双侧穴位，常规消毒，在这一区域内寻找瘀络，用一次性刺血针点刺出血，使瘀血尽出即可。每周2次。

2. 三叉三穴

穴位定位：在无名指与小指叉口之中央处取穴。

操作方法：取用双侧穴位，常规消毒，直刺0.5寸。每次留针20~30分钟，每日1次。

3. 上三黄穴（明黄穴、天黄穴、其黄穴）

穴位定位：

（1）明黄穴：在大腿内侧前后上下中央点处取穴。

（2）天黄穴：在明黄穴直上3寸处取穴。

（3）其黄穴：在明黄穴直下3寸处取穴。

操作方法：取用双侧穴位，常规消毒，诸穴针刺1.5寸。每次留针20~30分钟，每日1次。

4. 手解穴

穴位定位：在小指掌骨与无名指掌骨之间，即屈小指，使其指尖触及手掌处取穴。

操作方法：取用双侧穴位，常规消毒，直刺 0.3 寸。每次留针 20 分钟，每日 1 次。

5. 肾三通穴（通肾穴、通胃穴、通背穴）

穴位定位：

（1）通肾穴：在膝盖内侧上缘凹陷处取穴。

（2）通胃穴：在通肾穴直上 2 寸处取穴。

（3）通背穴：在通胃穴直上 2 寸处取穴。

操作方法：双侧取穴，常规消毒，三穴分别直刺 0.5 寸。每次留针 20~30 分钟，每日 1 次。

6. 上唇穴、下唇穴（点刺放血）

穴位定位：

（1）上唇穴：在膝盖正下缘髌韧带上。

（2）下唇穴：在膝盖正下缘约 1 寸处取穴。

操作方法：双侧取穴，常规消毒，于这一区域内找瘀络，用一次性刺血针点刺出血，每周 2 次。

❧ **传统经典用穴方案** ❧

1. 金津穴、玉液穴或阴陵泉穴至血海穴直线上找瘀络点刺放血

穴位定位：

（1）金津穴、玉液穴：在口腔内，当舌系带两侧静脉上，左为金津穴，右为玉液穴。

（2）阴陵泉穴：在小腿内侧，胫骨内侧髁下缘与胫骨内侧缘之间的凹陷中。

（3）血海穴：在股前区，髌底内侧端上 2 寸，股内侧肌隆起处。

操作方法：常规消毒，于金津穴、玉液穴处点刺放血，然后用淡盐水漱口即可；也可在阴陵泉穴至血海穴区域内找瘀络，常规消毒，于瘀络处点刺放血，使瘀血尽出即可。每周 2 次。

2. 大陵穴、劳宫穴、内庭穴、照海穴

穴位定位：

（1）大陵穴：在腕前区，腕掌侧远端横纹中，掌长肌腱与桡侧腕屈肌腱之间。

（2）劳宫穴：在掌区，横平第 3 掌指关节近端，第 2、第 3 掌骨之间偏于第

3 掌骨。

（3）内庭穴：在足背，第 2、第 3 趾间，趾蹼缘后方赤白肉际处。

（4）照海穴：在踝区，内踝尖下 1 寸，内踝下缘边际凹陷中。

操作方法：诸穴双侧取穴，常规消毒，大陵穴与劳宫穴分别直刺 0.5 寸，内庭穴向上斜刺 0.8 寸；照海穴直刺 0.5 寸。以上诸穴可以单独运用，也可以联合运用。每次留针 20~30 分钟，每日 1 次。

注解

本病点刺放血疗效极佳，董氏奇穴最常在上唇穴、下唇穴处找瘀络点刺放血，能治疗唇痛、口舌生疮、疱疹等疾病。通过长期临床运用来看，其效极为确实，笔者曾以本穴点刺放血治疗数例相关患者，均取得了显著疗效，一次治疗可愈的患者不计其数，可谓是特效穴。也可以在四花上穴与四花中穴区域找瘀络点刺放血。董氏奇穴传人也有用制污穴及止涎穴点刺放血治疗口舌生疮相关报道，笔者曾用制污穴点刺放血治疗过相关患者，确具实效。传统针灸最常在金津穴、玉液穴点刺，也可以在阴陵泉穴至血海穴连线上找瘀络点刺放血。四花上穴、四花中穴毫针治疗也有较好的疗效，二穴主要针对胃火旺盛的患者。董师言天黄穴、明黄穴、其黄穴三穴同时取穴下针能治疗舌疮，本穴组主要用于阴虚火旺而致的口舌生疮。三叉三穴近于液门穴，液门穴为三焦之荥穴，能清泻三焦火热，可治疗咽喉肿痛、咽干、咽痒、口舌生疮等疾，并有较好的功效。手解穴与传统针灸之少府穴相符，少府穴为手少阴心经之荥穴，荥主身热，故能清泻心火，用于心火旺盛而致者。

传统针灸将其分为虚实二证，实证以清热泻火为用，主要以泻心火和胃火为主，临床以劳宫穴、大陵穴、内庭穴最为常用；虚证主要以滋阴降火为治，常以照海穴、太溪穴、复溜穴为常用，董氏针灸可以用肾三通穴或下三皇穴来治疗。

第二章 颈肩部位痛证

第一节 落枕

落枕是指突然发生的单纯性颈项强痛、活动受限的一种病证，属于颈部筋伤范畴。好发于青壮年，一般 4~7 天可愈，重者数周不愈，反复发作者常因颈椎病而致。落枕属于中医学中的"项痹"，又称为"失枕"或"失颈"。中医认为，睡眠姿势不当，或枕头高低不适，或因负重颈部过度扭转，使颈部筋络受损；或风寒邪气侵袭项背，寒性收引，使筋脉拘急，颈部筋脉失和，气血运行不畅，不通则痛。

西医学认为，本病是各种原因导致颈部肌肉痉挛所致。目前现代医学方法疗效不理想，针灸疗法用之简单可靠，一般均有立竿见影之效，可作为首选的方法。

董氏奇穴用穴方案

1. 重子穴、重仙穴

穴位定位：

（1）重子穴：在虎口下 1 寸处取穴，即拇指掌骨与食指掌骨之间。

（2）重仙穴：在拇指骨与食指骨夹缝间，离虎口 2 寸，与手背灵骨穴正对相通。

操作方法：健侧取穴，常规消毒，针刺后施以动气针法。每次留针 20 分钟，每日 1 次。

2. 正筋穴、正宗穴

穴位定位：

（1）正筋穴：在足后跟筋正中央上，距足底 3.5 寸处取穴。

（2）正宗穴：在足后跟筋正中央上，正筋穴直上 2 寸处取穴。

操作方法：健侧取穴，常规消毒，针刺后施以动气针法。每次留针 20 分钟，每日 1 次。

3. 心门穴

穴位定位：在尺骨鹰嘴突起上端，在下尺骨内侧凹陷处，距肘尖 1.5 寸处取穴。

操作方法：健侧取穴，常规消毒，针尖与皮肤呈 30° 向上斜刺，施以动气针法。每次留针 20 分钟，每日 1 次。

4. 上白穴

穴位定位：在手的背面，食指与中指叉骨之间，距指骨与掌骨结合处下 5 分处取穴。

操作方法：取用健侧穴位，常规消毒，直刺 0.5 寸，施以动气针法。每次留针 20 分钟，每日 1 次。

❀ 传统经典用穴方案 ❀

后溪穴、束骨穴、悬钟穴、落枕穴

穴位定位：

（1）后溪穴：在手内侧，第 5 掌指关节尺侧近端赤白肉际凹陷中。

（2）束骨穴：在跖区，第 5 跖趾关节的近端，赤白肉际处。

（3）悬钟穴：在小腿外侧，外踝尖上 3 寸，腓骨前缘。

（4）落枕穴：在手背，第 2、第 3 掌骨间，掌指关节后 0.5 寸凹陷中。

操作方法：诸穴均健侧取穴，常规消毒，后溪穴直刺 1 寸，施以动气针法，束骨穴直刺 0.5 寸，悬钟穴稍向上斜刺 1 寸，落枕穴向上斜刺 0.8 寸，诸穴皆施以动气针法。每次留针 20 分钟，每日 1 次。

❀ 注解 ❀

针灸治疗落枕简单而实效，无论传统针灸还是董氏奇穴方面的治疗均有其显著疗效，皆为优势病种。在董氏奇穴中有诸多的穴位可以治疗，通过临床来看，但以上述两组穴位最为常用，疗效也最确实，成为临床公认的特效穴位。正筋穴、正宗穴适宜颈部两筋所伤的患者，也就是病在足太阳膀胱经上，尤其颈部不能前后活动的情况为首选。重子穴、重仙穴适宜颈部牵及肩部的患者，重子穴偏于肩部的疼痛疗效佳，重仙穴偏于颈部疼痛的疗效佳，根据发病的部位选用，如以颈部为主可以仅用重仙穴即可，如果仅有肩部的症状可以独取重子穴即可，两个部位皆有症状就同取。尤其当不能左右活动时，所伤及的面积较大的情况下二穴为首选。一般均能效如桴鼓，疗效极为灵验。如果配用传统针灸承浆穴为牵引针其效更佳，承浆穴为任脉之穴，用之则为前后对应之意。并早有歌赋记载，如《胜玉歌》载："头项强急承浆保。"如所治疗的一名患者，女性，39 岁，在晨起后感左肩项疼痛，转动不能，2 小时后症状渐重，头颈左右及前后活动均严重受限，十分痛苦，其余无异常表现。患者舌苔薄白，脉弦紧。来诊后即于右侧针刺重子穴、重仙穴，当针刺重子穴后，患者颈项部活动即可明显好转，又针刺重仙穴，继续让患者施以颈部活动，并配刺承浆穴，留针 20 分钟后，患者仅微感不适。

临床若见落枕发生，笔者一般就首先想到是以上两穴组穴位的运用，具有可靠的疗效，当病变范围大，病情重时两穴组可以同时配合运用。心门穴对于落枕后牵及胸锁乳突肌部位疼痛时为特效穴位。

笔者在传统针灸治疗本病主要以《灵枢·杂病》所载："项痛不可俯仰，刺足太阳；不可以顾，刺手太阳也。"的理论取穴。当伤后不能前后活动颈部就选用足太阳膀胱经穴位，笔者常首选束骨穴或昆仑穴运用；当伤后不能左右活动颈部就选用手太阳小肠经的穴位，笔者常首选后溪穴或腕骨穴为常用。如果疗效还不满意，常再加用传统经外奇穴落枕穴或者悬钟穴。

第二节　颈椎病

颈椎病是现代医学之病名，是指颈椎间盘退行性变及其继发性椎间关节退行性变所导致的脊髓、神经、血管等结构受压而表现出的一系列临床症状和体征。目前，西医临床将颈椎病分为六型，分别是：颈型、神经根型、椎动脉型、脊髓型、交感神经型、混合型，临床以前三种为最常见。目前在西医诊断及分型上不难，但其治疗上尚无有效的方法。针灸治疗对本病有较好的作用，临床应根据患者的具体表现施以治疗。

本病属于中医学中的项痹、项强、颈肩痛、眩晕等范畴。中医学认为，本病的发生内因为筋骨失养及督脉空虚，外因与感受寒邪、跌扑闪挫、动作失度有关。内、外因素使颈项部经络气血运行不畅，出现颈部疼痛、僵硬、酸胀；瘀滞日久，当阻遏颈部血脉时，气血不能上奉，清窍失养，遂出现头痛、眩晕；当瘀结阻滞颈项部有关经络时，则出现肢体疼痛、麻木等症。

❀ 董氏奇穴用穴方案 ❀

1. 正筋穴、正宗穴

穴位定位：

（1）正筋穴：在足后跟筋正中央上，距足底 3.5 寸处取穴。

（2）正宗穴：在足后跟筋正中央上，正筋穴直上 2 寸处取穴。

操作方法：取用健侧或者双侧取穴，常规消毒，二穴分别针刺 0.8 寸，施以动气针法。每次留针 20~30 分钟，每日 1 次。

2. 重子穴、重仙穴

穴位定位：

（1）重子穴：在虎口下 1 寸处取穴，即拇指掌骨与食指掌骨之间。

（2）重仙穴：在拇指骨与食指骨夹缝间，离虎口 2 寸，与手背灵骨穴正对相通。

操作方法：健侧取穴，常规消毒，二穴分别针刺 0.5 寸，施以动气针法。每次留针 20 分钟，每日 1 次。

3. 灵骨穴、火菊穴

穴位定位：

（1）灵骨穴：在手背面的食指与拇指叉骨间，第 1 与第 2 掌骨结合处取穴。

（2）火菊穴：在跖区，在第 1 跖骨内侧，距火连穴 1 寸处取穴。

操作方法：健侧取穴，常规消毒，灵骨穴直刺 1.5 寸，火菊穴针刺 0.5 寸，施以动气针法。每次留针 30 分钟，每日 1 次。

4. 腕顺一穴、腕顺二穴

穴位定位：

（1）腕顺一穴：在小指掌骨外侧，距手腕横纹 2.5 寸处取穴。

（2）腕顺二穴：在小指掌骨外侧，距手腕横纹 1.5 寸处取穴，即腕顺一穴下 1 寸。

操作方法：健侧取穴，常规消毒，腕顺一穴直刺 1 寸，腕顺二穴直刺 0.3 寸，施以动气针法。每次留针 30 分钟，每日 1 次。

5. 肾关穴

穴位定位：在胫骨头之内侧，天皇穴直下 1.5 寸处取穴。

操作方法：双侧取穴，常规消毒，由脾经透向肾经，直刺 1 寸。每次留针 30 分钟，每日 1 次。

6. 肺心穴

穴位定位：在中指背第 2 节中央线上，距上横纹 1/3 处一穴，距下横纹 1/3 处一穴，共二穴。

操作方法：取用一侧穴位，常规消毒，向小指方向横针皮下 0.5 分。留针 20 分钟，每日 1 次。

7. 冲霄穴（点刺放血）

穴位定位：包括第 20 腰椎下之妙巢穴，第 21 腰椎下之上对穴及上对穴下 1 寸之上高穴，共三穴。

操作方法：常规消毒，点刺放血，拔罐使之出血，每周 1~2 次。

⋙ 传统经典用穴方案 ⋙

1. 大椎穴、委中穴（点刺放血）

穴位定位：

（1）大椎穴：在脊柱区，第 7 颈椎棘突下凹陷中，后正中线上。

（2）委中穴：在膝后区，腘横纹中点，当肱二头肌腱与半腱肌肌腱中间。

操作方法：可以单独取用大椎穴或委中穴，也可以结合运用，常规消毒，大椎穴点刺后加拔罐，出血 3~5mL。委中穴周围瘀络点刺使之出血，使瘀血尽出即可。每周 1~2 次。

2. 后溪穴、束骨穴、悬钟穴

穴位定位：

（1）后溪穴：在手内侧，第 5 掌指关节尺侧近端，赤白肉际凹陷中。

（2）束骨穴：在跖区，第 5 跖趾关节的近端，赤白肉际处。

（3）悬钟穴：在小腿外侧，外踝尖上 3 寸，腓骨前缘。

操作方法：后溪穴与束骨穴常左右交替用针，悬钟穴双侧取穴，常规消毒，后溪穴直刺 1 寸，束骨穴直刺 0.3 寸，悬钟穴直刺 1.2 寸。每次留针 30 分钟，每日 1 次。

⋙ 注解 ⋙

正筋穴、正宗穴为董氏奇穴治疗颈椎疾病最常用的一组穴位，二穴处于足跟腱上，从全息角度来看，跟腱部对应于颈部，针刺又以筋而应筋，二穴处于足太阳经脉上，颈项部是足太阳经脉所行，根据经络所行主治所及，所以本穴组治疗颈椎病就极具特效。在董氏奇穴中除了正筋、正宗二穴治疗颈椎病常用，重子穴、重仙穴也极为常用，重子穴偏于治疗肩背痛，重仙穴偏于治疗颈痛，二穴对颈椎病而致的颈肩背痛均有著效。对于顽固性的颈椎病可以正筋穴、正宗穴与重子穴、重仙穴同用。

灵骨穴具有温阳补气的作用，对因气血不足而致的颈项部酸痛、颈项部怕冷或眩晕有较好的作用。肾关穴与火菊穴也有这个功效，肾关穴用于肾气亏虚而致的效佳，火菊穴对颈椎病而导致的手麻、颈部酸痛无力有较好的作用，灵骨穴与火菊穴二穴配用，具有很好的上下疏通之效，对颈椎病而致的头晕、手指麻木极效。肺心穴在中指背上中央，与脊椎对应，其穴位在上方，故与颈椎相应，因此用肺心穴治疗颈椎病也有很好的功效。

笔者在临床最常以双侧的正筋穴、正宗穴及肺心穴配一侧的腕顺一穴与另一侧的重仙穴交替用针，其效极佳。在临床施治诸多治愈病案不计其数。

对于病程较久，病情较顽固的患者，一定配合刺血疗法。董氏奇穴刺血以冲霄穴为常用，冲霄穴则是对应之意，颈部对腰骶部，传统针灸中常以大椎穴与委中穴刺血，疗效显著，往往可有立竿见影之效。目前传统针灸治疗本病主要以颈部夹脊穴或局部穴位为主的针刺方法，局部穴位当以风池穴、天柱穴、劲百劳穴、大椎穴、颈夹脊穴为常用，并多配以电针治疗，颈夹脊穴对颈型颈椎病有较好的作用。临床也可以适当配合局部穴位运用，则会提高疗效。

第三节　漏肩风

漏肩风是指以肩部持续疼痛及活动受限为主症的疾病，由于风寒之邪气是本病的重要诱因，所以称之为"漏肩风"。本病多发于50岁左右的中老年人群，故又称为"五十肩"。一般患病后肩部患处常畏寒怕冷，随着疾病的发展，可出现肩关节的粘连和肌肉萎缩，肩部出现凝结状，以致功能活动受限，所以又有"肩凝症""冻结肩"之称。中医学认为，本病的发生是由年老体弱，肝肾亏虚，气血不足，筋失濡养，关节失于滑利，或因风寒湿邪乘虚而入，寒凝经脉，或外伤闪挫，局部瘀血，经脉闭阻，筋脉关节失荣所致。由此可见，本病与机体内在因素有重要关系，诸多患者则为本虚标实证，临床治疗当应明确辨证，不可忽视。

本病相当于西医学中的肩关节周围炎，并有狭义肩周炎和广义肩周炎之分，在这里主要指狭义的肩周炎，即典型肩周炎。患病初期主要症状表现为肩关节的疼痛，呈日轻夜重，甚夜间常可痛醒，在晨起肩关节活动后疼痛可减轻。由于疼痛，肩关节活动明显受限，局部可出现压痛。随着病情的发展，病变周围组织可出现粘连，功能障碍加重，而疼痛逐渐减轻。所以本病的早期症状以疼痛为主，后期症状以功能障碍为主。

本病临床极为常见，现代医学目前尚无有效的方法，针灸治疗具有确切的疗效，通过长期临床来看，针灸疗法可作为首选的方法。

⊰ 董氏奇穴用穴方案 ⊱

1. 肾关穴

穴位定位：在胫骨头之内侧，天皇穴直下 1.5 寸处取穴。

操作方法：健侧取穴，常规消毒，由脾经向胆经方向针刺，直刺 1.2 寸，施以动气针法。每次留针 30 分钟，每日 1 次。

2. 足千金穴、足五金穴

穴位定位：

（1）足千金穴：在腓骨前缘，即侧下三里穴向后横开 5 分再直下 2 寸处取穴。

（2）足五金穴：在腓骨前缘，即足千金穴直下 2 寸处取穴。

操作方法：健侧取穴，常规消毒，二穴分别直刺 1 寸，施以动气针法。每次留针 30 分钟，每日 1 次。

3. 四花上穴

穴位定位：当外膝眼之下方 3 寸，在胫骨前肌与趾长伸肌起始部之间凹陷中取穴。

操作方法：取用健侧穴位，常规消毒，直刺 2 寸，施以动气针法。每次留针 30 分钟，每日 1 次。

4. 中九里穴、七里穴

穴位定位：

（1）中九里穴：直立，两手下垂，中指尖所至处取穴。

（2）七里穴：在中九里穴直下 2 寸处取穴。

操作方法：健侧取穴，常规消毒，二穴分别直刺 1.5 寸，施以动气针法。每次留针 20~30 分钟，每日 1 次。

5. 肩中穴

穴位定位：在上臂肱骨外侧，于肩骨缝向下 2.5 寸中央处取穴。

操作方法：健侧取穴，常规消毒，直刺 1 寸，施以动气针法。每次留针 20~30 分钟，每日 1 次。

6. 曲陵穴

穴位定位：在肘窝横纹上，在大筋之外侧以大指按下，肘伸屈时有一大凹陷处是穴。

操作方法：健侧取穴，常规消毒，直刺 0.5 寸，施以动气针法。每次留针 20

分钟，每日 1 次。

7. 重子穴、重仙穴

穴位定位：

（1）重子穴：在虎口下 1 寸处取穴，即拇指掌骨与食指掌骨之间。

（2）重仙穴：在拇指骨与食指骨夹缝间，离虎口 2 寸，与手背灵骨穴正对相通。

操作方法：健侧取穴，常规消毒，二穴分别直刺 0.5 寸，施以动气针法。每次留针 20 分钟，每日 1 次。

传统经典用穴方案

1. 条口穴

穴位定位：在小腿外侧，犊鼻穴下 8 寸，犊鼻穴与解溪穴连线上。

操作方法：健侧取穴，常规消毒，向承山穴方向透刺 3 寸，施以动气针法。每次留针 20 分钟，每日 1 次。

2. 中平穴

穴位定位：位于腓骨小头与外踝连线的上 1/3 处；或者足三里穴下 1 寸偏于腓侧处。

操作方法：健侧取穴，常规消毒，直刺 2~3 寸，施以动气针法。每次留针 20 分钟，每日 1 次。

3. 后溪穴

穴位定位：在手内侧，第 5 掌指关节尺侧近端赤白肉际凹陷中。

操作方法：健侧取穴，常规消毒，直刺 1 寸，施以动气针法。每次留针 20~30 分钟，每日 1 次。

4. 三间穴

穴位定位：在手背，第 2 掌指关节桡侧近端凹陷中。

操作方法：健侧取穴，常规消毒，直刺 0.8 寸，施以动气针法。每次留针 20~30 分钟，每日 1 次。

5. 中渚穴

穴位定位：在手背，第 4、第 5 掌骨间，第 4 掌指关节近端凹陷中。

操作方法：健侧取穴，常规消毒，直刺 0.8 寸，施以动气针法。每次留针 20~30 分钟，每日 1 次。

注解

肾关穴是董氏奇穴中治疗肩周炎的公认效穴，已经得到了临床一致肯定，具有确实的作用。肾关穴为补肾之要穴，在脾经之脉上，具有脾肾双补作用。肩周炎的病机多因年老气血不足，肝肾亏虚等，感受风寒湿邪，阻滞经络，气血痹阻，不通则痛。肾关穴在脾经上，而作用于肾，脾主肌肉，脾与小肠相别通，又肾主骨，故取肾关，能促使肩部气机通畅，通则不痛。根据《标幽赋》载："交经缪刺，左病而右取，泻络远针，头有病而脚上针。"的取穴原则，故取健侧的肾关穴治疗具有特效。临床可以单独运用肾关穴治疗，更多的则是与他穴配用。如肾关穴配四花中穴治疗肩痛和肩不能上举具有佳效，肾关穴具有健脾强肾的作用，再配合行气活血的四花中穴，两穴配合达到了标本兼治的功效；肾关穴配重子、重仙穴治疗颈肩痛及肩背痛具有良效，对疼痛与功能受限均有治疗作用；再如肾关穴配阳陵泉穴可治疗肩外伤而致的疼痛具有特效；肾关穴配足千金穴、足五金穴治疗肩臂不能抬举特效，还有诸多的配合运用，不再一一例举。总之，肾关穴是治疗肩周炎的特效穴。

足千金穴、足五金穴名为"金"，金与肺有关，肺主气，可治肩背痛。穴名为千金，善治沉重如负载千金重之病，尤善治肩凝之不能左右转动及后伸。本穴组在少阳与阳明之间，善调两经同病，肩臂疼痛不能上举，多属阳明经筋病变，上臂不能左右抬举，与少阳经有关，所以取刺本穴能调和气血、舒筋活络，因此对肩周炎、肩扭伤等原因引起不能左右抬举及后伸肩痛，针刺疗效极佳，临床也常和肾关穴配用。

四花上穴近于足三里穴，足三里穴为多气多血的阳明经之合穴，为气血充盛之处。四花上穴紧贴胫骨边缘进针，以骨而应肾，刺激强度增强，通过针刺，可鼓舞脾胃中焦之气，疏经活络，调和气血，使气血透达四肢，濡养筋骨，利关节，祛除风寒湿之邪，使肩背气血得养，故而疼痛自解。

中九里穴与风市穴相符，风市穴乃风邪聚集之处，治风、祛风之力甚强，所以针刺中九里穴可以祛除风邪。少阳主骨而治骨，针刺时抵达股骨骨面，以骨而应肾，骨髓生血，与心血相应，改善气血的运行，所以对肩痛有很好的治疗功效，若与七里穴倒马针其效更著。

曲陵穴与传统针灸的尺泽穴相符，传统针灸中常用尺泽穴治疗筋骨病，运用非常广泛，疗效极为确实。既可以毫针刺，也可以在此处的瘀络点刺放血，对肩臂不举尤具特效。针刺时用泻法，因为本穴在五行中属水，为金之水穴，泻之能使金不克木，善治筋挛拘急之病，"尺泽能医筋拘挛"，针刺时贴筋治之，以筋治筋，故对肩周炎具有很好的治疗功效。重子穴、重仙穴治疗肩胛骨处疼痛最为有效，其临床效果没有其他穴位能相比拟。著名董氏医家传人赖金雄医师二穴组合治疗肩胛骨、阔背肌痛及颈痛特效，并言之二十余年治疗未有不效者。

传统针灸治疗本病取穴主要从三个方面选穴，一是局部用穴，临床多以阿是点选穴，这种取穴笔者在临床较少用之；第二是辨经用穴，根据"经络所行，主治所及"的理论，选取病变经脉的相关穴位，笔者以病变经脉的输穴为主；第三根据病性取穴，首先要辨明患者的病因及虚实寒热，根据病性选取相应穴位。如阳明气血不足的患者常取用条口穴、中平穴等治疗。

第四节　颈肩痛

颈肩痛是由颈项疾病牵及肩部痛，或肩部疾病牵及颈项痛的疾病，就称为颈肩痛。一般来说病变范围较大，症状表现明显，在临床中极为常见，可见于现代医学中的颈项部扭挫伤、颈项部肌筋膜炎、落枕、肩周炎、背肌筋膜炎等疾病中，现代医学治疗多缺乏有效的手段，传统针灸注重局部取穴，一般治疗较为缓慢，董氏针灸治疗有较佳的疗效，值得临床推广运用。

董氏奇穴用穴方案

1. 正筋穴、正宗穴、腕顺一穴

穴位定位：

（1）正筋穴：在足后跟筋正中央上，距足底 3.5 寸处取穴。

（2）正宗穴：在足后跟筋正中央上，正筋穴直上 2 寸处取穴。

（3）腕顺一穴：在小指掌骨外侧，距手腕横纹 2.5 寸处取穴。

操作方法：健侧取穴，或者正筋穴、正宗穴与腕顺一穴左右交替用针，常规消毒，施以动气针法。每次留针 20~30 分钟，每日 1 次。

2. 重子穴、重仙穴

穴位定位：

（1）重子穴：在虎口下 1 寸处取穴，即拇指掌骨与食指掌骨之间。

（2）重仙穴：在拇指骨与食指骨夹缝间，离虎口 2 寸，与手背灵骨穴正对相通。

操作方法：健侧取穴，常规消毒，二穴分别直刺 0.5 寸，施以动气针法。每次留针 20 分钟，每日 1 次。

3. 肾关穴、四花上穴

穴位定位：

（1）肾关穴：在胫骨头之内侧，天皇穴直下 1.5 寸处取穴。

（2）四花上穴：当外膝眼之下方 3 寸，在胫骨前肌与趾长伸肌起始部之间凹陷中取穴。

操作方法：健侧取穴，常规消毒，肾关穴由脾经向胆经方向针刺 1.2 寸，四花上穴直刺 2 寸，施以动气针法。每次留针 30 分钟，每日 1 次。

注解

正筋穴、正宗穴处于足太阳经脉上，所处的位置从全息来看，对应于颈部，所以可治疗颈部病特效，包括腰背竖脊肌疼痛均能治疗。腕顺一穴与手太阳小肠经的后溪相近，后溪为小肠经之输穴，手太阳小肠经脉在肩部广泛循行，"出肩解，绕肩胛，交肩上……""输主体重节痛"，故用本穴能治疗肩背痛。所以正筋穴、正宗穴配腕顺一穴对颈肩痛就有显著的疗效。重子穴、重仙穴是颈肩痛的特效穴，并有着广泛的作用，重子穴偏于肩痛的治疗，重仙穴偏于治疗颈痛，两穴合用，就对颈肩痛疗效显著，尤其是对急性颈肩痛具有特效。肾关穴在脾经上，大补肾气，具有健脾强肾的作用，四花上穴近于气血充盛的足三里穴，具有行气活血的作用，颈肩部疼痛的发生多因正虚劳损，筋脉失养而致，两穴配合达到了标本兼治的功效。

传统针灸治疗本病以局部穴位为常用，一般具有取穴多，见效较缓慢的实际情况。董氏奇穴的取穴更具有优势性，所以值得临床推广运用。

第三章　上肢部位痛证

第一节　上臂痛（大臂痛）

上臂痛是多种原因而导致上臂部位疼痛性疾病，可见于中医学中的痹证和伤筋范畴。中医认为，痹证则是由于风寒湿病邪阻闭了上臂气血经脉而引起的疾病，伤筋则是上臂部位跌打损伤、慢性劳损而致的软组织损伤性疾病。上臂部位经络遭受风寒湿邪侵袭或者损伤后，使气血运行不畅而引起这一部位的筋骨、肌肉、关节等处的疼痛、酸楚、沉重及麻木和关节肿大屈伸不利。在临床中也较为常见，常牵及肩部或因肩部牵及上臂疼痛，造成肩臂痛，临床凡见以上臂疼痛为主症的患者均可参考本章节的治疗。现代医学往往缺乏有效的手段，针灸治疗较为理想，是针灸之优势病种，在董氏奇穴治疗中更具有优势。

董氏奇穴用穴方案

1. 中九里穴、七里穴

穴位定位：

（1）中九里穴：直立，两手下垂，中指尖所至处取穴。

（2）七里穴：中九里穴直下 2 寸处取穴。

操作方法：健侧取穴，常规消毒，二穴分别直刺 1.5 寸，施以动气针法。每次留针 20~30 分钟，每日 1 次。

2. 肩中穴、人宗穴

穴位定位：

（1）肩中穴：在上臂肱骨外侧，于肩骨缝向下 2.5 寸中央处取穴。

（2）人宗穴：在上臂肱骨内缘与肱二头肌腱间之凹陷处，距肘窝横纹 3 寸取穴。

操作方法：健侧取穴，肩中穴直刺 1 寸，人宗穴直刺 0.8 寸，施以动气针法。每次留针 30 分钟，每日 1 次。

3. 侧三里穴、侧下三里穴

穴位定位：

（1）侧三里穴：在腓骨前缘，即四花上穴向外横开 1.5 寸处取穴。

（2）侧下三里穴：在腓骨前缘，即侧三里穴直下 2 寸处取穴。

操作方法：健侧取穴，常规消毒，二穴分别直刺 1 寸，施以动气针法。每次留针 20~30 分钟，每日 1 次。

4. 外三关穴

穴位定位：在外踝尖与膝盖外侧高骨（腓骨小头）连线中点一穴，中点与该高骨之中点又一穴，中点与外踝之中点又一穴。共三穴。

操作方法：健侧取穴，常规消毒，三穴分别直刺 1.2 寸，施以动气针法。每次留针 20~30 分钟，每日 1 次。

5. 肾关穴、四肢穴

穴位定位：

（1）肾关穴：在胫骨头之内侧，天皇穴直下 1.5 寸处取穴。

（2）四肢穴：在胫骨内侧后缘，在内踝上 4 寸处取穴。

操作方法：健侧取穴，常规消毒，肾关穴由脾经透向胆经，直刺 1 寸，四肢直刺 1 寸，施以动气针法。每次留针 20~30 分钟，每日 1 次。

6. 上三黄穴（明黄穴、天黄穴、其黄穴）

穴位定位：

（1）明黄穴：在大腿内侧前后上下中央点处取穴。

（2）天黄穴：在明黄穴直上 3 寸处取穴。

（3）其黄穴：在明黄穴直下 3 寸处取穴。

操作方法：健侧取穴，常规消毒，三穴分别直刺 1.5 寸，施以动气针法。每次留针 30 分钟，每日 1 次。

7. 四花中穴、四花外穴

穴位定位：

（1）四花中穴：在四花上穴直下 4.5 寸处取穴。

（2）四花外穴：在四花中穴向外横开 1.5 寸处取穴。

操作方法：患侧取穴，常规消毒，在其穴处区域找瘀络点刺出血，使瘀血尽出，每周 1~2 次。

8. 双河穴（点刺放血）

穴位定位：自第 14 背椎旁开 3 寸起，每向下 1 椎旁开 3 寸各一穴，即六穴，两侧合计十二穴。

操作方法：患侧取穴，常规消毒，用一次性刺血针点刺出黑血即可，使瘀血尽出，每周 1~2 次。

9. 水愈穴（点刺放血）

穴位定位：在上臂后侧，背面穴向后横开 2 寸处取穴。

操作方法：患侧取穴，常规消毒，用一次性刺血针点刺出黑血，使黑血出尽即可，每周 1~2 次。

注解

中九里穴、七里穴在大腿部，其治疗原理则是根据手足对应取穴原理，大腿对上臂。针灸治疗四肢疼痛性疾病，各种对应取穴方法的运用有较好疗效，在临床中常用，此种取穴具有用穴少而简单，见效快疗效高之优势性。多采用左病右治，右病左治，上病下治，下病上治的治疗方法。中九里穴与七里穴的运用就是上病下治，左病右治的用穴方法，尤其对外侧疼痛最具特效，因为外侧对外侧，二穴也是董师治疗本病所常用的治疗方案。上三黄穴的运用也是对应取穴，主要针对上臂内侧疼痛。肩中穴在主治中董师言能治疗肩痛，其穴在肩之正中央，取用则是以等高对应的理论为依据，可以治疗肩臂痛。此处肌肉丰厚，以肉治肉，所以对肌肉劳损可以治疗。有人认为，本穴治疗肩痛是一种局部取穴，并非如此，因为董师强调的是左病取右，右病取左，并非直接患处取穴，这是等高对应取穴之用。人宗穴其主治就是治疗肘臂肿痛难动，所以对上臂痛的损伤而致的疼痛有较佳的疗效。肩中穴配人宗穴治疗上臂痛也具有非常确实的疗效，无论内外疼痛皆效。侧三里穴与侧下三里穴能治疗整个上肢疾病，自手指至肩部皆有较好的疗效，本穴组治疗上臂痛则可从手足逆对的理论理解，小腿逆向对上臂。外三关穴的取穴理念与侧三里穴、侧下三里穴相同，也是从小腿与上臂的逆向对应取穴，外三关穴具有破血行气，消瘀散结的功效，所以对上臂痛有较好的作用。四肢穴能治疗四肢痛而故名，但是本穴单独用疗效不佳，必须与其他穴位配用方能发挥疗效，与人皇穴配用可治疗手腕及手部、足踝及足部的疼痛，与肾关穴配用可治疗手腕及足踝上部的疼痛。四花外穴是董氏针灸重要刺血区，可治疗多种疾病，其中董师言之本穴刺血可治疗肩臂痛。

上臂痛传统针灸则以局部穴位最为常用，局部用穴具有用穴多，见效慢，痛苦性大的缺点，因此临床以董氏奇穴为首选。

第二节　肘劳

本病是一种慢性劳损性疾病，所以在中医学中称为"肘劳"，属于"伤筋"

之范畴。多见于从事旋转前臂和屈伸肘关节的劳动者，过去以网球运动员常见，所以又俗称为"网球肘"，与西医学中的肱骨外上髁炎相符。另外肱骨内上髁炎也常见，这一种情况是以高尔夫球运动员为常见，所以又俗称为"高尔夫球肘"。

本病在临床极为常见，但现代医学处理方法治疗多不理想，但针灸治疗非常满意，针灸治疗具有用穴少，见效快的特点，确值得在临床推广运用。

董氏奇穴用穴方案

1. 侧三里穴、侧下三里穴

穴位定位：

（1）侧三里穴：在腓骨前缘，即四花上穴向外横开 1.5 寸处取穴。

（2）侧下三里穴：在腓骨前缘，即侧三里穴直下 2 寸处取穴。

操作方法：健侧取穴，常规消毒，二穴分别直刺 1 寸，施以动气针法。留针 30 分钟，每日 1 次。

2. 火腑海穴、灵骨穴

穴位定位：

（1）火腑海穴：在火山穴上 2 寸，按之肉起，锐肉之端。

（2）灵骨穴：在手背面的食指与拇指叉骨间，第 1 与第 2 掌骨结合处取穴。

操作方法：火腑海穴健侧取穴，常规消毒，直刺 1 寸，施以动气针法。灵骨穴患侧取穴，直刺 1.5 寸。每次留针 30 分钟，每日 1 次。

3. 中九里穴

穴位定位：直立，两手下垂，中指尖所至处取穴。

操作方法：健侧取穴，常规消毒，直刺 1.5 寸，施以动气针法，每次留针 30 分钟，每日 1 次。

4. 心门穴

穴位定位：在尺骨鹰嘴突起上端，在下尺骨内侧凹陷处，距肘尖 1.5 寸处取穴。

操作方法：健侧取穴，常规消毒，针体与皮肤呈 30°向上斜刺，施以动气针法。每次留针 20~30 分钟，每日 1 次。

5. 四花中穴

穴位定位：在四花上穴直下 4.5 寸处取穴。

操作方法：健侧取穴，常规消毒，直刺 1.5 寸，施以动气针法。每次留针 30 分钟，每日 1 次。

6. 门金穴

穴位定位：在第 2 与第 3 跖骨连接部之前凹陷中取穴。

操作方法：健侧取穴，常规消毒，直刺 0.8 寸，施以动气针法。每次留针 30 分钟，每日 1 次。

传统经典用穴方案

曲池穴、犊鼻穴、阳陵泉

穴位定位：

（1）曲池穴：在肘区，尺泽与肱骨外上髁连线的中点处。

（2）犊鼻穴：在膝前区，髌韧带外侧凹陷中。

（3）阳陵泉穴：在小腿外侧，腓骨头前下方凹陷中。

操作方法：三穴均取健侧穴位，常规消毒，曲池直刺 1.2 寸，犊鼻穴屈膝 90°向后内斜刺 0.8 寸，阳陵泉穴直刺 1.5 寸，施以动气针法。每次留针 30 分钟，每日 1 次。

注解

侧三里穴、侧下三里穴既可以治疗网球肘，也可以治疗高尔夫球肘，具有通治作用，均有效，这是手足对应理论的应用，若是网球肘时可加用灵骨穴为牵引针，若是高尔夫球肘时可以加用腕顺一穴为牵引针。二穴倒马运用不但对肘痛的治疗有殊效，而且对整个上肢的疼痛皆能治疗，尤其是前臂部位的病变极为有效。本病发生后一般会在健侧的曲池穴部位有压痛反应点，就此取穴可有佳效，常与火腑海穴倒马运用。火腑海穴与传统针灸的手三里穴相近，手三里穴所在为多气多血的手阳明大肠经，其处肌肉丰厚，以肉治肉，具有筋肉并治之效。灵骨穴也处于手阳明大肠经上，紧贴骨缘，故能治骨病，二穴合用筋骨皆治，临床治疗时取健侧的火腑海穴为治疗针，患侧的灵骨穴为牵引针，二穴主要针对网球肘治疗具有确实的疗效。笔者曾以二穴治疗多例患者，取效理想。如所治一患者，女性，46 岁，无明显原因出现右侧肘关节疼痛 2 个月余，严重影响日常活动，来诊后检查右肘关节压痛，伴肘关节功能障碍，活动不利不能持重。苔薄白，脉弦。西医诊断：肱骨外上髁炎。中医诊断：肘劳。治疗：取健侧曲池穴处压痛反应点，与健侧的火腑海倒马针，再取患侧的灵骨穴为牵引针，留针 35 分钟，取针后，活动疼痛即缓解，共治疗 4 次而愈。心门穴主要针对是高尔夫球肘的治疗，其穴在肱骨内上髁部位，用之是对应取穴理论，健侧取穴，再加配患侧的腕顺一穴为牵引针效更佳。

传统针灸治疗本病的有效方法也有很多，通过临床疗效来看，火针与浮针治疗具有简单可靠的效果，笔者在临床至今也是常用方法。艾灸治疗也有很好的效果，艾灸治疗患者易于接受，便于推广。笔者传统毫针治疗主要以对应取穴法的理论用穴，可以从本经等高对应取穴法或上下关节同名经对应取穴方法治疗，其方法简单可靠，确为治疗本病的实效之法。

第三节　下臂痛（前臂痛）

下臂痛是多种原因而导致下臂部位疼痛性疾病，临床中极为常见，可见于中医学中的痹证和伤筋范畴。痹证则是由于风寒湿病邪阻闭了下臂气血经脉而引起的疾病，伤筋则是下臂部位跌打损伤、慢性劳损而致的软组织损伤性疾病。有时常波及肘痛、手腕痛及手指痛，造成前臂关节部位的疼痛。一般方法治疗难以有效解决，故常缠绵难愈，通过长期针灸临床来看，针灸治疗具有较好的作用。

董氏奇穴用穴方案

1. 侧三里穴、侧下三里穴

穴位定位：

（1）侧三里穴：在腓骨前缘，即四花上穴向外横开 1.5 寸处取穴。

（2）侧下三里穴：在腓骨前缘，即侧三里穴直下 2 寸处取穴。

操作方法：健侧取穴，常规消毒，二穴分别直刺 1 寸，施以动气针法。每次留针 20~30 分钟，每日 1 次。

2. 火串穴、火陵穴、火山穴

穴位定位：

（1）火串穴：在手背腕横纹后 3 寸，两筋骨间凹陷中取穴。

（2）火陵穴：距火串穴 2 寸（距腕横纹 5 寸）处取穴。

（3）火山穴：距火陵穴 1.5 寸（距手腕横纹 6.5 寸）处取穴。

操作方法：健侧取穴，常规消毒，三穴分别直刺 0.5 寸，施以动气针法。每次留针 20 分钟，每日 1 次。

3. 上三黄穴（明黄穴、天黄穴、其黄穴）

穴位定位：

（1）明黄穴：在大腿内侧前后上下中央点处取穴。

（2）天黄穴：在明黄穴直上 3 寸处取穴。

（3）其黄穴：在明黄穴直下 3 寸处取穴。

操作方法：健侧取穴，常规消毒，分别直刺 1.5 寸，施以动气针法。每次留针 20~30 分钟，每日 1 次。

4. 中九里穴、上九里穴

穴位定位：

（1）中九里穴：直立，两手下垂，中指尖所至处取穴。

（2）上九里穴：在中九里穴向后横开 1.5 寸处取穴。

操作方法：健侧取穴，常规消毒，分别直刺 1.2 寸，施以动气针法。每次留针 20~30 分钟，每日 1 次。

5. 人宗穴

穴位定位：在上臂肱骨内缘与肱二头肌腱间之凹陷处，距肘窝横纹 3 寸取穴。

操作方法：健侧取穴，常规消毒，直刺 0.8 寸，施以动气针法。每次留针 30 分钟，每日 1 次。

6. 双河穴（点刺放血）

穴位定位：自第 14 脊椎旁开 3 寸起，每向下 1 椎旁开 3 寸各一穴，即六穴，两侧合计十二穴。

操作方法：患侧取穴，常规消毒，用一次性刺血针点刺出黑血即可，使瘀血尽出，每周 1~2 次。

7. 四花外穴（点刺放血）

穴位定位：在四花中穴向外横开 1.5 寸处取穴。

操作方法：患侧取穴，常规消毒，在其穴区域找瘀络点刺出血，使瘀血尽出即可，每周 1~2 次。

8. 水愈穴（点刺放血）

穴位定位：在上臂后侧，背面穴向后横开 2 寸处取穴。

操作方法：患侧取穴，常规消毒，用一次性刺血针点刺出黑血，使黑血出尽即可，每周 1~2 次。

ᔡ 注解 ᔡ

侧三里穴、侧下三里穴对上肢疾病有着通治功效，有广泛的作用，尤其对下臂疼痛最具特效，此部位与小臂部位为手足对应的取穴，具有确实的作用，可有立竿见影之效，是笔者治疗本病最常用的一组穴位。上三黄穴在大腿部，与上肢的下臂则为上下肢逆对，本穴组功效主要作用于肝，肝主筋，所以对下臂筋伤而致的疼痛有效。火串穴、火陵穴及火山穴均在前臂部位，在针刺时当以健侧的穴位为用，也是等高对应取穴的原理，均能治疗前臂的疼痛，火串穴其主治之一就是治疗手下臂痛，因此可以单独用针，也可以与火陵穴及火山穴倒马针运用。火陵穴与火山穴均能治疗手抽筋，二穴作用主治相同，因此二穴常倒马运用。以上三穴也是治疗前臂痛的常用穴位。中九里穴治疗上臂及下臂痛皆效，与上九里穴配用特效，上九里穴董师言之能治疗心经之臂痛，其穴在胆经上，心与胆相别通，故而能治疗心经之臂痛。人宗穴在其主治中董师言之本穴能治疗肘臂肿痛难动，所以可用之。双河穴能治疗手臂痛及肩臂痛，也就是本穴以治疗上肢的疼痛为主治，点刺放血为用。

传统针灸则以局部穴位最为常用，局部用穴具有用穴多，见效慢，痛苦性大的缺点，因此临床以董氏奇穴为首选。

第四节　手腕痛

手腕痛是各种原因导致了以手腕部为主的疼痛性疾病。手腕部结构复杂，手腕关节活动非常灵活，活动范围大，可做屈、伸、内收、外展和环转运动，且活动频繁，是人日常生活、工作中应用最多的关节，常因各种运动不慎、用力不当或慢性劳损而致手腕痛，其症状除了疼痛外，常伴有手腕部的肿胀和功能障碍。中医学认为，本病则是由劳损伤筋或跌扑闪挫，筋脉受阻，使局部气血运行不畅所致。中医称之为"筋痹"或"腕劳"。可见于西医学中的腕部扭挫伤、腕管综合征、狭窄性腱鞘炎、腕部腱鞘囊肿、腕部尺神经管综合征等诸多疾病。可见本病的原因复杂，临床凡见以手腕痛为主症的患者，均可参照本篇内容施治。

现代医学一般方法治疗较为棘手，针灸治疗具有很好的疗效，尤其董氏奇穴治疗方面更有卓效，是本病的优势方法，值得临床推广运用。

董氏奇穴用穴方案

1. 侧三里穴、侧下三里穴、明黄穴

穴位定位：

（1）侧三里穴：在腓骨前缘，即四花上穴向外横开 1.5 寸处取穴。

（2）侧下三里穴：在腓骨前缘，即侧三里穴直下 2 寸处取穴。

（3）明黄穴：在大腿内侧前后上下中央点处取穴。

操作方法：健侧取穴，常规消毒，侧三里穴、侧下三里穴分别直刺 1 寸，明黄穴直刺 1.5 寸，施以动气针法。每次留针 20~30 分钟，每日 1 次。

2. 五虎一穴、小节穴

穴位定位：

（1）五虎一穴：在拇指掌面第 1 节外侧（即桡侧），每 2 分一穴，共五穴，最上点为五虎一穴。

（2）小节穴：在拇指本节掌骨旁赤白肉际上取穴。

操作方法：健侧取穴，常规消毒，五虎一穴直刺 2 分，小节穴取穴时拇指内缩握拳，斜上掌心方向针刺 1 寸，施以动气针法。每次留针 20 分钟，每日 1 次。

3. 四肢穴、肾关穴

穴位定位：

（1）四肢穴：在胫骨内侧后缘，在内踝上 4 寸处取穴。

（2）肾关穴：在天皇穴直下 1.5 寸处取穴。

操作方法：健侧取穴，常规消毒，肾关穴由脾经透向胆经，直刺 1.2 寸，四肢穴直刺 1 寸，施以动气针法。每次留针 20~30 分钟，每日 1 次。

4. 足三重穴（一重穴、二重穴、三重穴）

穴位定位：在外踝尖直上 3 寸，向前横开 1 寸处取穴，为一重穴；在一重穴直上 2 寸处取二重穴；在二重穴直上 2 寸为三重穴。

操作方法：健侧取穴，常规消毒，三穴分别直刺 1.2 寸，施以动气针法。每次留针 20~30 分钟，每日 1 次。

5. 水愈穴（点刺放血）

穴位定位：在上臂后侧，背面穴向后横开 2 寸处取穴。

操作方法：患侧取穴，常规消毒，用一次性刺血针点刺出黑血，使黑血出尽即可，每周 1~2 次。

6. 四花中穴、四花副穴

穴位定位：

（1）四花中穴：在四花上穴直下 4.5 寸处取穴。

（2）四花副穴：在四花中穴直下 2.5 寸处取穴。

操作方法：患侧取穴，常规消毒，在其穴区域找瘀络点刺出血，使瘀血尽出即可，每周 1~2 次。

❀注解❀

在董氏奇穴中董师直接言明治疗手腕痛的穴位就是水愈穴，临床所用是以点刺放血为用。在其运用中董师指出患侧用穴，用三棱针扎出黑血主治手腕手背痛。可以单独刺血治疗，也可以与上述处方毫针针刺配用治疗。侧三里穴、侧下三里穴对上肢疼痛性疾病有广泛的治疗作用，对臂痛、肘痛、腕痛、手痛均能治疗，尤其手腕痛最具特效，具有立竿见影的作用，可以说二穴为手腕痛的特效穴组。笔者在临床曾以本穴组治疗多例相关患者，疗效甚佳。如笔者所治疗的一名患者，因与他人吵架生气后用手掌猛击墙壁，而致手腕疼痛半月余，来诊即于患侧水愈穴点刺放血，再针健侧的侧三里穴、侧下三里穴毫针针刺，得气后，嘱患者活动患处，疼痛即可明显好转，患者连连谓之神奇，经治疗3次后，症状基本消失。笔者还用本穴组为主穴治疗一名某军队医院的著名骨伤科专家，4次症状消失，使得这名骨科专家大为惊奇。这名西医专家是因同科室的护士长介绍而来的，当时是半信半疑，主要是来探探这名护士长所言的神奇性是不是真实的，当第一次针完后就已经有所缓解，3次治疗已基本好转，因此之后对针灸高度信任了，并介绍了多名患者前来针灸治疗一些骨科疾病。四肢穴所处的位置在脾经上，脾主四肢，能治疗四肢疾病，所以名为四肢穴。一般四肢穴不单独用针，单独用针疗效不佳，治疗手腕痛时配肾关穴效果好。小节穴配五虎一穴治疗手腕痛也有很好的疗效，笔者一般先于健侧的小节穴针刺，再配患侧的五虎一穴作为牵引针，则有立效的作用。

传统针灸治疗本病多以局部穴位为主，笔者较少局部用针，笔者在临床传统针灸取穴时则以对应取穴的原理为常用，多选择对侧的反应点取穴，这也是针刺用穴很好的方法。若是加用火针点刺或者配合浮针治疗也有极佳的疗效。

第五节　手背痛

手背痛是以手背部为主症出现疼痛的病证，可伴有手背红肿、麻木及功能受限，甚或牵及手指或者牵及手腕。其发生可有多种因素，如手部的损伤、劳损、感受风寒，以及现代医学所言的炎症类疾病，均可导致手背部的疼痛，临床凡见以手背部疼痛为主症的疾病均可参考本章节内容施治。

《董氏奇穴用穴方案》

1. 侧三里穴、侧下三里穴

穴位定位:

（1）侧三里穴:在腓骨前缘,即四花上穴向外横开 1.5 寸处取穴。

（2）侧下三里穴:在腓骨前缘,即侧三里穴直下 2 寸处取穴。

操作方法:健侧取穴,常规消毒,二穴分别直刺 1 寸,施以动气针法。每次留针 20~30 分钟,每日 1 次。

2. 人士穴、人宗穴

穴位定位:

（1）人士穴:在前臂桡骨内侧,从腕部横纹上 4 寸处取穴。

（2）人宗穴:在上臂肱骨内缘与肱二头肌腱间之凹陷处,距肘窝横纹 3 寸取穴。

操作方法:健侧取穴,常规消毒,人士穴直刺 0.5 寸,人宗穴直刺 0.8 寸,施以动气针法。每次留针 20~30 分钟,每日 1 次。

3. 火串穴、三叉三穴

穴位定位:

（1）火串穴:在手背腕横纹后 3 寸,两筋骨间凹陷中取穴。

（2）三叉三穴:在无名指与小指叉口之中央处取穴。

操作方法:健侧取穴,常规消毒,火串穴针刺 0.5 寸,三叉三穴直刺 1 寸,施以动气针法。每次留针 20~30 分钟,每日 1 次。

4. 四花中穴、四花副穴

穴位定位:

（1）四花中穴:在四花上穴直下 4.5 寸处取穴。

（2）四花副穴:在四花中穴直下 2.5 寸处取穴。

操作方法:患侧取穴,常规消毒,在其穴区域找瘀络点刺出血,使瘀血尽出即可,每周 1~2 次。

5. 足跗外侧瘀络点刺放血

操作方法:在这一区域找瘀络点刺,常规消毒,点刺出血,使瘀血尽出即可,每周 1~2 次。

6. 水愈穴（点刺放血）

穴位定位:在上臂后侧,背面穴向后横开 2 寸处取穴。

操作方法：患侧取穴，常规消毒，用一次性刺血针点刺出黑血，使黑血出尽即可，每周 1~2 次。

❧ **注解** ❧

传统针灸治疗本病主要以局部取穴为主，董氏针灸强调远部用穴，远端用穴有用穴少，见效快，疗效高的特点。侧三里穴、侧下三里穴是治疗上臂的基本用穴，具有特效作用。人士穴在董师所著的原著中言之能治疗手掌及手指痛，人宗穴言之能治疗手痛，二穴用于手痛的治疗是穴位的基本主治，二穴皆是通过三焦理论的取穴理念发挥运用。人士穴是小臂部位之上焦部位，人宗穴是四四部位之上焦部位，均对应于手部，故能治疗。火串穴与三叉三穴均在三焦经脉上，用之以畅通三焦气机而改善了手部的气血运行。水愈穴在其基本主治中患侧点刺放血可治疗手腕手背痛。

第六节　手指痛

手指痛是指各种原因导致手指部位疼痛性疾病，产生的原因较多，如慢性劳损、跌打损伤以及某些全身性疾病等，皆会造成手指疼痛的发生。可见于多种西医学疾病中，如常见的手指关节扭挫伤、桡骨茎突狭窄性腱鞘炎、指屈肌腱腱鞘炎等，一些少见的全身性疾病，如类风湿性关节炎、雷诺氏综合征、痛风等，皆可以出现手指的疼痛，属于中医学的痹证范畴。中医学认为，本病的发生则是因风寒湿邪侵袭或跌打损伤后，使气血运行不畅而引起筋骨、肌肉、关节等处疼痛，常伴有关节屈伸不利、麻木、关节肿大等症状。

本病虽是手指的疼痛，但是其原因众多复杂，其病情轻重悬殊较大，因此其疗效也有很大的差别。对于全身疾病导致的手指痛要施以综合处理。在临床中凡见以手指疼痛为主症的疾病均可参照以下治疗方法。董氏奇穴对手指痛的治疗较为满意，因此值得临床推广运用。

❧ **董氏奇穴用穴方案** ❧

1. 五虎一穴、五虎二穴

穴位定位：

（1）五虎一穴：在拇指掌面第 1 节外侧（即桡侧），每 2 分一穴，共五穴，最上点为五虎一穴。

（2）五虎二穴：在拇指掌面第 1 节外侧（即桡侧），每 2 分一穴，共五穴，上面第二个点为五虎二穴。

操作方法：健侧取穴，常规消毒，分别直刺 2 分深，施以动气针法。每次留针 20 分钟，每日 1 次。

2. 人士穴

穴位定位：在前臂桡骨内侧，从腕部横纹上 4 寸处取穴。

操作方法：健侧取穴，常规消毒，直刺 0.5 寸，施以动气针法。每次留针 20~30 分钟，每日 1 次。

3. 人宗穴

穴位定位：在上臂肱骨内缘与肱二头肌腱间之凹陷处，距肘窝横纹 3 寸取穴。

操作方法：健侧取穴，常规消毒，直刺 0.8 寸，施以动气针法。每次留针 20~30 分钟，每日 1 次。

4. 小节穴

穴位定位：在拇指本节掌骨旁赤白肉际上取穴。

操作方法：健侧取穴，常规消毒，取穴时拇指内缩握拳，向掌心方向斜刺 1 寸，施以动气针法。每次留针 20 分钟，每日 1 次。

5. 侧三里穴、侧下三里穴

穴位定位：

（1）侧三里穴：在腓骨前缘，即四花上穴向外横开 1.5 寸处取穴。

（2）侧下三里穴：在腓骨前缘，即侧三里穴直下 2 寸处取穴。

操作方法：健侧取穴，常规消毒，二穴分别直刺 1 寸，施以动气针法。每次留针 20~30 分钟，每日 1 次。

6. 海豹穴

穴位定位：在大趾内侧（即右足之左缘、左足之右缘），大趾本节（脚趾甲后）正中央处。

操作方法：健侧取穴，常规消毒，直刺 2 分深，施以动气针法。每次留针 20 分钟，每日 1 次。

7. 四肢穴、人皇穴

穴位定位：

（1）四肢穴：在胫骨内侧后缘，在内踝上 4 寸处取穴。

（2）人皇穴：在胫骨之内侧后缘，在内踝上 3 寸处取穴。

操作方法：健侧取穴，常规消毒，二穴分别直刺 1.2 寸，施以动气针法。每次留针 30 分钟，每日 1 次。

8. 四花中穴（点刺放血）

穴位定位：在四花上穴直下 4.5 寸处取穴。

操作方法：患侧取穴，常规消毒，在其穴区域找瘀络点刺放血，使瘀血尽出即可，每周 1~2 次。

9. 曲陵穴（点刺放血）

穴位定位：在肘窝横纹上，在大筋之外侧以大指按下，肘伸屈时有一大凹陷处是穴。

操作方法：常规消毒，在其穴区瘀络点刺，使瘀血尽出，每周 1~2 次。

10. 足跗外侧点刺放血

操作方法：常规消毒，在这一部位找瘀络，用一次性刺血针点刺出血，使瘀血尽出，每周 1~2 次。

❧ **注解** ❧

导致手指痛的疾病较多，因此所选用穴也较多，临床根据疾病的不同选择用穴。五虎穴是由五个穴位组成，应用广泛，分别作用于四肢不同部位，分别对应于手指痛、手腕痛、脚趾痛、足背痛、足跟痛，且效果显著。五虎一穴治疗手指外伤、腱鞘炎、扳机指、类风湿关节炎等均有甚效，为手指痛的特效用穴。五虎二穴常作为五虎一穴之倒马针加强其疗效，则能显著提高其治疗效果。一般为健侧取穴，配合动气针法，则能较快地治愈，如果患者病情严重，这时若在患侧加用五虎一穴为牵引针，则更能有效地加强临床治疗效果。

董氏奇穴之三才穴运用是其重要特点，在前臂为人士穴，在上臂为人宗穴，在腿上为人皇穴。在穴位中的这三个人穴（手上的人士穴、上臂的人宗穴、小腿的人皇穴）皆能治疗四肢痛，其人士穴均为相应三穴组三才定位之上焦，三穴组并且均在太阴经上，手足太阴同名经相通，脾主四肢、肌肉，所以三穴均能治疗四肢痛。三穴治疗手指痛笔者则以人士穴最为常用，治疗时仍以健侧用穴，董师强调用于治疗手掌及手指痛、肩臂痛、背痛时宜浅刺 5 分，不可过深，临床治疗时应当注意。

侧三里穴、侧下三里穴对上肢疼痛有广泛的治疗作用，对臂痛、肘痛、腕痛、手指痛皆有治疗效果，若配合患侧五虎一穴为牵引针用于治疗手指痛则更能提高临床疗效。海豹穴在董公的原著中言其能治疗拇指及食指痛，海豹穴在足部大趾脾经上，通过手足顺对，及手足同名经相通，故能治疗拇指及食指痛。

四花中穴与曲陵穴董公言之为刺血运用，二穴若用毫针刺亦有显著治效。四花中穴董师言之能治疗食指痛，其治疗原理是根据同名经之原理，食指在手阳明大肠经，四花中穴在足阳明胃经，手足阳明互通，所以能治疗食指痛。刺血是以患侧用穴，有人主张毫针也以患侧用穴，但笔者毫针治疗仍以健侧取穴为用。曲陵穴与传统针灸之尺泽穴完全相符，尺泽穴自古就是治疗筋骨疼痛的要穴，"尺泽能医筋拘挛"，临床所用治效颇佳。可以毫针也可以点刺放血，针刺时紧贴筋而用，有以筋治筋之用，对手指拘挛、牵扯、弛缓、强直、疼痛等均有佳效。

传统针灸取穴仍以局部用针为主，一般来说其效不佳，笔者在临床局部用针多以火针为主。

第四章　下肢部位痛证

第一节　坐骨神经痛

坐骨神经疼痛属于西医之病名，本病是指沿着坐骨神经通路及其分布区（腰、臀、大腿后侧、小腿后外侧及足外侧）以放射性疼痛为主要症状的病证。根据病因分为原发性和继发性两大类，原发性者也称为坐骨神经炎，目前原因尚不明确，临床较为少见。继发性者是坐骨神经通路受周围组织或病变压迫或刺激所致，是本病发生的主要原因，临床大多数的坐骨神经痛属于此种情况，临床中根据受损部位又分为了根性和干性坐骨神经痛，根性坐骨神经痛是由椎管内疾病及脊椎疾病引起，其中以腰椎间盘突出者为多见；干性坐骨神经痛病变部位在椎管外沿坐骨神经分布区，常见于梨状肌综合征、髋关节炎、骶髂关节炎、臀部损伤等疾患。

坐骨神经痛属于中医学"痹证""腰腿痛"之范畴，又有"坐臀风""腿股风"等称谓。中医认为，本病是因腰部闪挫、劳损、外伤等原因，损伤了筋脉，导致气血瘀滞，不通则痛；久居湿地，或涉水冒雨，汗出当风，衣着单薄等，风寒湿邪入侵，痹阻于腰腿部；或湿热邪气侵淫，或湿浊郁久化热，或机体内蕴湿热，阻滞于经脉，导致疼痛的发生。

本病临床极为常见，但现代医学对此治疗多较为棘手，保守方法以单纯的止痛药为用，常选择手术方法施治，因此现代医学对此尚无有效方法，往往缠绵难愈，易反复发作，针灸治疗具有可靠的疗效，具有见效快，疗效好，无耐受性，无副作用等优势特点，董氏奇穴方面更有极佳疗效。坐骨神经痛临床高发，一般的处理方法又不佳，因此董师设列了诸多能治疗本病的用穴，能够明确治疗本病用穴多达二十余个，但临床疗效满意用之较多的有以下诸穴。

◈董氏奇穴用穴方案◈

1. 灵骨穴、大白穴

穴位定位：

（1）灵骨穴：在手背面的食指与拇指叉骨间，第1与第2掌骨结合处取穴。

（2）大白穴：在手背，于第 2 掌骨虎口底外开 5 分处取穴。

操作方法：健侧取穴，常规消毒，灵骨穴直刺 1.5 寸，大白穴直刺 1 寸，施以动气针法。每次留针 30 分钟，每日 1 次。

2. 腕顺一穴、腕顺二穴

穴位定位：

（1）腕顺一穴：在小指掌骨外侧，距手腕横纹 2.5 寸处取穴。

（2）腕顺二穴：在小指掌骨外侧，距手腕横纹 1.5 寸处取穴，即腕顺一穴下 1 寸。

操作方法：健侧取穴，常规消毒，腕顺一穴直刺 1 寸，腕顺二穴直刺 0.5 寸，施以动气针法。每次留针 20~30 分钟，每日 1 次。

3. 中白穴、下白穴

穴位定位：

（1）中白穴：在手背，当小指掌骨与无名指掌骨之间，距指骨与掌骨结合处下 5 分处取穴。

（2）下白穴：在手背，小指掌骨与无名指掌骨之间，距指骨与掌骨结合处下 1.5 寸处取穴。

操作方法：健侧取穴，常规消毒，二穴均直刺 0.5 寸，施以动气针法。每次留针 20~30 分钟，每日 1 次。

4. 手五金穴、手千金穴

穴位定位：

（1）手五金穴：尺骨外侧，距豌豆骨 6.5 寸，去火山穴后开（偏向尺侧）5 分处取穴。

（2）手千金穴：尺骨外侧，距豌豆骨 8 寸（距手五金穴 1.5 寸）处取穴。

操作方法：健侧取穴，常规消毒，二穴均直刺 0.5 寸，施以动气针法。每次留针 20~30 分钟，每日 1 次。

5. 上三黄穴（明黄穴、天黄穴、其黄穴）

穴位定位：

（1）明黄穴：在大腿内侧前后上下中央点处取穴。

（2）天黄穴：在明黄穴直上 3 寸处取穴。

（3）其黄穴：在明黄穴直下 3 寸处取穴。

操作方法：健侧取穴，常规消毒，三穴均直刺 1.5 寸，施以动气针法。每次留针 30 分钟，每日 1 次。

6. 心门穴

穴位定位：在尺骨鹰嘴突起上端，在下尺骨内侧凹陷处，距肘尖 1.5 寸处取穴。

操作方法：健侧取穴，常规消毒，针体与皮肤呈 30°向上斜刺 0.5 寸，施以动气针法。每次留针 20~30 分钟，每日 1 次。

7. 肩中穴、三叉三穴

穴位定位：

（1）肩中穴：在上臂肱骨外侧，于肩骨缝向下 2.5 寸中央处取穴。

（2）三叉三穴：在无名指与小指叉口之中央处取穴。

操作方法：健侧取穴，常规消毒，二穴均直刺 1 寸，施以动气针法。每次留针 20~30 分钟，每日 1 次。

8. 鼻翼穴

穴位定位：在鼻翼中央上端之沟陷中取穴。

操作方法：健侧取穴，常规消毒，直刺 2 分深，施以动气针法。每次留针 10~20 分钟，每日 1 次。

9. 金林穴（点刺放血）

穴位定位：在背部第 5~第 7 胸椎旁开 6 寸处取穴（包括金神穴、木原穴、木太穴三穴）。

操作方法：患侧取穴，常规消毒，取用一次性刺血针点刺，施以拔罐出血少许即可，每周 1~2 次。

10. 四花外穴（点刺放血）

穴位定位：在四花中穴向外横开 1.5 寸处取穴。

操作方法：患侧取穴，常规消毒，于穴位处瘀络点刺，使之出血，使瘀血尽出，每周 1~2 次。

传统经典用穴方案

（一）刺血

委中穴（点刺放血）

穴位定位：在膝后区，腘横纹中点，当肱二头肌肌腱与半腱肌肌腱中间。

操作方法：患侧取穴，常规消毒，于穴位处瘀络点刺，使之出血，加拔罐，使瘀血尽出，每周 1~2 次。

（二）毫针

1. 环跳穴

穴位定位：在臀区，股骨大转子最凸点与骶管裂孔连线的外 1/3 与内 2/3 交点处。

操作方法：患侧取穴，常规消毒，针尖微向下斜刺 3 寸，使针感向下肢放射。每次留针 20 分钟，每日 1 次。

2. 秩边穴

穴位定位：在骶区，横平第 4 骶后孔，骶正中嵴旁开 3 寸。

操作方法：患侧取穴，取侧卧位，常规消毒，直刺 1.5 寸，使患者能感到明显的胀感，并有触电感沿下肢放射。每次留针 30 分钟，每日 1 次。

3. 阳陵泉穴

穴位定位：在小腿外侧，腓骨头前下方凹陷中。

操作方法：健侧取穴，常规消毒，直刺 1.5 寸，施以动气针法。每次留针 30 分钟，每日 1 次。

4. 后溪穴

穴位定位：在手内侧，第 5 掌指关节尺侧近端赤白肉际凹陷中。

操作方法：健侧取穴，常规消毒，直刺 1 寸，施以动气针法。每次留针 30 分钟，每日 1 次。

5. 外关穴

穴位定位：在前臂后区，腕背侧远端横纹上 2 寸，尺骨与桡骨间隙中点。

操作方法：健侧取穴，常规消毒，直刺 1 寸，施以动气针法。每次留针 30 分钟，每日 1 次。

注解

灵骨穴、大白穴可谓董氏奇穴中"第一要穴组"，治证十分广泛，可有波及全身所用之势。凡学习董氏奇穴者没有不知用二穴来治疗坐骨神经痛的，可见二穴治疗坐骨神经痛具有很强的优势性，但其运用有诸多注意事项，也并不是所有的坐骨神经痛用二穴皆能治疗，这需要掌握其适应证及注意事项，方能达到应有的疗效。灵骨穴、大白穴为倒马组穴运用，灵骨穴为主穴，大白穴为配穴。因此，在治疗时一定先要针刺灵骨穴，再针大白穴，二穴针刺要深，尤其灵骨穴，针刺深度不能浅于 1.5 寸，否则疗效不佳，针刺后一定配合动气针法运用，留针时间一定要长，时间不能低于 30 分钟。本穴组所用在董师原著中说得非常清楚，二穴用于肺气不足引起的坐骨神经痛，也就是气虚不足之证而致的疼痛，因此并不适用于所有的坐骨神经痛患者，这一点要明确，临床用之才能有效。如果非肺气不足而致的坐骨神经痛针刺本穴组，则往往仅有短时疗效，不能达到持久效果。所以说要辨证，辨证是中医的核心，不能单纯地以某穴治疗某病，否则就变成了单纯的针刺，就不是中医治病的理念了，其疗效也就不言而喻了。因此，临床在用本穴组治疗坐骨神经痛的时候，应当辨证肺气不足为运用的前提。

腕顺一穴、腕顺二穴在小肠经脉上，并且与后溪穴、腕骨穴二穴相近，后溪穴为小肠经之输穴，腕骨穴为小肠经之原穴，手足太阳经相通，故能治疗足太阳膀胱经之腰腿痛。二穴所在的部位并是董氏奇穴之肾区，为肾亏之诊断点和肾虚治疗点，对太阳经伴肾气亏虚之坐骨神经痛尤为适宜，可谓最对症的用穴。中白穴与下白穴所处的位置是在手少阳经脉上，根据手足少阳经相通，故能治疗足少阳胆经之腰腿痛，透过"三焦与肾通"，二穴补肾作用也甚好，故能治疗肾气亏虚诸症，因此足少阳胆经伴有肾气亏虚之坐骨神经痛用之二穴具有特效。

手五金穴、手千金穴处于上肢的小臂部位，与下肢的小腿相应，根据对应取穴可治疗小腿部疾病，二穴在手太阳经与少阳经之间，筋下骨前，针刺时贴筋贴骨，具有筋骨并治的作用，所以对坐骨神经痛有较好的疗效，尤其伴有足底麻木及疼痛的情况用之最佳，是笔者临床常用的一组重要穴位。

上三黄穴作用于肝，是治疗肝病之重要穴位，通过肝主筋的原理可以治疗腰腿疼痛疾病。在本穴组的主治中有骨骼胀大、脊椎长芽骨治疗作用，所谓的骨骼胀大及脊椎长芽骨就是指的腰椎骨质增生疾病，临床也有诸多的报道用上三黄穴治疗这类疾病，笔者认为并不是用上三黄穴去治疗脊椎骨增生，而是通过用上三黄治筋发生治疗作用，就是平时所说的骨正筋柔。其实所谓的骨病，最初多是由于筋伤渐渐发展成骨病，或者骨病累及筋病，最后则是筋骨同病。其治疗是通过骨正筋柔气血以流而达目的。所以用上三黄穴可治疗筋伤而致的腰腿痛疾病并非是消除骨质增生。

心门穴近于小肠经的合穴小海穴，在筋骨之间，所以有筋骨病同治的功效，对腰痛、尾椎痛、坐骨神经痛、大腿痛等腰腿疾病等皆有较好的作用，是董师治疗坐骨神经痛的常用穴，以治疗足太阳经坐骨神经痛为用，仍是同名经同气相求原理。

以上用穴均为健侧取穴，一般根据病变经脉加用相应经脉的牵引针，所用的穴位多为相应经脉之输穴，如足太阳经坐骨神经痛加用患侧牵引针多为本经输穴束骨，少阳经坐骨神经痛加用患侧牵引针多为本经输穴足临泣。这样运用其效会更佳，可有事半功倍之效。

金林穴是背部刺血常用重要穴位，在此处点刺出血治疗坐骨神经痛有"泻络远针，以上治下"之义，患侧点刺出血治疗大腿及坐骨神经痛确有良好的疗效。在四花外穴点刺放血用于少阳经之坐骨神经效佳。传统针灸刺血以委中穴最为常用，主要用于太阳经坐骨神经痛，笔者在临床也常用，是治疗坐骨神经痛简单实效之法。

总之，董氏奇穴治疗坐骨神经痛有很好的作用，其疗效非常确实，无论是在穴位运用上还是针刺针法均优于传统用穴用法治疗，临床治疗时应当明确病性，合理用穴，配合董氏针法，即可获得显著疗效。笔者在临床以辨证方法用上述各种处方治疗上百例之坐骨神经痛患者，临床疗效非常满意，尤其灵骨穴、大白穴的运用最多，若辨证准确，均可有立竿见影之效。

传统针灸治疗多以循经取穴为用，若是太阳经病变则以足太阳经循经取穴为用，若是少阳经病变则以足少阳胆经循经取穴为用。笔者在临床较少用之，以首尾取穴最为常用。

第二节　大腿痛

大腿痛是由多种原因导致以大腿疼痛为主要症状的疾病，发病原因复杂，诸多的疾病能引发大腿疼痛，如腰部疾病、骶髂关节疾病、臀部疾病、髋关节疾病、膝关节疾病、大腿部的外伤等，均会导致以大腿为主症的疼痛，可见病因多，疾病复杂，临床治疗时应当明确，在临床中凡以大腿为主的疼痛皆可以参照本节内容施治。

❧ 董氏奇穴用穴方案 ❧

1. 灵骨穴、大白穴

穴位定位：

（1）灵骨穴：在手背面的食指与拇指叉骨间，第1与第2掌骨结合处取穴。

（2）大白穴：在手背，于第2掌骨虎口底外开5分处取穴。

操作方法：健侧取穴，常规消毒，灵骨穴直刺1.5寸，大白穴直刺1寸，施以动气针法。每次留针20~30分钟，每日1次。

2. 中九里穴、七里穴

穴位定位：

（1）中九里穴：直立，两手下垂，中指尖所至处取穴。

（2）七里穴：中九里直下 2 寸处取穴。

操作方法：健侧取穴，常规消毒，二穴均直刺 1.5 寸，施以动气针法。每次留针 20~30 分钟，每日 1 次。

3. 人宗穴、地宗穴、天宗穴

穴位定位：

（1）人宗穴：在上臂肱骨内缘与肱二头肌腱间之凹陷处，距肘窝横纹 3 寸处取穴。

（2）地宗穴：在上臂肱骨内缘与肱二头肌间之凹陷处，距肘窝横纹 6 寸处（即人宗穴上 3 寸）取穴。

（3）天宗穴：在上臂肱骨内缘与肱二头肌间之凹陷处，距肘窝横纹 9 寸处（即地宗穴上 3 寸）取穴。

操作方法：健侧取穴，常规消毒，人宗穴直刺 0.8 寸，地宗穴、天宗穴各针刺 1 寸，施以动气针法。每次留针 30 分钟，每日 1 次。

4. 心门穴

穴位定位：在尺骨鹰嘴突起上端，在下尺骨内侧凹陷处，距肘尖 1.5 寸处取穴。

操作方法：健侧取穴，常规消毒，针体与皮肤呈 30°斜刺 0.8 寸，施以动气针法。每次留针 30 分钟，每日 1 次。

5. 肩中穴

穴位定位：在上臂肱骨外侧，于肩骨缝向下 2.5 寸中央处取穴。

操作方法：健侧取穴，常规消毒，直刺 1 寸，施以动气针法。每次留针 30 分钟，每日 1 次。

6. 三叉三穴

穴位定位：在无名指与小指叉口之中央处取穴。

操作方法：健侧取穴，常规消毒，直刺 1 寸，施以动气针法。每次留针 30 分钟，每日 1 次。

7. 金林穴（点刺放血）

穴位定位：在背部第 5~第 7 胸椎旁开 6 寸处取穴（包括金神穴、木原穴、木太穴三穴）。

操作方法：患侧取穴，常规消毒，用一次性刺血针点刺加拔罐使之出血 3mL，每周 1~2 次。

◈ 注解 ◈

灵骨穴、大白穴为董氏奇穴中最重要的穴组之一，一般两穴合用成为倒马针，具有温阳并助气血通行的作用，治证十分广泛，对大腿酸痛无力有极佳的疗效，凡见虚证而致的大腿疼痛即可取用本穴组；中九里穴与风市穴相符，风市穴则是祛风祛湿的要穴，其穴在大腿部，治疗大腿痛时以健侧用穴，用之则是等高对应取穴的运用，配用七里穴为倒马针加强其疗效，主要用于大腿外侧的疼痛；人宗穴、地宗穴、天宗穴倒马针主要用于大腿内侧痛；心门穴对酸痛效果好，尤其适宜于大腿内侧的酸痛或腹股沟部位的疼痛，董师也善用本穴治疗大腿的疼痛；若是整个大腿酸痛则以三叉三穴为最效；肩中穴可治疗整个下肢疼痛，治疗大腿疼痛为手足顺对的原理，本穴对下肢无力或胀痛有效。点刺出血以金林穴最为常用最为有效，在患侧点刺出血，少量出血即可。传统针灸治疗本病则多从局部用穴为主，其疗效多较缓慢，且用穴多，因此董氏奇穴所用值得临床推广。

第三节　腿冷痛

腿冷痛就是整个下肢的一种特殊症状表现，主要以下肢发凉为主，或伴有下肢疼痛。其原因多因气血不足不能濡养筋脉而致不荣则痛；或风寒湿邪侵淫筋脉以及气血瘀滞损伤筋脉，导致经脉运行不畅，不通则痛。可出现腿部冷痛、麻木或无力等异常感觉。这些症状处理起来比较棘手，目前现代医学对此尚无有效的方法，针灸疗法具有优势性，可谓首选之法。

◈ 董氏奇穴用穴方案 ◈

1. 灵骨穴、大白穴、中白穴

穴位定位：

（1）灵骨穴：在手背面的食指与拇指叉骨间，第 1 与第 2 掌骨结合处取穴。

（2）大白穴：在手背，于第 2 掌骨虎口底外开 5 分处取穴。

（3）中白穴：在手背，当小指掌骨与无名指掌骨之间，距指骨与掌骨结合处下 5 分处取穴。

操作方法：健侧取穴，常规消毒，灵骨穴直刺 1.5 寸，大白穴直刺 1 寸，中白穴直刺 0.8 寸，施以动气针法。每次留针 20~30 分钟，每日 1 次。

2. 通关穴、通山穴、通天穴

穴位定位：

（1）通关穴：在大腿正中央线之股骨上，距膝盖横纹上 5 寸处取穴。

（2）通山穴：在大腿正中线之股骨上，距通关穴 2 寸处取穴。

（3）通天穴：在大腿正中线之股骨上，距通山穴 2 寸处取穴。

操作方法：健侧取穴，常规消毒，通关穴与通天穴分别直刺 0.5 寸，通天穴直刺 1 寸。每次留针 20~30 分钟，每日 1 次。

3. 木火穴

穴位定位：在中指背第 3 节横纹中央点处取穴。

操作方法：健侧取穴，常规消毒，横针皮下 0.5 分。每次用针不超过 10 分钟，每日 1 次。

4. 足三重穴（一重穴、二重穴、三重穴）

穴位定位：在外踝尖直上 3 寸，向前横开 1 寸处取穴，为一重穴；在一重穴直上 2 寸处取二重穴；在二重穴直上 2 寸为三重穴。

操作方法：健侧取穴，常规消毒，三穴分别直刺 1.2 寸，施以动气针法。每次留针 20~30 分钟，每日 1 次。

5. 中九里穴、上九里穴、下九里穴

穴位定位：

（1）中九里穴：直立，两手下垂，中指尖所至处取穴。

（2）上九里穴：在中九里穴向前横开 1.5 寸处取穴。

（3）下九里穴：在中九里穴向后横开 1.5 寸处取穴。

操作方法：健侧取穴，常规消毒，三穴分别直刺 1.5 寸，施以动气针法。每次留针 20~30 分钟，每日 1 次。

6. 双凤穴（点刺出血）

穴位定位：从大椎骨以下第 2 与第 3 脊椎骨间，向左右横开 1.5 寸之火凤穴起，每下 1 寸一穴，其顺序为火主穴、火妙穴、火巢穴、火重穴、火花穴、火蜜穴七穴（左右共计十四穴）。

操作方法：患侧取穴，常规消毒，每次间隔取穴（7 个穴位分为两组，交替用针），用一次性刺血针点刺加拔罐使之出血少许，每周 2 次。

❀ **注解** ❀

灵骨穴、大白穴二穴最主要的功能就是温阳而补气，二穴调理气血作用甚强，对气血不足不能濡养筋脉而致的冷痛则是首选穴位。中白穴在三焦经脉上，三焦具有通行诸气之功能，有调理上下气机的作用。诸穴相配温阳而补气，使气血上下有序运行。通关穴、通山穴、通天穴所处的位置在足阳明经脉上，而作用于心，有调整血液循环之作用，改善气血运行。木火穴因有木火之性，则有温阳作用，所以能治疗冷痛，尤其是下肢作用效佳，若与灵骨、大白穴配用其效更佳，这是笔者治疗下肢冷痛最常用之穴组。中九里穴、上九里穴、下九里穴主要用于因风寒湿邪而致的冷痛。足三重穴作用的核心是活血化瘀，因此用于瘀滞而致的冷痛。双凤穴穴位皆属于火，故调整血液循环作用甚好，且作用于四肢，点刺出血还能祛瘀，所以在此部位点刺出血治疗下肢冷痛有很好的疗效，左病用左穴，右病用右穴，临床一般隔穴用之，交替用穴。刺血治疗对病程久、病情顽固患者尤为重要，或辨证为瘀证时均常规刺血有特效，再据证毫针刺。

第四节　大腿酸痛

大腿酸痛是一种虚证表现，常因过度疲劳或气血不足而致大腿疼痛，除了酸痛之外还常伴有无力的表现，是临床常见的一种症状，这种症状一般缺乏有效治疗手段，针灸治疗具有较好的作用，尤其董氏奇穴方面治效不但具有很好的作用，且一般均有立竿见影之效，能迅速改善其症状。

董氏奇穴用穴方案

1. 灵骨穴、大白穴

穴位定位：

（1）灵骨穴：在手背面的食指与拇指叉骨间，第 1 与第 2 掌骨结合处取穴。

（2）大白穴：在手背，于第 2 掌骨虎口底外开 5 分处取穴。

操作方法：健侧取穴，常规消毒，灵骨穴直刺 1.5 寸，大白穴直刺 1 寸，施以动气针法。每次留针 30 分钟，每日 1 次。

2. 肩中穴配上曲穴

穴位定位：

（1）肩中穴：在上臂肱骨外侧，于肩骨缝向下 2.5 寸中央处取穴。

（2）上曲穴：在上臂后侧，肩中穴向后横开 1 寸处取穴。

操作方法：健侧取穴，常规消毒，二穴分别直刺 1 寸，施以动气针法。每次留针 30 分钟，每日 1 次。

3. 心门穴

穴位定位：在尺骨鹰嘴突起上端，在下尺骨内侧凹陷处，距肘尖 1.5 寸处取穴。

操作方法：健侧取穴，常规消毒，针体与皮肤呈 30°向上斜刺 0.8 寸，施以动气针法。每次留针 20~30 分钟，每日 1 次。

4. 三叉三穴

穴位定位：在无名指与小指叉口之中央处取穴。

操作方法：健侧取穴，常规消毒，直刺 1 寸，施以动气针法。每次留针 20~30 分钟，每日 1 次。

5. 通关穴、通山穴、通天穴

穴位定位：

（1）通关穴：在大腿正中央线之股骨上，距膝盖横纹上 5 寸处取穴。

（2）通山穴：在大腿正中线之股骨上，距通关穴 2 寸处取穴。

（3）通天穴：在大腿正中线之股骨上，距通山穴 2 寸处取穴。

操作方法：健侧取穴，常规消毒，通关穴直刺 0.5 寸，通山穴与通天穴直刺 0.8 寸，施以动气针法。每次留针 30 分钟，每日 1 次。

6. 水通穴、水金穴

穴位定位：

（1）水通穴：在嘴角直下 4 分处取穴。

（2）水金穴：在水通穴向里平开 5 分处取穴。

操作方法：健侧取穴，常规消毒，针刺时由水金穴向水通穴斜刺，一针透刺法，施以动气针法。每次留针 30 分钟，每日 1 次。

7. 金林穴（点刺出血）

穴位定位：在背部第 5~第 7 胸椎旁开 6 寸处取穴（包括金神穴、木原穴、木太穴三穴）。

操作方法：患侧取穴，常规消毒，用一次性刺血针点刺加拔罐使之出血 2~3mL，每周 1~2 次。

✎ 注解 ✎

酸痛的发生辨证多为虚证，灵骨穴、大白穴具有温阳补气之作用，调理气血运行，所以对气血不足而致之酸痛具有很好的作用。肩中穴与上曲穴在肩部肌肉丰厚之部位，以肉而治肉，以肉而应脾，所以治疗肌肉劳损也就有很好的疗效，上臂应大腿，上下对应用穴，故疗效极佳，肩中穴治疗大腿酸痛也是董师临床常用的穴位。三叉三穴与心门穴治疗大腿酸痛是杨维杰医师所善用的穴位，杨维杰医师言用三叉三穴治疗大腿酸痛极具特效，并言之无其他穴位相比，并称为第一要穴，其次就是心门穴的运用。心三通近于胃经，具有调理阳明气血之作用，作用于心脏，有调整血液循环之效，所以通过心三通治疗可以调节气血运行，从而有效地解决酸痛症状。

第五节　膝痛

膝痛是指各种原因引起膝关节疼痛的疾病，膝关节为人体最大且构造最复杂的关节，本关节是由股骨髁、胫骨平台和髌骨组成，并有半月板、膝交叉韧带及关节周围的韧带和肌肉的辅助稳定结构。因此，膝关节疼痛之症状极为常见，约占下肢疼痛疾病的 60% 以上。可见于西医学中的膝关节侧副韧带及交叉韧带损伤、胫骨内髁炎、髌下脂肪垫劳损、髌骨软化症、半月板损伤、膝关节骨性关节炎等多种疾病。

膝痛属于中医学中的"痹证""骨痹""伤筋"等范畴，中医学认为，膝关节过度运动、劳伤、牵拉或遭受扭、闪、挫伤等因素，引起筋骨、络脉损伤，以致经气运行受阻、气血壅滞局部，活动受限，久则肝肾亏虚，脉络失和，故而造成膝痛。

膝痛虽是临床极为常见疾病，但是目前还尚缺乏有效治疗手段，通过长期针灸临床来看，针灸则具有很好的疗效，对多数膝痛治疗均有较好的作用，无论即时之效还是远期疗效皆有满意的临床效果，因此值得临床推广运用。

董氏奇穴用穴方案

1. 灵骨穴、大白穴、肩中穴

穴位定位：

（1）灵骨穴：在手背面的食指与拇指叉骨间，第 1 与第 2 掌骨结合处取穴。

（2）大白穴：在手背，于第 2 掌骨虎口底外开 5 分处取穴。

（3）肩中穴：在上臂肱骨外侧，于肩骨缝向下 2.5 寸中央处取穴。

操作方法：健侧取穴，常规消毒，灵骨穴直刺 1.5 寸，大白穴与肩中穴分别直刺 1 寸，施以动气针法。每次留针 30 分钟，每日 1 次。

2. 心门穴、火主穴或者肩中穴、火主穴

穴位定位：

（1）心门穴：在尺骨鹰嘴突起上端，在下尺骨内侧凹陷处，距肘尖1.5寸处取穴。

（2）火主穴：在足背，第1与第2跖骨连接部之直前凹陷中，即距火硬穴1寸处取穴。

（3）肩中穴：在上臂肱骨外侧，于肩骨缝向下2.5寸中央处取穴。

操作方法：心门穴、肩中穴健侧取穴，火主穴患侧取穴，常规消毒，心门穴向上斜刺0.8寸，肩中穴与火主穴分别直刺1寸，施以动气针法。每次留针30分钟，每日1次。

3．心膝穴或胆穴

穴位定位：

（1）心膝穴：在中指背第2节两侧之中央点各一穴，共二穴。

（2）胆穴：在中指背第1节两侧中点各一穴，共二穴。

操作方法：二穴均健侧取穴，常规消毒，心膝穴与胆穴均紧贴骨缘进针0.5分，施以动气针法。每次留针30分钟，每日1次。

4．三金穴（点刺放血）

穴位定位：在背部第4～第6胸椎旁开3寸处取穴（包括金斗穴、金吉穴、金陵穴三穴）。

操作方法：患侧取穴，常规消毒，用一次性刺血针点刺，加拔罐，使之出血2～3mL，每周1～2次。

传统经典用穴方案

（一）刺血

委中穴（点刺放血）

穴位定位：在膝后区，腘横纹中点，当肱二头肌腱与半腱肌肌腱中间。

操作方法：患侧取穴，常规消毒，在其穴位周围找瘀络点刺出血，使瘀血尽出即可，每周1～2次。

（二）毫针

1．曲池穴

穴位定位：在肘区，尺泽穴与肱骨穴外上髁连线的中点处。

操作方法：健侧取穴，常规消毒，直刺1.2寸，施以动气针法。每次留针20～30分钟，每日1次。

2．尺泽穴

穴位定位：在肘区，肘横纹上，肱二头肌桡侧缘凹陷中。

操作方法：健侧取穴，常规消毒，直刺 1 寸，施以动气针法。每次留针 20 ~
30 分钟，每日 1 次。

3. 内关

穴位定位：在前臂前区，腕掌侧远端横纹上 2 寸，掌长肌腱与桡侧腕屈肌腱
之间。

操作方法：健侧取穴，常规消毒，直刺 1 寸，施以动气针法。每次留针 20 ~
30 分钟，每日 1 次。

4. 太冲

穴位定位：在足背，第 1、第 2 跖骨间，跖骨底结合部前方凹陷中，或触及
动脉搏动。

操作方法：患侧取穴，常规消毒，直刺 0.8 寸。每次留针 20 ~ 30 分钟，每日
1 次。

注解

因为膝痛是临床常见病，也是针灸之优势病种，所以董师在临床中极为重视
膝痛的用穴，通过董师临床设穴就可见董师对膝痛治疗的重视程度，为此设列了
较多治疗膝痛的穴位。如大间穴、小间穴、中间穴、火膝穴、心膝穴、重仙穴、
肩中穴、玉火穴、火耳穴、三金穴，这些用穴均是董师言明能治疗膝痛的穴位。
若能合理用穴具有极佳的疗效，笔者在临床曾治疗几百例各种膝痛患者，总体来
说取效非常理想。

灵骨穴、大白穴可谓董氏奇穴第一要穴组，治证十分广泛，具有温阳补气的
作用。通过以温阳补气而助气血通行，从而使瘀消滞散，所以对膝痛治疗有很好
的疗效。临床常与肩中穴运用，其疗效更佳。肩中穴治疗膝痛是本穴的基本主治
之一，也是董师治疗膝痛所善用的穴位，尤其对膝无力及膝关节韧带所伤而致的
效果佳。灵骨穴、大白穴配肩中穴对膝痛的治疗作用更广泛，其效明显增强，故
二穴在临床常常配用，用于膝关节无力或膝关节发凉均具有特效；心门穴在肘关
节内侧，根据对应原理，肘关节与膝关节相对应，犹如传统针灸之曲池穴、尺泽
穴治疗膝痛的原理，传统针灸中之曲池穴与尺泽穴二穴均是治疗膝痛的要穴，二
穴可以根据变病单独用之，也可以二穴配合运用，如《肘后歌》载："鹤膝肿劳
难移步，尺泽能舒筋骨疼，更有一穴曲池妙，根寻源流可调停。"内侧与内侧相
应，所以用心门穴能治疗膝内侧痛为特效。本穴紧贴骨而进针，根据以骨治骨的
原理，因此本穴膝部骨刺及退行性关节炎骨质病变而致的膝痛最具特效。若再配

患侧的火主穴牵引其效更佳；火主穴与太冲穴相近，太冲穴为足厥阴肝经之原穴，肝主筋，膝为筋之腑，所以太冲穴自古就是治疗膝痛之常用穴。火主穴又完全贴骨而进针，以骨应骨，故又与心门穴相同，不仅能治疗膝关节之筋病，而且也能治疗骨性病变。心门穴与火主穴配用有协同之效，一般心门穴健侧用针为治疗针，火主穴患侧用穴为牵引针，故二穴同用治疗膝痛能有立竿见影之效；心膝穴最基本主治就是膝痛，因主要用于膝痛的治疗所以董师才名之为"心膝穴"，本穴是董师治疗膝痛最常用穴位之一，主要用于膝无力和变形性膝关节炎的治疗。胆穴也与心膝穴一样能治疗膝痛，其功效基本相同，临床可以与心膝穴交替用穴，也可同时运用，治疗膝痛作用确实；三金穴专为治疗膝痛而设，三穴在背部，早在《素问·骨空论》载"膝痛不可屈伸，治其背内。"的运用记载，膝痛可在背部用穴，三穴均在背部。三穴临床以刺血为用，左病用左，右病用右，适宜于久病患者，久病者必有瘀，"菀陈则除之"，泻其背内之瘀，使膝痛迎刃而解。完全符合《黄帝内经》所言的"泻络远针"，可见董师用穴精髓之处。如笔者所治疗的一名患者，双膝疼痛数年，以左膝为重，活动艰难，痛苦极大，曾多种方法治疗而未见效，西医检查诊断为膝关节增生、半月板损伤、胫骨平台炎等多种膝疾合并，来诊后先于左侧的三金穴点刺放血，点刺后使之出血数滴，针刺完毕后让患者起来活动双膝，患者立感左侧膝痛明显缓解，并自感右侧膝痛而重于左侧，其数年之疾缓解就在顷刻之间，其效不言而喻。刺血除了用三金穴之外，委中穴在临床也常用，委中穴主要用于新病患者，或者感到腿弯部发紧发胀的患者有很好的疗效。

　　传统针灸主要以局部取穴为主，这种治疗方法取穴多，疗效慢，痛苦性大，笔者在临床一般较少单纯地局部用毫针，若是局部用针，也多以火针为用，或者是温针灸的方法，传统针灸远端取穴主要以关节对应同名经取穴为主。笔者在临床最常用的传统针灸穴位有内关穴、外关穴、曲池穴、尺泽穴、阳陵泉穴等，尤其内关穴可谓是治疗膝痛之特效穴，各种膝痛均可用之，为首选穴位。

第六节　小腿痛

　　小腿痛是由多种原因导致以小腿疼痛为主要症状的临床表现，发病原因复杂，诸多的疾病可引发小腿疼痛，在临床中凡以小腿疼痛为主要症状者皆归于本病范畴，属于中医学的"痹证"。中医认为，本病的发生多因感受风寒湿之邪，或跌扑闪挫，以致经络受损，气血阻滞，不通则痛，病久则筋肉失养，可出现小腿肌肉轻度萎缩，常伴有麻木、冷痛，或灼热等异常感觉。

小腿疼痛的原因较为复杂，现代医学其治疗主要是以单纯止痛为主，尚无很有效的方法，针灸治疗具有较好的疗效，尤其在董氏奇穴方面更具有佳效，无论治标治本皆有很好的作用，且有用穴少、见效快的特点。

董氏奇穴用穴方案

1. 火腑海穴

穴位定位：在火山穴上 2 寸，按之肉起，锐肉之端。

操作方法：健侧取穴，常规消毒，直刺 1 寸，施以动气针法。每次留针 30 分钟，每日 1 次。

2. 肺心穴

穴位定位：在中指背第 2 节中央线上，距上横纹 1/3 处一穴，距下横纹 1/3 处一穴，共二穴。

操作方法：健侧取穴，常规消毒，皮下针，向小指方向针刺 0.5 分。每次留针 20 分钟，每日 1 次。

3. 手五金穴、手千金穴

穴位定位：

（1）手五金穴：尺骨外侧，距豌豆骨 6.5 寸，去火山穴后开（偏向尺侧）5 分处取穴。

（2）手千金穴：尺骨外侧，距豌豆骨 8 寸（距手五金穴 1.5 寸）处取穴。

操作方法：健侧取穴，常规消毒，二穴分别直刺 0.5 寸，施以动气针法。每次留针 20~30 分钟，每日 1 次。

4. 肩中穴、云白穴、李白穴

穴位定位：

（1）肩中穴：在上臂肱骨外侧，于肩骨缝向下 2.5 寸中央处取穴。

（2）云白穴：在肩关节前方，骨缝去肩尖约 2 寸处取穴，亦即背面穴向胸方向斜下开 2 寸。

（3）李白穴：在上臂外侧，从云白穴稍向外斜下 2 寸处取穴。

操作方法：健侧取穴，常规消毒，肩中穴直刺 1 寸，云白穴、李白穴分别直刺 0.5 寸，施以动气针法。每次留针 20~30 分钟，每日 1 次。

5. 木火穴

穴位定位：在中指背第 3 节横纹中央点处取穴。

操作方法：健侧取穴，常规消毒，皮下针，向小指方法平刺 0.5 寸。每次留针不超过 10 分钟，每日 1 次。

6. 次白穴

穴位定位：在手背中指掌骨与无名指掌骨之间，距指骨与掌骨接连 5 分处取穴。

操作方法：健侧取穴，常规消毒，直刺 0.5 寸，施以动气针法。每次留针 20 分钟，每日 1 次。

7. 精枝穴（点刺放血）

穴位定位：在背部第 2、第 3 胸椎旁开 6 寸处取穴（包括金枝穴、金精穴二穴）。

操作方法：患侧取穴，常规消毒，用一次性针点刺，使之出血，加拔罐，每周 1~2 次。

◈ **注解** ◈

火腑海穴与手三里穴相符，手三里穴为手阳明大肠经之穴，手阳明多气多血，调理气血作用极强，能疏风活络，其穴在小臂部，手足对应，小臂应小腿，对应取穴，所以对小腿的疼痛有效，尤其对小腿酸痛极具特效；肺心穴能治疗小腿胀痛，这是本穴的主治作用之一；手五金穴、手千金穴名为五金与千金，就是因二穴能治疗腿脚沉重，就是重如千金之意。二穴对脚痛及脚麻也有佳效，因此小腿疼痛伴有脚痛脚麻可为首选穴位。二穴在前臂手太阳穴与少阳穴之间，筋下骨前，贴筋贴骨，前臂应小腿，上下对应，所以能治疗小腿疾病，适宜于小腿的胀痛治疗，本穴对酸痛也有疗效，本组穴位是笔者治疗小腿疾病最常用的穴组；肩中穴、云白穴、李白穴在上肢肌肉最丰满的地方，根据以肉治肉的理论，治下肢肌肉的病变甚为合拍，所以对肌肉劳损而致的小腿疾病最为对证；木火穴有木火之性，具有温阳作用，所以能治疗四肢寒，可治疗小腿冷痛，也能治疗小腿酸痛；精枝穴包括金精穴、金枝穴两穴，二穴分别位于第 2 及第 3 椎旁开 6 寸的位置，专用于治疗小腿痛和小腿发胀，点刺放血治疗极为有效，以上治下，合乎古法"泻络远针"的思想。

以上诸穴根据患者表现出的症状取用，酸痛火腑海穴，也可取用木火穴或次白穴；小腿胀痛取用肺心穴或手五金穴、手千金穴及次白穴；小腿冷痛取用木火穴；小腿疼痛伴肌肉萎缩取用肩中穴、李白穴、云白穴。

传统针灸治疗小腿疼痛则是以局部用穴为主，笔者在临床主要采用同名经对应取穴理论为主要治疗方法。

第七节　腓肠肌痉挛

腓肠肌痉挛为西医之病名，表现为小腿部腓肠肌突然发作的强直性痉挛，一般可持续十几秒至数分钟不等。腓肠肌在小腿后侧，是一强韧而有力的肌肉，起于股骨的内、外侧髁的后面，抵止于跟结节。本病在中医中称为"转筋"，俗称为"小腿抽筋"或"小腿肚子转筋"。中医认为，本病的发生常由感受风寒、潮湿、肌肉运动不协调等所引起。

❀董氏奇穴用穴方案❀

1. 搏球穴

穴位定位：在足后跟筋正中央上，正士穴直上 2.5 寸处取穴。

操作方法：患侧取穴，常规消毒，直刺 1.5 寸。每次留针 20~30 分钟，每日 1 次。

2. 正筋穴、正宗穴

穴位定位：

（1）正筋穴：在足后跟筋正中央上，距足底 3.5 寸处取穴。

（2）正宗穴：在足后跟筋正中央上，正筋穴直上 2 寸处取穴。

操作方法：患侧取穴，常规消毒，二穴分别直刺 0.8 寸。每次留针 20~30 分钟，每日 1 次。

3. 火腑海穴

穴位定位：在火山穴上 2 寸，按之肉起，锐肉之端。

操作方法：健侧取穴，常规消毒，直刺 0.8 寸，施以动气针法。每次留针 20~30分钟，每日 1 次。

4. 曲陵穴

穴位定位：在肘窝横纹上，在大筋之外侧以大指按下，肘伸屈时有一大凹陷处是穴。

操作方法：健侧取穴，常规消毒，直刺 0.5 寸，施以动气针法。每次留针 20~30分钟，每日 1 次。

5. 中白穴

穴位定位：在手背，当小指掌骨与无名指掌骨之间，距指骨与掌骨结合处下

5 分处取穴。

操作方法：健侧取穴，常规消毒，直刺 0.5 寸，施以动气针法。每次留针 20~30 分钟，每日 1 次。

6. 三叉三穴

穴位定位：在无名指与小指叉口之中央处取穴。

操作方法：健侧取穴，常规消毒，直刺 1 寸，施以动气针法。每次留针 20~30 分钟，每日 1 次。

7. 手解穴

穴位定位：在小指掌骨与无名指掌骨之间，即屈小指，使其指尖触及手掌处取穴。

操作方法：健侧取穴，常规消毒，直刺 0.5 寸，施以动气针法。每次留针 20 分钟，每日 1 次。

传统经典用穴方案

1. 承山穴

穴位定位：在小腿后区，腓肠肌两肌腹与肌腱交角处，当伸直小腿或足跟上提时，腓肠肌肌腹下出现尖角凹陷处。

操作方法：患侧取穴，常规消毒，直刺 1.5 寸。每次留针 20~30 分钟，每日 1 次。

2. 手三里穴

穴位定位：在前臂，肘横纹下 2 寸，阳溪穴与曲池穴连线上。

操作方法：健侧取穴，常规消毒，直刺 1 寸，施以动气针法。每次留针 20~30 分钟，每日 1 次。

注解

本病在临床极为常见，常反复发作，一般方法处理难以奏效，针灸处理极为有效。传统针灸最常用承山穴治疗，是本病的特效穴，在历代文献中均有相关记载。如《通玄指要赋》载："筋转而痛，泻承山而在早。"《胜玉歌》载："两股转筋承山刺。"《灵光赋》载："承山转筋并久痔。"《席弘赋》载："转筋目眩针鱼腹，承山昆仑立便消。"这一系列相关记载，说明承山穴治疗腓肠肌痉挛具有特效，是古医家长期临床实践的结果，成为治疗腓肠肌痉挛特效穴。董氏针灸中的搏球穴近于承山穴，所以也有治疗本病的作用，临床若与承山穴倒马针运用，其效更佳。正筋穴、正宗穴在筋上，二穴治疗本病是以筋治筋运用，所以也有非常好的效果。曲陵穴与传统针灸尺泽穴相近，尺泽穴是历代治疗筋病之要穴，"尺泽能医筋拘挛"，针刺本穴时紧贴筋而下，也是以筋治筋之用，根据上病下治，下病上治的理论，取用曲陵穴也有很好的效果。三叉三穴与中白穴对下肢疼痛、酸胀及痉挛皆效。

第八节　脚痛

脚痛就是各种原因导致的以脚部疼痛为主要的病证，表现为以脚背或脚掌疼痛及活动困难，常伴有肿胀、麻木等相关表现。归属于中医"痹证"之范畴。中医认为，风寒湿邪侵入机体经络，导致局部经脉气血痹阻，或慢性劳损、外伤筋脉，局部气血凝聚，阻滞经络，气血运行不畅而致疼痛。在临床中凡见以脚痛为主要表现的患者，均可以参考本节的治疗方法。传统针灸治疗常以局部用穴为主，董氏奇穴远端用穴则常效如桴鼓，针到立效。

董氏奇穴用穴方案

1. 五虎三穴、五虎四穴

穴位定位：

（1）五虎三穴：在拇指掌面第 1 节外侧（即桡侧），每 2 分一穴，共五穴，第三穴为五虎三穴。

（2）五虎四穴：在拇指掌面第 1 节外侧（即桡侧），每 2 分一穴，共五穴，第四穴为五虎四穴。

操作方法：健侧取穴，常规消毒，二穴分别贴骨直刺 2 分。每次留针 20 分钟，每日 1 次。

2. 腕顺一穴、腕顺二穴

穴位定位：

（1）腕顺一穴：在小指掌骨外侧，距手腕横纹 2.5 寸处取穴。

（2）腕顺二穴：在小指掌骨外侧，距手腕横纹 1.5 寸处取穴，即腕顺一穴下 1 寸。

操作方法：健侧取穴，常规消毒，腕顺一穴直刺 1 寸，腕顺二穴直刺 0.4 寸。每次留针 20~30 分钟，每日 1 次。

3. 手五金穴、手千金穴

穴位定位：

（1）手五金穴：尺骨外侧，距豌豆骨 6.5 寸，去火山穴后开（偏向尺侧）5分处取穴。

（2）手千金穴：尺骨外侧，距豌豆骨 8 寸（距手五金穴 1.5 寸）处取穴。

操作方法：健侧取穴，常规消毒，二穴分别直刺 0.5 寸，施以动气针法。每次留针 20~30 分钟，每日 1 次。

4. 人宗穴

穴位定位：在上臂肱骨内缘与肱二头肌腱间之凹陷处，距肘窝横纹 3 寸取穴。

操作方法：健侧取穴，常规消毒，直刺 0.8 寸，施以动气针法。每次留针 20~30 分钟，每日 1 次。

5. 灵骨穴

穴位定位：在手背面的食指与拇指叉骨间，第 1 与第 2 掌骨结合处取穴。

操作方法：健侧取穴，常规消毒，直刺 1.5 寸，施以动气针法。每次留针 20~30 分钟，每日 1 次。

6. 双凤穴（点刺放血）

穴位定位：从大椎骨以下第 2 与第 3 脊椎骨间，向左右横开 1.5 寸之火凤穴起，每下 1 寸一穴，其顺序为火主穴、火妙穴、火巢穴、火重穴、火花穴、火蜜穴七穴（左右共计十四穴）。

操作方法：患侧取穴，常规消毒，每次间隔取穴（七穴分为两组，交替用针），用一次性刺血针点刺加拔罐使之出血 2~3mL，每周 2 次。

🎔 注解 🎔

传统针灸治疗本病主要以局部用穴为主，见效缓慢，往往是治标而不治本；董氏奇穴则以远端取穴为用，有较佳的疗效。五虎三穴用于脚趾痛，五虎四穴用于脚背痛具有特效，二穴倒马针运用，用于脚痛效佳，是治疗脚痛最常用的穴位。五虎五穴治疗足跟痛，若是脚背牵及脚后跟部疼痛时就用五虎四穴配五虎五穴治疗；腕顺一穴、腕顺二穴在手掌部位，与脚掌部位对应，通过对应的原理运用，所以二穴治疗脚掌部位疼痛也非常好；手五金穴、手千金穴倒马针常用于下肢疾病的治疗，对于脚痛、脚麻是本穴的最基本主治，功效非常满意，是笔者常用穴位；人宗穴处于手太阴肺经上，手太阴经与足太阴经为同名经，同名经相通，脾主四肢，人宗穴在三宗穴中主上焦，所以人宗穴能治疗四肢的疼痛，对脚痛、手痛皆能治疗；灵骨穴贴骨进针，应于肾，其穴在手阳明大肠经上，手阳明多气多血，又透过"大肠与肝通"，能治肝筋之病，可谓筋骨皆治，能治疗颈、肩、背、腰、腿等诸多疾病，均甚效。双凤穴在背部，主要用于手足疼痛及麻木，临床以点刺放血为用，是治疗手足疾病刺血最常用之特效穴。

第九节　踝关节损伤

踝关节损伤是指踝关节组织韧带损伤引起的踝关节肿胀、疼痛，导致活动受限的一种病症。是全身关节中损伤最常见的关节，常因活动时踩空、弹跳或用力不当等因素而引发。属于软组织损伤性疾病，由于踝关节外侧韧带相对内侧韧带细小、薄弱而分散，且关节向内活动范围大，所以多数患者发生外踝关节的损伤，占85%以上的比例。

属于中医学中的"踝缝伤筋"，中医认为本病的发生是由于外伤引起踝部经筋、络脉及筋肉损伤，以致经气运行受阻、气血壅滞局部所致。

踝关节损伤虽然临床多见，但现代医学在目前尚缺乏有效的治疗方法，通过长期的针灸临床来看，针灸治疗具有较好疗效，可作为本病的首选方法。若能正确施治，一次即可见明显的疗效。尤其董氏奇穴运用方面更具有优势性。

❦ 董氏奇穴用穴方案 ❧

1. 小节穴

穴位定位：在拇指本节掌骨旁赤白肉际上取穴。

操作方法：健侧取穴，常规消毒，取穴时拇指内缩，拳手取穴，向掌心方向斜刺1寸深。每次留针20分钟，每日1次。

2. 五虎四穴、五虎五穴

穴位定位：

（1）五虎四穴：在拇指掌面第1节外侧（即桡侧），每2分一穴，共五穴，第四点为五虎四穴。

（2）五虎五穴：在拇指掌面第1节外侧（即桡侧），每2分一穴，共五穴，最下点为五虎五穴。

操作方法：健侧取穴，常规消毒，二穴分别贴骨直刺2分。每次留针20分钟，每日1次。

3. 中白穴、下白穴

穴位定位：

（1）中白穴：在手背，当小指掌骨与无名指掌骨之间，距指骨与掌骨结合处下 5 分处取穴。

（2）下白穴：在手背，小指掌骨与无名指掌骨之间，距指骨与掌骨结合处下 1.5 寸处取穴。

操作方法：健侧取穴，常规消毒，二穴分别直刺 0.5 寸。每次留针 20~30 分钟，每日 1 次。

4. 足驷马穴（驷马中穴、驷马上穴、驷马下穴）

穴位定位：

（1）驷马中穴：直立，两手下垂，中指尖所至处再向前横开 3 寸处取穴。

（2）驷马上穴：在驷马中穴直上 2 寸处取穴。

（3）驷马下穴：在驷马中穴直下 2 寸处取穴。

操作方法：健侧取穴，常规消毒，三穴分别直刺 1.5 寸，施以动气针法。每次留针 20~30 分钟，每日 1 次。

传统经典用穴方案

（一）刺血

肿胀部位点刺放血

操作方法：常规消毒，于患处肿胀最高点点刺出血，再施以拔罐，使瘀血尽出。

（二）毫针

1. 外关穴

穴位定位：在前臂前区，腕背侧远端横纹上 2 寸，尺骨与桡骨间隙中点。

操作方法：健侧取穴，常规消毒，直刺 1 寸，施以动气针法。每次留针 20~30 分钟，每日 1 次。

2. 内关穴

穴位定位：在前臂前区，腕掌侧远端横纹上 2 寸，掌长肌腱与桡侧腕屈肌腱之间。

操作方法：健侧取穴，常规消毒，直刺 1 寸，施以动气针法。每次留针 20~30 分钟，每日 1 次。

3. 养老穴

穴位定位：在前臂后区，腕背横纹上 1 寸，尺骨头桡侧凹陷中。

操作方法：健侧取穴，常规消毒，直刺0.5寸，施以动气针法。每次留针20分钟，每日1次。

4. 阳池穴

穴位定位：在腕后区，腕背侧远端横纹上，指伸肌腱的尺侧缘凹陷中。

操作方法：健侧取穴，常规消毒，直刺0.5寸，施以动气针法。每次留针20分钟，每日1次。

注解

踝关节损伤是关节损伤中最常见的部位，所以学会简单有效的方法来处理十分重要。笔者临床治疗踝关节扭挫伤先以痛点（患处肿胀最明显的部位）点刺放血为首要，正如《针灸聚英·肘后歌》载："跌打损伤破伤风，先于痛处下针攻。"根据压痛点，点刺放血，使瘀血立出，疼痛即可缓解，通过长期临床来看这确实是简单实用之法，笔者一直作为本病的首要处理方法，也是所有跌打损伤的基本处理手段之一。

小节穴治疗踝关节的损伤已得到临床之共识，是董氏奇穴治疗踝关节首选穴位，本穴对内外踝损伤皆效，见效非常迅速，作用极为确实，疗效灵验，所以有人将本穴又直接称之为"踝灵穴"。如笔者所治疗的一名患者，女性，39岁，右侧外踝关节疼痛3天。患者3天前因下楼梯时不慎扭伤右外踝关节，患处疼痛肿胀明显。曾就诊某院，X线片未见异常，诊断为急性外踝关节扭伤，给以云南白药喷雾剂喷于患处，并口服活血化瘀药物，但缓解不明显，故来诊。就诊时检查见右外踝关节颜色暗红，局部肿胀疼痛、拒按，足内翻时疼痛明显，不能背屈及跖屈。舌淡红，苔薄白，脉和缓有力，即诊断为本病。治疗先于肿胀患处点刺放血，加以拔罐使瘀血尽出，并立针刺健侧的小节穴，以动气针法活动患处，疼痛即以明显缓解，患者连连称之神奇，每次治疗后疼痛缓解一半以上，3次治疗疼痛基本消失。笔者在临床以小节穴治疗上百例的踝关节损伤患者，均取效十分理想，可谓是本病之特效穴位。在很多喜欢董氏奇穴的朋友中，一些就是因为感受到了小节穴神奇疗效，才对董氏奇穴有了兴趣与爱好，从而学习了董氏奇穴。在针刺小节穴时一定要注意针刺方向和深度，针刺方向要向腕横纹掌根大陵穴方向针刺，针刺1寸深以上。

五虎四穴治疗脚背及脚踝疼痛具有特效，配五虎五穴为倒马针加强其五虎四穴的疗效，若配用小节穴作用更效，无论踝关节的扭伤还是其他原因引起的皆效。中白穴治疗外踝痛是本穴的基本主治之一，若配用下白穴为倒马针其效更强、作用更广，不仅用于外踝痛，而且有董氏传人将二穴用于自足三里穴至外踝部位出现的外侧疼痛、麻木的治疗。二穴在三焦经上，三焦通行诸气，为气机升降之枢，具有调理气机的作用。因此，二穴合用不仅治疗肢体疼痛之疾，实际上对凡见气机阻滞不畅之疾皆可有调理的作用。

　　笔者在传统针灸治疗本病则主要以辨经取穴为用，首先当以明确病痛点，辨经论治，尤其以同名经对应取穴为最常用且疗效最满意，如疼痛在外踝部位之申脉穴周围，此时取用同名经之养老穴周围之压痛点针刺，若在外踝胆经丘墟部位疼痛，那么就在同名经手少阳三焦之阳池部位找压痛点针刺，以此类推，这是笔者传统针灸治疗本病最常用的取穴方法，至今也常用之。另外，外关穴对外踝任何部位的疼痛皆有效，内关穴对内踝任何部位的疼痛皆效，也是临床简单实效用穴。

第十节　足趾痛

　　足趾痛是因各种原因导致以足趾部位疼痛为主症的疾病，可伴有足趾活动受限，局部的肿胀或麻木等表现。可由多种原因而致，主要是由足背及足趾局部的问题而致，但也有少部分为全身的问题而致，如类风湿性关节炎、痛风性关节炎等疾病而致，在这里主要指的因局部问题而致的疼痛，对全身疾病而致的以足趾疼痛为主要表现时也可以参阅本节治疗方案。中医认为，本病是由于气血虚弱筋脉失养，或肾精亏损筋骨失养，经筋失养而致；或由于外力压迫经脉及局部跌打损伤，瘀血阻滞所致。本病在董氏奇穴方面仍有显著疗效，也是董氏奇穴之优势病种之一。

董氏奇穴用穴方案

1. 五虎二穴、五虎三穴

穴位定位：

（1）五虎二穴：在拇指掌面第1节外侧（即桡侧），每2分一穴，共五穴，第二点为五虎二穴。

（2）五虎三穴：在拇指掌面第1节外侧（即桡侧），每2分一穴，共五穴，第三点为五虎三穴。

操作方法：健侧取穴，常规消毒，二穴均贴骨直刺2分。每次留针20分钟，每日1次。

2. 手五金穴、手千金穴

穴位定位：

（1）手五金穴：尺骨外侧，距豌豆骨 6.5 寸，去火山穴后开（偏向尺侧）5 分处取穴。

（2）手千金穴：尺骨外侧，距豌豆骨 8 寸（距手五金穴 1.5 寸）处取穴。

操作方法：健侧取穴，常规消毒，二穴分别直刺 0.5 寸。每次留针 20~30 分钟，每日 1 次。

3. 四肢穴、人皇穴

穴位定位：

（1）四肢穴：在胫骨内侧后缘，在内踝上 4 寸处取穴。

（2）人皇穴：在胫骨内侧后缘，在内踝上 3 寸处取穴。

操作方法：健侧取穴，常规消毒，二穴分别直刺 1 寸，施以动气针法。每次留针 20~30 分钟，每日 1 次。

4. 人宗穴

穴位定位：在上臂肱骨内缘与肱二头肌腱间之凹陷处，距肘窝横纹 3 寸取穴。

操作方法：健侧取穴，常规消毒，直刺 0.8 寸，施以动气针法。每次留针 20~30 分钟，每日 1 次。

5. 双凤穴（点刺放血）

穴位定位：从大椎骨以下第 2 与第 3 脊椎骨间，向左右横开 1.5 寸之火凤穴起，每下 1 寸一穴，其顺序为火主穴、火妙穴、火巢穴、火重穴、火花穴、火蜜穴七穴（左右共计十四穴）。

操作方法：患侧取穴，常规消毒，每次间隔取穴（七穴分为两组，交替用针），用一次性刺血针点刺加拔罐使之出血少许，每周 2 次。

❀ **注解** ❀

治疗足趾疼痛传统针灸主要以局部穴位为主，董氏奇穴以五虎三穴为特效针，五虎三穴对足趾有特效，一般配用五虎二穴为加强针，若足趾牵及足背疼痛，可用五虎三穴配五虎四穴治疗。手五金穴、手千金穴治疗脚痛、脚麻是本穴的主治作用，因二穴在筋骨之间用针，筋骨并治，对整个脚痛的治疗有较好的作用。四肢穴因治疗四肢疼痛而得名，与人皇穴倒马针配用加强疗效。双凤穴主治四肢疾病，用于手痛、脚痛、手麻、脚麻，在此处以刺血为用，点刺出血以患侧为主，左病针左穴出血，右病针右穴出血，双侧病双侧用穴，一般隔穴点刺出血即可。传统针灸治疗一般多是局部用针，笔者在临床一般较少在局部用针，若是局部用针多以火针的方法处理。

第十一节　足跟痛

足跟痛是指跟骨下面、后面的疼痛性症状，在临床较为常见，多见于 40~60 岁中老年人。可见于西医学中的跖筋膜炎、跟部滑囊炎、跟骨综合征、跟下脂肪垫不全、跗骨融合等多种疾病。属于中医"痹证"之范畴。中医认为，本病因长期劳损、外伤及风寒湿邪侵袭，致使跟部经脉阻滞不通，不通则痛；或年老体弱或久病，以致肝肾不足，筋骨失养，不荣则痛。

本病为临床常见病，但目前现代医学对足跟痛的治疗尚不理想，针灸方法处理具有较好的作用，若是处理得当，多数患者可在 1 周左右能使症状消失或基本消失，具有十分可靠的疗效。

传统针灸治疗多从经络辨证角度取穴，首先以肾经治疗为主，一是从经络的关系考虑，足少阴肾经"循内踝之后，别入跟中"；二是年老肾气亏虚，肾虚则阴精无以充养骨之末端，故而造成足跟痛。由此可见，足跟痛主要归属于足少阴肾经，临床多为本虚标实证。其次，就是足太阳膀胱经，足太阳膀胱经循于足后跟，因足后跟痛就是膀胱经的问题了，这一类多属于实证。

董氏奇穴用穴方案

1. 五虎四穴、五虎五穴

穴位定位：

（1）五虎四穴：在拇指掌面第 1 节外侧（即桡侧），每 2 分一穴，共五穴，第四点为五虎四穴。

（2）五虎五穴：在拇指掌面第 1 节外侧（即桡侧），每 2 分一穴，共五穴，最下点为五虎五穴。

操作方法：健侧取穴，常规消毒，二穴贴骨分别直刺 2 分。每次留针 20 分钟，每日 1 次。

2. 小节穴

穴位定位：在拇指本节掌骨旁赤白肉际上取穴。

操作方法：健侧取穴，常规消毒，取穴时拇指内缩，握拳，向掌心方向斜刺

1 寸，施以动气针法。每次留针 20 分钟，每日 1 次。

3. 火全穴

穴位定位：在其黄穴下 1.5 寸处取穴。

操作方法：健侧取穴，常规消毒，直刺 1.5 寸，施以动气针法。每次留针 20~30 分钟，每日 1 次。

4. 灵骨穴

穴位定位：在手背面的食指与拇指叉骨间，第 1 与第 2 掌骨结合处取穴。

操作方法：健侧取穴，常规消毒，直刺 1.5 寸，施以动气针法。每次留针 20~30 分钟，每日 1 次。

5. 肺心穴

穴位定位：在中指背第 2 节中央线上，距上横纹 1/3 处一穴，距下横纹 1/3 处一穴，共二穴。

操作方法：健侧取穴，常规消毒，皮下针，向小指方向平刺 0.5 分。每次留针 20 分钟，每日 1 次。

6. 骨关穴、木关穴

穴位定位：

（1）骨关穴：在手掌腕横纹中点往远心端上 5 分偏桡侧 5 分处取穴。

（2）木关穴：在手掌腕横纹中点往远心端上 5 分偏尺侧 5 分处取穴。

操作方法：健侧取穴，常规消毒，二穴分别直刺 0.3 寸。每次留针 20~30 分钟，每日 1 次。

❧ 传统经典用穴方案 ❧

（一）刺血

委中穴（点刺放血）

穴位定位：在膝后区，腘横纹中点，当肱二头肌腱与半腱肌肌腱中间。

操作方法：患侧取穴，常规消毒，在其穴区域找瘀络点刺放血，使瘀血尽出，每周 1~2 次。

（二）毫针

1. 大陵穴

穴位定位：在腕前区，腕掌侧远端横纹中，掌长肌腱与桡侧腕屈肌腱之间。

操作方法：健侧取穴，常规消毒，于大陵穴向远心端施以按压，找出疼痛反应点针刺，施以动气针法。每次留针 20~30 分钟，每日 1 次。

2. 下关穴

穴位定位：在面部，颧弓下缘中央与下颌切迹之间凹陷中。

操作方法：患侧取穴，常规消毒，直刺 0.8 寸，施以动气针法。每次留针 20~30 分钟，每日 1 次。

❀ 注解 ❀

五虎穴以全息理论分别对应于四肢，五虎五穴对应于足跟，因此用五虎穴治疗足跟痛具有较佳的疗效，常配五虎四穴为倒马针加强其疗效；火全穴治疗足跟痛是本穴的基本主治之一，董师言仅用火全穴即能治疗足跟痛，这是根据全息理论而发挥治疗功效，在大腿内侧中的几个穴位，火全穴在最下面，对应到脚跟，但笔者在临床较少用本穴去治疗足跟痛，因为本穴在大腿部位，取穴不方便，加之影响动气针法的操作，所以临床用之不多；灵骨穴是董氏奇穴中笔者治疗足跟痛最常用的穴位，其穴紧贴骨而进针，以骨应骨，从全息对应来看，灵骨穴对应于足跟部，因此治疗效果非常好，配用五虎五穴其效更佳。在针刺灵骨穴时深度一定要深，疗效才佳。笔者临床上曾以本穴组治疗多例相关患者，获效显著。如所治一男性患者，52 岁，右脚后跟疼痛半年余，走路时不敢用力着地，行动困难，而在当地市级医院就诊，X 线检查示：骨质增生，予以抗炎镇痛治疗，并嘱右脚保护及休息，但无明显效果，经人介绍来诊。检查：右侧足跟部稍肿胀，有明显压痛，舌苔白，脉弦细。诊断为本病。针刺右侧的灵骨穴及五虎五穴，施以动气针法，针刺十几分钟后疼痛即有缓解，治疗 5 次后症状消失；肺心穴治疗足跟痛的原理难以明确，这是赖金雄医师临床经验，赖医师言之本穴能治疗足跟痛、脖子痛及髂骨后上脊两侧痛有特效，但笔者尚无临床运用经验。骨关穴与木关穴也是对应的原理，犹如传统针灸之大陵穴。点刺放血仍以传统针灸委中穴最为常用，疗效最佳。

传统针灸治疗足跟痛特效穴则为大陵穴，是传统针灸之公认效穴。治疗时应在大陵穴上下切循按压寻找压痛反应点，就反应点针之具有特效。笔者在临床还常用下关穴治疗足跟痛，也具有特效作用。

第五章　胸腹部位痛证

第一节　胸痹

胸痹即胸痛，是指以胸部闷痛，甚则胸痛彻背，喘息不得卧为主症的病证。其病因复杂，可见于现代医学中的冠心病、心肌梗死、心包炎、二尖瓣脱垂综合征、病毒性心肌炎、肺心病等疾病中。临床以冠心病中的心绞痛最为常见，这也是本篇主要所论及的内容。临床中所见患者凡以胸痹为主症的均可参阅本节相关内容。

在中医学中又有"心痛""厥心痛""真心痛"等称谓。中医学认为，本病的发生多因年老体弱，或过食肥甘，七情内伤所致。

本病若能正确诊断，辨证用穴，合理治疗，针刺治疗有着显著的疗效，不论即时之效，还是远期疗效皆非常好，值得针灸临床中进一步深入研究和推广运用。

董氏奇穴用穴方案

1. 火主穴或火硬穴

穴位定位：

（1）火主穴：在足背，第 1 与第 2 跖骨连接部之直前凹陷中，即距火硬穴 1 寸处取穴。

（2）火硬穴：在第 1 与第 2 跖骨之间，距跖骨与趾骨关节 5 分处取穴。

操作方法：双侧取穴，常规消毒，火主穴直刺 0.8 寸，火硬穴直刺 0.5 寸。每次留针 30 分钟，每日 1 次。

2. 地宗穴

穴位定位：在上臂肱骨内缘与肱二头肌间之凹陷处，距肘窝横纹 6 寸（即人宗穴上 3 寸）是穴。

操作方法：双侧取穴，常规消毒，直刺 1.5 寸，使症状消失为宜。

3. 通关穴、通山穴、通天穴

穴位定位：

（1）通关穴：在大腿正中央线之股骨上，距膝盖横纹上 5 寸处取穴。

（2）通山穴：在大腿正中线之股骨上，距通关穴 2 寸处取穴。

（3）通天穴：在大腿正中线之股骨上，距通山穴 2 寸处取穴。

操作方法：双侧取穴，常规消毒，三穴分别直刺 0.5 寸。每次留针 30 分钟，每日 1~2 次。

4. 心门穴

穴位定位：在尺骨鹰嘴突起上端，在下尺骨内侧凹陷处，距肘尖 1.5 寸处取穴。

操作方法：双侧取穴，常规消毒，针体与皮肤呈 30°向上斜刺 0.8 寸，每次留针 20~30 分钟，每日 1~2 次。

5. 心常穴

穴位定位：在掌面中指第 1 节中央线外开（偏向尺侧）2 分，距上横纹 1/3 处一穴，距下横纹 1/3 处一穴，共二穴。

操作方法：双侧取穴，常规消毒，紧贴指骨缘直刺 0.5 分。每次留针 20~30 分钟，每日 1~2 次。

6. 火包穴（点刺放血或指掐）

穴位定位：在足次趾（第 2 趾）底第 2 道横纹正中央处取穴。

操作方法：在发病时可以用手指掐，或者用刺血针点刺出血亦可。

7. 四花中穴（点刺放血）

穴位定位：取用双侧穴位，常规消毒，于穴位处瘀络点刺放血，每周 2 次。

操作方法：双侧取穴，常规消毒，在穴位区域找瘀络点刺出血，使瘀血尽出，每周 1~2 次。

传统经典用穴方案

（一）刺血

曲泽穴或中冲穴

穴位定位：

（1）曲泽穴：在肘前区，肘横纹上，肱二头肌腱的尺侧缘凹陷中。

（2）中冲穴：在手指，中指末端最高点。

操作方法：双侧取穴，常规消毒，曲泽穴点刺时以周围瘀络为用，使瘀血尽出；中冲穴点刺挤捏出血数滴即可，每周 1~2 次。

（二）毫针

内关穴、郄门穴、膻中穴、巨阙穴

穴位定位：

（1）内关穴：在前臂前区，腕掌侧远端横纹上 2 寸，掌长肌腱与桡侧腕屈肌腱之间。

（2）郄门穴：在前臂前区，腕掌侧远端横纹上 5 寸，掌长肌腱与桡侧腕屈肌腱之间。

（3）膻中穴：在胸部，横平第 4 肋间隙，前正中线上。

（4）巨阙穴：在上腹部，脐中上 6 寸，前正中线上。

操作方法：常规消毒，诸穴常规针刺。每次留针 30 分钟，每日 1 次。

注解

传统针灸根据"心包代心受邪"的理论，治疗本病主要从心包经用穴治疗为主，疗效非常确实，在董氏奇穴治疗中也常以此理论用穴。火主穴、火硬穴名之为火，应于心，火主即心主。火主穴与太冲穴相近，火硬穴与行间穴相近，二穴均为足厥阴肝经之穴，足厥阴肝经与手厥阴心包经为同名经，同名经同气相求。其穴下有太冲脉，有以脉治脉的作用，所以能治疗心脏疾病，有强心复苏之效，对严重的心脏病有较好的作用，与地宗穴有异曲同工之妙，对心绞痛、心肌梗死皆有效。火包穴与传统针灸经外奇穴独阴相符，传统针灸独阴就用于治疗心脏疾病，董氏奇穴中将其名为火包，意思能治心包之病，心包代心受邪，另本穴在胃经上，根据"胃与心包相别通"，所以治疗心脏病具有特效，点刺出血，或用手指掐及针刺皆可，则效如桴鼓。笔者确实见到了本穴效如桴鼓的作用，针刺入穴即可解决患者之痛。如笔者所治疗的一名女性患者，50 余岁，突发心绞痛，胸部压榨性窒息性疼痛，面色苍白，极痛苦状，立针刺左侧内关穴，双侧独阴穴，针后症状立解，患者即可恢复平常，神效也。通关穴、通山穴、通天穴作用于心，是治疗心脏及心之藏象病变要穴，因此也能治疗心痛，本穴组主要针对缓解期的治疗，有治本之效，是治疗一般性心脏病的首选穴位。心门穴与心常穴二穴均以心而命名，可用于心脏病的治疗，与心三通穴（通关穴、通山穴、通天穴）有相似的特点，主要用于心脏病缓解期的治疗。

第二节　胁痛

胁痛就是以一侧或两侧以胁肋部疼痛为主要表现的相关病证，又称为胁肋痛，其病因极为复杂，是可见于多种疾病的一个症状。因此，在临床中根据胁痛的发病部位上又分为了体表性胁痛和内脏性胁痛两大类。体表性胁痛病位表浅，定位明确，主要见于肋间神经、肌肉、软骨等病变所引起，如西医学中的肋间神经痛、肋软骨炎、胸部外伤、带状疱疹后遗症等。因内脏疾病而引起的胁痛仅是一种反应形式，其疼痛部位较深，定位多较为模糊，常由肝炎、胆囊炎、胆石症等内脏疾病所引起。本节所述及的主要是指体表性胁痛，内脏性胁痛也可以参照本节内容，但内脏性胁痛病情复杂，临床还需要综合分析，具体的内容可参阅其他相关疾病章节。

就其经络循行来看，肝脉布胁肋，足少阳胆经循胁里，过季胁，由此可见，胁肋部主要为肝胆经络所行。《灵枢·五邪》载："邪在肝，则两胁中痛。"因此传统针灸的施治多从肝胆经取穴。董氏奇穴在这一类疾病中也有诸多的特效穴位运用。

董氏奇穴用穴方案

1. 足驷马穴或指驷马穴

穴位定位：

（1）足驷马中穴：直立，两手下垂，中指尖所至之处再向前横开 3 寸处取穴。

（2）足驷马上穴：在驷马中穴直上 2 寸处取穴。

（3）足驷马下穴：在驷马中穴直下 2 寸处取穴。

（4）足指驷马穴：食指背第 2 节中央线外开（偏向尺侧）2 分之中央点一穴，距上横纹 1/4 处一穴，距下横纹 1/4 处一穴，共三穴。

操作方法：均是健侧取穴，足驷马穴三穴分别直刺 1.5 寸，指驷马穴紧贴指骨直刺 0.5 分，施以动气针法。每次留针 20~30 分钟，每日 1 次。

2. 火串穴

穴位定位：在手背腕横纹后 3 寸，两筋骨间凹陷中取穴。

操作方法：健侧取穴，常规消毒，直刺 0.5 寸，施以动气针法，每次留针 20~30分钟，每日 1 次。

3. 火陵穴、火山穴

穴位定位：

（1）火陵穴：距火串穴 2 寸（距腕横纹 5 寸）处取穴。

（2）火山穴：距火陵穴 1.5 寸（距手腕横纹 6.5 寸）处取穴。

操作方法：健侧取穴，常规消毒，二穴分别直刺 0.5 寸，施以动气针法。每次留针 20~30 分钟，每日 1 次。

4．七虎穴

穴位定位：在外踝后 1.5 寸直上 2 寸一穴，又上 2 寸一穴，再上 2 寸一穴，共三穴。

操作方法：健侧取穴，常规消毒，三穴分别直刺 1 寸，施以动气针法。每次留针 20~30 分钟，每日 1 次。

5．中九里穴、七里穴

穴位定位：

（1）中九里穴：直立，两手下垂，中指尖所至处取穴。

（2）七里穴：中九里穴直下 2 寸处取穴。

操作方法：健侧取穴，常规消毒，二穴分别 1.5 寸，施以动气针法。每次留针 20~30 分钟，每日 1 次。

6．四花中穴、四花外穴（点刺放血）

穴位定位：

（1）四花中穴：在四花上穴直下 4.5 寸处取穴。

（2）四花外穴：在四花中穴向外横开 1.5 寸处取穴。

操作方法：患侧取穴，常规消毒，与穴位处瘀络点刺，使瘀血尽出，每周 1~2 次。

7．足三重穴（一重穴、二重穴、三重穴）

穴位定位：在外踝尖直上 3 寸，向前横开 1 寸处取穴，为一重穴；在一重穴直上 2 寸处取二重穴；在二重穴直上 2 寸为三重穴。

操作方法：患侧取穴，常规消毒，于穴位处瘀络点刺，使瘀血尽出，每周 1~2次。

传统经典用穴方案

1．支沟穴

穴位定位：在前臂后区，腕背侧远端横纹上 3 寸，尺骨与桡骨间隙中点。

操作方法：健侧取穴，常规消毒，直刺 0.8 寸，施以动气针法。每次留针 20~30 分钟，每日 1 次。

2．阳陵泉穴

穴位定位：在小腿外侧，腓骨头前下方凹陷中。

操作方法：健侧取穴，常规消毒，直刺 1.5 寸，施以动气针法。每次留针

20~30 分钟，每日 1 次。

3. 丘墟穴

穴位定位：在踝区，外踝的前下方，趾长伸肌腱的外侧凹陷中。

操作方法：健侧取穴，常规消毒，直刺 0.8 寸，施以动气针法。每次留针 20~30 分钟，每日 1 次。

4. 期门穴

穴位定位：在胸部，第 6 肋间隙，前正中线旁开 4 寸。

操作方法：患侧取穴，常规消毒，向外斜刺 0.5 寸。每次留针 30 分钟，每日 1 次。

✺ 注解 ✺

传统针灸治疗胁痛则以支沟穴为最常用，支沟穴为三焦经之经穴，三焦经脉"入缺盆，布膻中，散络心包，下膈，遍属三焦。"三焦经脉广泛分布于胸胁部，根据经脉所过，主治所及的理论，可以选择三焦经的穴位治之。又三焦有通行诸气的功能，支沟穴为经穴，走而不守，能调理本经之经气，所以选择支沟穴来治疗就具有佳效。《标幽赋》载："胁痛肋痛针飞虎。"（古人将支沟穴称为飞虎）今人有"胁肋支沟取"之用。临床运用确有佳效，支沟穴与火串穴位置相符，因此火串穴治疗本病特效。笔者用本穴曾治疗数例相关患者，确为佳效。如曾治疗一患者，女性，39 岁，述左胸部疼痛 1 个月余，活动及咳嗽会加重，曾于某院诊断为肋软骨炎，经治疗效不显，转来针灸治疗。检查：左侧第 3 肋软骨中段压痛明显，皮色无异常，转侧胸部及抬肩时疼痛加重，深呼吸时亦能出现疼痛，余正常。西医诊断肋软骨炎（非化脓性）。中医诊断：胁肋痛。即用支沟穴配阳陵泉针刺，支沟针尖斜向上刺入，施以泻法，给予较强的刺激，阳陵泉穴常规针刺，得气后嘱患者做深呼吸、咳嗽和活动患部，针刺后 10 分钟即感缓解，共治疗 3 次症状消失。火串穴（支沟穴）配阳陵泉穴治疗胁肋痛具有特效，笔者在临床曾以此法治疗数例患者，均取效理想。支沟穴与阳陵泉穴二穴合用为同名经配穴法，具有上下疏通的功效，是笔者治疗此类疾病最常用的方案；火陵穴与火山穴二穴也在三焦经脉上，其治疗原理与火串穴相同；驷马穴组作用于肺，因此可对胸胁部疾病有治疗作用，胁肋痛也是驷马穴的基本主治，其治疗效果极为确实，尤其是胸胁部大面积的疼痛，本穴是首选的穴位；七虎穴是董师专用于治疗胸胁痛的穴位，其主治中用于锁骨炎、胸骨痛及肿胀、肋膜炎疾病。但本穴笔者在临床较少运用，所以对本穴的功效尚不能明确，读者可验证其疗效如何；中九里穴与风市穴相近，风市穴为胆经之穴，治风之力甚强，胸胁部为少阳经之所行，本穴治疗身体侧面各种病变极为特效，为经络所行之用，应用时可配合七里穴倒马，或者配用上九里穴、下九里穴，其效更佳。四花中穴、四花外穴是董氏奇穴刺血的第一要穴，在这一区域瘀络点刺放血可用于多种疾病的治疗，董师也将其用于本病的施治，临床疗效极为满意，与毫针配合运用，其效更佳。

第三节　胸部外伤

胸部外伤是因外界暴力挤压、碰击及跌打胸部导致了胸壁软组织损伤，胸壁是由骨性胸廓与软组织两部分组成。软组织主要包括胸部的肌肉、肋间神经、血管和淋巴组织等，但其软组织较薄，所以容易损伤导致疼痛的产生。属于中医学中的"胸痛"等范畴。中医认为，本病因胸部外伤致血行不畅或血瘀脉外，而成血瘀，瘀血阻滞，气机不畅，不通则痛，或因外伤损及肌肉筋膜而致胸痛。

胸部外伤临床常见，由于胸壁较薄，伤后疼痛剧烈，且难以处理，针灸具有很好的疗效，故将其论述。

❁董氏奇穴用穴方案❁

1. 足驷马穴（驷马中穴、驷马上穴、驷马下穴）

穴位定位：

（1）驷马中穴：直立，两手下垂，中指尖所至处再向前横开 3 寸处取穴。

（2）驷马上穴：在驷马中穴直上 2 寸处取穴。

（3）驷马下穴：在驷马中穴直下 2 寸处取穴。

操作方法：健侧取穴，常规消毒，三穴分别直刺 1.5 寸，施以动气针法。每次留针 20~30 分钟，每日 1 次。

2. 足三重穴

穴位定位：在外踝尖直上 3 寸，向前横开 1 寸处取穴，为一重穴；在一重穴直上 2 寸处取二重穴；在二重穴直上 2 寸为三重穴。

操作方法：健侧取穴，常规消毒，三穴分别直刺 1.2 寸，施以动气针法。每次留针 20~30 分钟，每日 1 次。

3. 解穴

穴位定位：在膝盖外侧上角，直上 1 寸再向前横开 3 分处取穴。

操作方法：健侧取穴，常规消毒，直刺 0.5 寸，施以动气针法。每次留针 20

分钟，每日 1 次。

4. 四花中穴、四花外穴（点刺放血）

穴位定位：

（1）四花中穴：在四花上穴直下 4.5 寸处取穴。

（2）四花外穴：在四花中穴向外横开 1.5 寸处取穴。

操作方法：患侧取穴，常规消毒，于穴位处瘀络点刺，使瘀血尽出，每周 1~2 次。

5. 阿是穴（点刺放血）

操作方法：常规消毒，于疼痛处点刺，然后加拔罐使之出血，每周 1~2 次。

❀ 注解 ❀

足驷马穴治疗胸部外伤是本穴的基本主治之一，在主治功能中，董师言能治疗"胸部被打击后引起之胸背痛"，临床疗效非常确实。如笔者所治疗的一名外伤患者，因胸胁部外伤后导致胸胁部疼痛数日不解，于某院检查诊断为胸部大面积软组织挫裂伤，多种方法治疗未能明显见效，患者活动、咳嗽及呼吸均会造成明显疼痛，故而十分痛苦，半月后经人介绍就诊于笔者处，来诊后就针刺足驷马穴，针后嘱患者以不同姿势活动患处，并且用力呼吸按摩其患处，针后 15 分钟即感疼痛有所缓解，患者大为惊叹，连连称之"神奇"，治疗 5 次症状基本消失。笔者以驷马穴曾治疗多例胸胁痛及胸背痛的患者，疗效十分理想，因此驷马穴是治疗胸部外伤的重要穴位；足三重穴最基本的作用是活血化瘀，跌打损伤后导致局部气血瘀滞，不通则痛，通过针刺足三重穴可以疏通经络、活血化瘀，有效地解决气血瘀滞的问题，达到了通则不痛之目的，可以在本穴处找瘀络点刺放血，也可以用毫针刺；解穴有与足三重穴的作用功效，具有很强的调理气血作用，因此用解穴也能治疗外伤后的疼痛，但仅对新病患者治疗效果好，病程时间长的患者本穴其效则不佳。

第四节　乳痈

乳痈是指以乳房结块肿痛、乳汁排出不畅，以致结脓成痈为主症的乳房疾病。一般多发生于产后 3~4 周的哺乳期妇女，尤以初产妇为多见，故又称"产后乳痈"。还有"吹乳""妒乳""乳毒""乳疯"等称谓。中医学认为，本病的发生多因过食厚味，胃经积热；初产妇人精神紧张，情志不遂，肝气郁结，或忧思恼怒，肝经郁火；或乳头皮肤破损，外邪火毒侵入乳房等，导致乳房脉络不通，排乳不畅，郁热火毒与积热互凝，从而结成痈。

本病相当于现代医学中的急性乳腺炎。现代医学认为，本病多由于婴儿吸吮时损伤了乳头，细菌经伤口通过乳腺管侵入乳腺小叶，或经淋巴入侵乳腺小叶的间质组织而形成的急性炎症。

现代医学主要以抗生素治疗为主，通过针灸临床来看，如果及时合理地运用针灸调理，则有很好疗效，一般 1~3 次即可达到治疗目的。

◈董氏奇穴用穴方案◈

1. 足三重穴或外三关穴

穴位定位：

（1）足三重穴：在外踝尖直上 3 寸，向前横开 1 寸处取穴，为一重穴；在一重穴直上 2 寸处取二重穴；在二重穴直上 2 寸为三重穴。

（2）外三关穴：在外踝尖与膝盖外侧高骨（腓骨小头）连线中点一穴，中点与该高骨之中点又一穴，中点与外踝之中点又一穴，共三穴。

操作方法：双侧取穴，常规消毒，足三重三穴分别直刺 1.2 寸，外三关三穴分别直刺 1 寸。每次留针 30 分钟，每日 1 次。

2. 肩中穴、指驷马穴

穴位定位：

（1）肩中穴：在上臂肱骨外侧，于肩骨缝向下 2.5 寸中央处取穴。

（2）指驷马穴：食指背第 2 节中央线外开（偏向尺侧）2 分之中央点一穴，距上横纹 1/4 处一穴，距下横纹 1/4 处一穴，共三穴。

操作方法：双侧取穴，常规消毒，肩中穴直刺 1 寸，指驷马穴贴骨直刺 0.5 分。每次留针 20~30 分钟，每日 1 次。

3. 分枝上穴、分枝下穴

穴位定位：

（1）分枝上穴：在肩峰突起后侧直下腋缝中，当肩胛关节之下缘 1 寸处取穴。

（2）分枝下穴：在分枝上穴之直下 1 寸处再向内横开 5 分处取穴。

操作方法：双侧取穴，常规消毒，二穴分别直刺 1 寸。每次留针 20 分钟，每日 1 次。

4. 四花中穴、四花外穴（点刺放血）

穴位定位：

（1）四花中穴：在四花上穴直下 4.5 寸处取穴。

（2）四花外穴：在四花中穴向外横开 1.5 寸处取穴。

操作方法：患侧取穴，常规消毒，在其穴区找瘀络点刺，使其瘀血尽出，隔天 1 次。

5. 制污穴（点刺放血）

穴位定位：在大指背第 1 节中央线上。

操作方法：患侧取穴，常规消毒，在其指背找瘀络点刺出血，隔日 1 次。

◆ 传统经典用穴方案 ◆

（一）刺血

肩胛区反应点点刺放血，天宗穴或肩井穴，少泽穴

穴位定位：

（1）天宗穴：在肩胛区，肩胛冈中点与肩胛骨下角连线上 1/3 与下 2/3 交点凹陷中。

（2）肩井穴：在肩胛区，第 7 颈椎棘突与肩峰最外侧点连线的中点。

（3）少泽穴：在小指末节尺侧，指甲根角侧上方 0.1 寸。

操作方法：肩胛区反应点的运用，可在患侧肩胛区寻找其反应点（如米粒大小红色疹点，压之不褪色），用一次性刺血针点刺，然后挤捏出血即可；天宗穴与肩井穴常是本病的反应点，可在穴区点刺，然后加拔罐使之出血；也可在少泽穴点刺，用手挤捏出血。

（二）毫针

梁丘穴、膻中穴、期门穴、乳根穴

穴位定位：

（1）梁丘穴：在股前区，髌底上 2 寸，股外侧肌与股直肌腱之间。

（2）膻中穴：在胸部，横平第 4 肋间隙，前正中线上。

（3）期门穴：在胸部，第 6 肋间隙，前正中线旁开 4 寸。

（4）乳根穴：在胸部，第 5 肋间隙，前正中线旁开 4 寸。

操作方法：双侧取穴，常规消毒，诸穴常规针刺。每次留针 30 分钟，每日 1 次。

◆ 注解 ◆

急性乳腺炎在临床十分常见，西医治疗主要以抗生素为主，多数患者发生在哺乳期，因服用药物后限制了哺乳，所以西医治疗非常受限。针灸治疗不但有很好的作用，且对哺乳没有任何影响。传统针灸非常主张刺血治疗，刺血可有多个部位用穴，临床常用肩井穴、天宗穴、患侧乳房瘀络及患侧井穴等，均有很好的作用。笔者在临床主要以患侧的肩胛区找反应点挑刺治疗，一般患者在患侧肩胛区有大如小米粒的红色斑点，指压不褪色，稀疏散在其反应点多在膏肓部位，用一次性刺血针头将其挑刺。董氏奇穴也可以在四花中穴、四花外穴找瘀络点刺放血。

足三重穴对乳腺疾病具有特效作用，本穴有活血化瘀之效，对乳腺炎、乳腺增生、乳腺结节均有良好的治效，是董氏奇穴治疗乳腺疾病的要穴。外三关穴具有清热解毒之效，所以对乳腺炎也有很好的治疗功效，可以与足三重穴交替用针，也可以单独用穴。

第五节　乳癖

乳癖是指妇女乳房部常见的慢性良性肿块，以乳房肿块和胀痛为主症，与月经周期、情绪变化有明显关系，称之为"乳癖"。又称"乳痰""乳核""乳痞""奶癖""乳粟"等。中医认为，本病的发生多由内伤七情，肝、脾、肾功能失常，冲任失调，气结血瘀、痰凝郁聚于乳房所致，其中肝郁是病机的关键。常见于中青年妇女，发病率甚高，占乳房疾病的 75% 左右，是临床上最常见的乳房疾病。

本病与现代医学中的乳腺小叶增生、乳房囊性增生、乳房纤维腺瘤等疾病相类似。

本病为临床常见疾病，但目前现代医学尚无有效的方法，一般治疗较为棘手，通过长期的针灸临床来看，针灸对本病有确实的作用，一般通过 2~3 个月经周期的治疗即能达到有效的调整，使症状消失或基本消失。

董氏奇穴用穴方案

1. 指三重穴或足三重穴

穴位定位：

（1）指三重穴：在无名指指背中节中央线外开（偏向尺侧）2 分中点一穴，距上横纹 1/4 处一穴，距下横纹 1/4 处一穴，共三穴。

（2）足三重穴：在外踝尖直上 3 寸，向前横开 1 寸处取穴，为一重穴；在一重穴直上 2 寸处取二重穴；在二重穴直上 2 寸为三重穴。

操作方法：健侧取穴，常规消毒，指三重穴贴骨直刺 0.5 分，足三重三穴分别直刺 1.2 寸。每次留针 30 分钟，每日 1 次。

2. 足驷马穴（驷马中穴、驷马上穴、驷马下穴）

穴位定位：

（1）驷马中穴：直立，两手下垂，中指尖所至之处再向前横开 3 寸处取穴。

（2）驷马上穴：在驷马中穴直上 2 寸处取穴。

（3）驷马下穴：在驷马中穴直下 2 寸处取穴。

操作方法：健侧取穴，常规消毒，三穴分别直刺 1.5 寸。每次留针 30 分钟，每日 1 次。

3. 通关穴、通山穴、通天穴

穴位定位：

（1）通关穴：在大腿正中央线之股骨上，距膝盖横纹上 5 寸处取穴。

（2）通山穴：在大腿正中线之股骨上，距通关穴 2 寸处取穴。

（3）通天穴：在大腿正中线之股骨上，距通山穴 2 寸处取穴。

操作方法：健侧取穴，常规消毒，通关穴直刺 0.5 寸，通山穴、通天穴分别直刺 0.8 寸。每次留针 30 分钟，每日 1 次。

4. 四花上穴、门金穴

穴位定位：

（1）四花上穴：外膝眼之下方 3 寸，在胫骨前肌与趾长伸肌起始部之间凹陷中取穴。

（2）门金穴：在第 2 跖骨与第 3 跖骨连接部之前凹陷中取穴。

操作方法：双侧取穴，常规消毒，四花上穴直刺 1.5 寸，门金穴直刺 0.8 寸。每次留针 30 分钟，每日 1 次。

5. 四花中穴、四花副穴

穴位定位：

（1）四花中穴：在四花上穴直下 4.5 寸处取穴。

（2）四花副穴：在四花中穴直下 2.5 寸处取穴。

操作方法：患侧取穴，于穴位瘀络点刺放血，使瘀血尽出，每周 2 次。

❀ 传统经典用穴方案 ❀

郄门穴、合谷穴、太冲穴、内关穴、膻中穴、期门穴

穴位定位：

（1）郄门穴：在前臂前区，腕掌侧远端横纹上 5 寸，掌长肌腱与桡侧腕屈肌腱之间。

（2）合谷穴：在手背，第 2 掌骨桡侧的中点。

（3）太冲穴：在足背，第 1、第 2 跖骨间，跖骨底结合部前方凹陷中，或触及动脉搏动。

（4）内关穴：在前臂前区，腕掌侧远端横纹上 2 寸，掌长肌腱与桡侧腕屈肌腱之间。

（5）膻中穴：在胸部，横平第 4 肋间隙，前正中线上。

（6）期门穴：在胸部，第 6 肋间隙，前正中线旁开 4 寸。

操作方法：双侧取穴，常规消毒，诸穴均常规刺，于月经周期前 5~7 天至月经来潮施治为佳。每次留针 30 分钟，每日或隔日 1 次。

❊ 注解 ❊

本病在传统针灸治疗中非常重视局部的用穴，如膻中穴、期门穴、乳根穴等穴，远端用穴多以肝经与阳明经的穴位为常用，本病的发生与肝郁气滞有重要的关系，肝郁是病机的关键，所以多以疏肝解郁的穴位为常用，如太冲穴、内关穴等，另根据经络循行理论，足阳明胃经过乳房，中医学认为，乳体属胃，所以足阳明胃经的穴位也是常用之穴，如足三里穴、人迎穴、梁丘穴等。董氏用穴的思想也没有离开这两点，三重穴的特性就是活血化瘀。因此，三重穴治疗乳腺增生就是常用的要穴，临床所用具有很好的实效性。通关穴、通山穴、通天穴处于足阳明胃经的位置，胃经过乳房，且多血多气，故常取用，若与足三重穴合用，疗效更佳。足驷马穴也处于足阳明胃经，作用于胸肺，调理气血作用甚佳，能有效地调节胸部之气血，故对乳腺疾病有很好的调节作用，不仅用于乳腺增生的治疗，还能起到丰乳之效，可见足驷马穴对乳房有着特效作用。四花上穴与门金穴也处于足阳明胃经之上，四花上穴与足三里穴相近，具有调理阳明经之气血的作用；门金穴与陷谷穴相近，陷谷穴为输穴，具有通经止痛的作用。二穴合用对乳腺增生故具有极佳的疗效。

在治疗时一定抓住治疗时机，一般选择在月经前 1 周左右开始治疗，至月经来潮，这种掌握时机治疗有事半功倍之效，抓住治疗时机则能明显提高治疗效果，临证时务必注意。一般经过 2~3 个月经周期的治疗即可达到治愈及基本治愈目的。

传统针灸治疗本病常以乳房局部用穴为主，笔在传统针灸治疗时不仅远端用穴，也常配合局部用穴，如膻中穴、期门穴、乳根穴等相关穴位治疗乳腺疾病也有很好的疗效。笔者在目前临床治疗中，也常与传统针灸局部穴位配合运用，疗效更著。

第六节　腹痛

腹痛是指胃脘以下，耻骨毛际以上部位发生的疼痛症状而言，在临床所指的腹痛一般多指脐周围部位的腹部疼痛。而在本篇中所指的是广泛性腹痛，是整个腹部所引起的疼痛性疾病，分为大腹和小腹两个部位的疼痛，其病症涉及的范围较广，大腹痛多为脾胃大小肠疾病，小腹痛多属于厥阴肝经及冲、任之病。为了临床便于诊断及治疗，根据疼痛的具体部位和其临床特点又进一步分为胁腹痛、胃脘痛、脐腹痛、小腹痛、少腹痛几种，临床诊病应当相鉴别，下面将其各种腹痛鉴别诊断与治疗分析如下。

一、胁腹痛

胁腹痛是指胁肋部疼痛并牵及腹部疼痛的临床症状。《甲乙经》载："胆胀者，胁下痛胀。"《素问·脏气法时论篇》载："肝病者，两胁下痛引少腹，令人善怒。"皆是描述胁腹痛的疾病，可见，导致胁腹痛的主要原因是肝胆疾患。肝胆居于胁下，其经脉挟胃而布于两胁，《灵枢·经脉》载："肝足厥阴之脉……挟胃，属肝，络胆；上贯膈，布胁肋。"肝主疏泄，由于情志失调，气机郁结，肝失调达，则气血阻于脉络而成胁腹痛。

胁腹痛主要见于肝胆所致的功能性及器质性疾患，如器质性疾病中的肝炎、肝硬化、肝癌、胆囊炎、胆结石及功能性的肝郁气滞性疾病等。

◈ 董氏奇穴用穴方案 ◈

1. 上三黄穴（明黄穴、天黄穴、其黄穴）

穴位定位：

（1）明黄穴：在大腿内侧前后上下中央点处取穴。

（2）天黄穴：在明黄穴直上3寸处取穴。

（3）其黄穴：在明黄穴直下3寸处取穴。

操作方法：双侧取穴，常规消毒，三穴分别直刺1.5寸。每次留针30分钟，每日 1 次。

2. 足三重穴（一重穴、二重穴、三重穴）

穴位定位：在外踝尖直上 3 寸，向前横开 1 寸处取穴，为一重穴；在一重穴直上 2 寸处取二重穴；在二重穴直上 2 寸为三重穴。

操作方法：双侧取穴，常规消毒，三穴分别直刺 1.2 寸。每次留针 30 分钟，每日 1 次。

3. 上白穴

穴位定位：在手的背面，食指与中指叉骨之间，距指骨与掌骨结合处下 5 分处取穴。

操作方法：双侧取穴，常规消毒，直刺 0.8 寸。每次留针 30 分钟，每日 1 次。

4. 足驷马穴（驷马中穴、驷马上穴、驷马下穴）或指驷马穴

穴位定位：

（1）驷马中穴：直立，两手下垂，中指尖所至之处再向前横开 3 寸处取穴。

（2）驷马上穴：在驷马中穴直上 2 寸处取穴。

（3）驷马下穴：在驷马中穴直下 2 寸处取穴。

（4）指驷马穴：食指背第 2 节中央线外开（偏向尺侧）2 分之中央点一穴，距上横纹 1/4 处一穴，距下横纹 1/4 处一穴，共三穴。

操作方法：双侧取穴，常规消毒，足驷马三穴分别直刺 1.5 寸，指驷马穴紧贴指骨缘直刺 0.5 分。每次留针 30 分钟，每日 1 次。

5. 火串穴、火陵穴、火山穴

穴位定位：

（1）火串穴：在手背腕横纹后 3 寸，两筋骨间凹陷中取穴。

（2）火陵穴：距火串穴 2 寸（距腕横纹 5 寸）处取穴。

（3）火山穴：距火陵穴 1.5 寸（距手腕横纹 6.5 寸）处取穴。

操作方法：健侧取穴或左右交替取穴，常规消毒，三穴分别直刺 0.5 寸。每次留针 30 分钟，每日 1 次。

❀ **注解** ❀

上三黄穴作用于肝，是治疗一切肝经疾病要穴，不管实质性的疾病，如肝炎、肝硬化，或功能性的，如肝气郁结而致的疾病皆有很好的疗效，所以本穴组用于肝郁气滞及肝脏器质性疾病而致的胁腹痛具有显著的疗效；足三重穴具有活血化瘀、破气行血的作用，破气行气以化痰瘀，行血以活血破血，为活血化瘀重要穴组，能治疗一切瘀滞之疾，对瘀滞而致的胁腹痛可以治疗；足驷马穴与指驷马穴均作用于肺，为理气的要穴，其穴在肌肉肥厚之处，且在阳明经，所以调理气血作用甚佳，通过调气理气而使气行，故疼痛而止；火串穴、火陵穴、火山穴均在手少阳，手少阳与足少阳是同名经，同名经同气相求，可调理胆经循行之胁腹痛，三焦通行诸气，故通气行气的作用极强，因此三穴治疗胁腹痛故具特效。

二、胃脘痛

胃脘痛是以上腹胃脘部近心窝处疼痛为主症的病证，又称为胃痛，古人统称为"心痛""心下痛"，但与"真心痛""厥心痛"有别。胃脘痛可见于多种西医学中的胃部疾病，如胃痉挛、胃神经官能症、慢性胃炎、消化性溃疡等消化系统疾病。中医学认为，本病的发生主要有寒邪犯胃、饮食伤胃、情志不畅和脾胃虚弱等而致。

❦ 董氏奇穴用穴方案 ❦

1. 门金穴

穴位定位：在第 2 与第 3 跖骨连接部之前凹陷中取穴。

操作方法：双侧取穴，常规消毒，直刺 0.8 寸。每次留针 30 分钟，每日 1 次。

2. 四花上穴、四花中穴

穴位定位：

（1）四花上穴：外膝眼之下方 3 寸，在胫骨前肌与趾长伸肌起始部之间凹陷中取穴。

（2）四花中穴：在四花上穴直下 4.5 寸处取穴。

操作方法：双侧取穴，常规消毒，二穴直刺 2 寸。每次留针 30 分钟，每日 1 次。

3. 土水穴

穴位定位：在拇指第 1 掌骨之内侧，距该掌骨小头 1 寸处一穴，后 5 分处一穴，再后 5 分处一穴，共三穴。

操作方法：双侧取穴或左右交替取穴，常规消毒直刺 0.3 寸。每次留针 30 分钟，每日 1 次。

4. 通胃穴、通关穴、通山穴

穴位定位：

（1）通胃穴：在通肾穴直上 2 寸处取穴。

（2）通关穴：在大腿正中央线之股骨上，距膝盖横纹上 5 寸处取穴。

（3）通山穴：在大腿正中线之股骨上，距通关穴 2 寸处取穴。

操作方法：双侧取穴，常规消毒，通胃穴直刺 1 寸，通关穴、通山穴分别直刺 0.5 寸。每次留针 30 分钟，每日 1 次。

5. 花骨四穴

穴位定位：在足底第 4 跖骨与第 5 跖骨之间，距趾间叉口 1.5 寸处取穴。

操作方法：双侧取穴，常规消毒，直刺 0.8 寸。每次留针 20~30 分钟，每日 1 次。

6. 四花中穴、四花副穴（点刺放血）

穴位定位：

（1）四花中穴：在四花上穴直下 4.5 寸处取穴。

（2）四花副穴：在四花中穴直下 2.5 寸处取穴。

操作方法：双侧取穴，常规消毒，于其穴处之瘀络点刺，使瘀血尽出，每周 2 次。

传统经典用穴方案

足三里穴、中脘穴、内关穴

穴位定位：

（1）足三里穴：在小腿外侧，犊鼻下 3 寸，胫骨前嵴外 1 横指处，犊鼻与解溪连线上。

（2）中脘穴：在上腹部，脐中上 4 寸，前正中线上。

（3）内关穴：在前臂前区，腕掌侧远端横纹上 2 寸，掌长肌腱与桡侧腕屈肌腱之间。

操作方法：双侧取穴，常规消毒，诸穴均常规针刺。每次留针 30 分钟，每日或隔日 1 次。

注解

门金穴与传统针灸之陷谷穴相近，陷谷穴为足阳明胃经之输穴，"输主体重节痛"，因此能治疗胃痛。在五行中属木，为土经之木穴，有疏肝和胃的作用，对胃痛、胃胀、腹泻有很好的功效；四花穴组均处于足阳明胃经上，作用极为广泛，用于治疗各种胃病。四花上穴近于足三里穴，四花中穴在上、下巨虚之间，二穴倒马治疗胃痛具有确实的作用。董师言之四花中穴、四花副穴合用刺出黑血治疗胃痛特效，无论急慢性疼痛皆有立竿见影之效。在四花中穴、四花副穴找瘀络点刺放血后再在四花上穴与四花中穴毫针治疗，可有极佳的疗效，尤其各种慢性之胃痛，在此处找瘀络点刺放血有很好的疗效，一般的慢性胃病先在此区域点刺放血，再配合毫针刺就有很好的疗效；通胃穴则是与胃相应之意，能治疗胃病，可仅用本穴就能治疗各种胃病。通关穴、通山穴在足阳明胃经上，经络所行，主治所及，所以也就能治疗胃病；花骨四穴在董师的原著中之主治为胃痛，但在足底针刺不便，加之足底部角质层较厚，故一般情况下不用。

传统针灸很注重腹部用穴，如中脘穴、梁门穴、下脘穴、上脘穴等，另外足三里穴、内关穴则是基本常用穴。

三、脐腹痛

脐腹痛是指脐周围部位的腹部疼痛。早在《黄帝内经》中称为"环脐而痛"。在《伤寒论》和《金匮要略》中称为"绕脐痛"，还有的称之为"当脐痛"，现代多称为脐腹痛。应当与小腹痛和少腹痛相鉴别，疼痛部位不同，痛于脐周者，称为脐腹痛；痛在脐下者，称为小腹痛；痛于脐下两侧者，称为少腹痛。脐腹痛多见于肠道疾病，如《灵枢·邪气脏腑病形》载："大肠病者，肠中切痛，冬日重感于寒即泄，当脐而痛，不能久立，与胃同候，取巨虚上廉。"可见早在《黄帝内经》中已对本病有着明确的认识，强调了正确诊断疾病的重要性，因此在临床施治时应先明确的诊病是关键。

董氏奇穴用穴方案

1. 四花下穴、腑肠穴

穴位定位：

（1）四花下穴：在四花副穴直下 2.5 寸处取穴。

（2）腑肠穴：在四花下穴直上 1.5 寸处取穴。

操作方法：双侧取穴，常规消毒，二穴分别直刺 0.8 寸。每次留针 30~40 分钟，每日 1 次。

2. 肠门穴、肝门穴

穴位定位：

（1）肠门穴：在尺骨内侧与肌腱之间，距豌豆骨 3 寸处取穴。

（2）肝门穴：在尺骨内侧，距豌豆骨 6 寸处取穴。

操作方法：双侧取穴，常规消毒，针刺时其针体应于皮肤呈 30°向上斜刺 0.5 寸。每次留针 30 分钟，每日 1 次。

3. 足千金穴、足五金穴

穴位定位：

（1）足千金穴：在腓骨前缘，即侧下三里穴向后横开 5 分再直下 2 寸处取穴。

（2）足五金穴：在腓骨前缘，即足千金穴直下 2 寸处取穴。

操作方法：双侧取穴，常规消毒，二穴分别直刺 1 寸。每次留针 30~40 分钟，每日 1 次。

4. 门金穴

穴位定位：在第 2 与第 3 跖骨连接部之前凹陷中取穴。

操作方法：双侧取穴，常规消毒，直刺 0.8 寸。每次留针 30 分钟，每日 1 次。

5. 四花中穴、四花外穴（点刺放血）

穴位定位：

（1）四花中穴：在四花上穴直下 4.5 寸处取穴。

（2）四花外穴：在四花中穴向外横开 1.5 寸处取穴。

操作方法：双侧取穴，常规消毒，在其穴区找瘀络点刺，使瘀血尽出，每周 2 次。

传统经典用穴方案

天枢穴、上巨虚穴、足三里穴

穴位定位：

（1）天枢穴：在腹部，横平脐中，前正中线旁开 2 寸。

（2）上巨虚：在小腿外侧，犊鼻下 6 寸，犊鼻与解溪连线上。

（3）足三里穴：在小腿外侧，犊鼻下 3 寸，胫骨前嵴外 1 横指处，犊鼻与解溪连线上。

操作方法：双侧取穴，常规消毒，诸穴均常规针刺。每次留针 30~40 分钟，每日 1 次。

◈注解◈

四花下穴与腑肠穴处于足阳明胃经上，就四花穴组各穴所处的位置从全息对应来看，四花下穴与腑肠穴处于下焦，对应于肠腑。在生理功能上，胃与大肠有密切关系，经过胃腐熟消化的食物，其糟粕经大肠传导于体外，所以大肠的下合穴就是足阳明胃经上的上巨虚。因此，大肠的病变就可以在胃经上取穴，四花下穴与腑肠穴均在足阳明胃经上，无论从全息还是从经络理论看，二穴对肠腑病是对症的选择；肠门穴顾名思义对治疗各种肠道疾病有效，肠门穴与肝门穴及心门穴同时并论，三穴分别处于上臂的下焦、中焦、上焦，肠门穴在下焦，应于肠腑，故治疗肠道疾病非常有效，常与肝门穴倒马针配用加强其治疗功效。临床若与足千金穴、足五金穴配用其效更佳；门金穴对肠道疾病具有特效作用，无论腹痛、腹胀、腹泻皆效，尤其急性肠胃炎引起的腹痛极为特效，是首选之穴位。

四、小腹痛

小腹痛又称为下腹痛，俗称为小肚子痛。是指脐下小腹正中的疼痛病症。其病名最早见于《素问·脏气法时论》中。此处的疼痛多与膀胱、前列腺、子宫疾病有关，因此临床应当据此考虑。辨证少腹痛是指小腹两侧疼痛性疾病，《医学从众录·心痛续论》载："小腹两旁谓之少腹。"也称为小腹痛，最早见于《素问·五常政大论》中。少腹痛常见于现代医学中的疝气、输尿管结石、肠道疾病、男女生殖系统疾病及功能性腹痛等。在临床实际中少腹痛常与下腹痛难以截然分开，临床常相互并见，因此一并论述。

◈董氏奇穴用穴方案◈

1. 下三皇穴（天皇穴、地皇穴、人皇穴）

穴位定位：

（1）天皇穴：在胫骨头之内侧凹陷中，距膝关节 2.5 寸处取穴。

（2）地皇穴：在胫骨内侧后缘，在内踝 7 寸处取穴。

（3）人皇穴：在胫骨之内侧后缘，在内踝上 3 寸处取穴。

操作方法：双侧取穴，常规消毒，天皇穴直刺 0.8 寸，地皇穴针刺时针与皮肤呈 45°刺入，针刺 1.5 寸，人皇穴直刺 1 寸。每次留针 30~40 分钟，每日 1 次。

2. 姐妹一穴、姐妹二穴、姐妹三穴

穴位定位：

（1）姐妹一穴：在通山穴向里横开 1 寸后直上 1 寸处取穴。

（2）姐妹二穴：在姐妹一穴直上 2.5 寸处取穴。

（3）姐妹三穴：在姐妹二穴直上 2.5 寸处取穴。

操作方法：双侧取穴，常规消毒，三穴分别直刺 1.5 寸。每次留针 30~40 分钟，每日 1 次。

3. 马金水穴、马快水穴

穴位定位：

（1）马金水穴：在外眼角直下至颧骨下缘 1.5 分凹陷处取穴。

（2）马快水穴：在马金水之直下 4 分，约与鼻下缘平齐处取穴。

操作方法：双侧取穴，常规消毒，二穴分别直刺 0.3 寸。每次留针 30 分钟，每日 1 次。

4. 灵骨穴

穴位定位：在手背面的食指与拇指叉骨间，第 1 与第 2 掌骨结合处取穴。

5. 妇科穴、还巢穴

穴位定位：

（1）妇科穴：在大指背第 1 节之中央线外开（偏向尺侧）3 分，距上横纹 1/3 处一穴，距下横纹 1/3 处一穴，共二穴。

（2）还巢穴：在无名指中节外侧（偏向尺侧）正中央点取穴。

操作方法：常规消毒，二穴左右交替用针，二穴分别直刺 0.2 寸。每次留针 30 分钟，每日 1 次。

6. 火主穴或火硬穴

穴位定位：

（1）火主穴：在足背，第 1 与第 2 跖骨连接部之直前凹陷中，即距火硬穴 1 寸处取穴。

（2）火硬穴：在第 1 与第 2 跖骨之间，距跖骨与趾骨关节 5 分处取穴。

操作方法：双侧取穴，常规消毒，二穴分别直刺 0.8 寸。每次留针 30 分钟，每日 1 次。

7. 腑巢二十三穴（点刺放血）

穴位定位：肚脐直上 1 寸一穴，共二穴；肚脐每下 1 寸一穴，共五穴；肚脐旁开 1 寸一穴，其上一穴，其下二穴（共四穴，两边共八穴）；肚脐旁开 2 寸一穴，其上一穴，其下二穴（共四穴，两边共八穴），总共二十三穴。

操作方法：常规消毒，一般以肚脐中心上下左右各一穴为常用，若病情较重者可以向外延伸加用穴位。

8. 四花中穴、四花外穴（点刺放血）

穴位定位：

（1）四花中穴：在四花上穴直下 4.5 寸处取穴。

（2）四花外穴：在四花中穴向外横开 1.5 寸处取穴。

操作方法：双侧取穴，常规消毒，在穴位瘀络处点刺，使瘀血尽出，每周 2 次。

传统经典用穴方案

三阴交穴、关元穴、中极穴、气海穴

穴位定位：

（1）三阴交穴：在小腿内侧，内踝尖上 3 寸，胫骨内侧缘后际。

（2）关元穴：在下腹部，脐中下 3 寸，前正中线上。

（3）中极穴：在下腹部，脐中下 4 寸，前正中线上。

（4）气海穴：在下腹部，其中下 1.5 寸，前正中线上。

操作方法：常规消毒，诸穴常规针刺。每次留针 30~40 分钟，每日 1 次。

注解

下三皇穴合用为健脾补肾第一组合，具有脾、肝、肾并治的功效。三皇穴并用是治疗泌尿系统、生殖系统、消化系统及妇科疾病的要穴，疗效甚佳，这些疾病常表现在小腹或少腹部的疼痛，针对这些小腹所产生的问题本穴组能够针对性地解决，故是小腹痛的常用首选穴位；姐妹穴组所处的位置在脾经上，脾经行于足之阴前侧，行下腹，经任脉之中极穴、关元穴，根据经络所行，主治所及，能治疗小腹疾病，本穴组是治疗妇科病之要穴组，所以主要用于妇科疾患而致的小腹痛；马快水穴针对于膀胱疾患，可治疗膀胱炎、膀胱结石及小便频数，具有特效作用。马快水穴在马金水穴下 4 分，两穴倒马并用，其效更佳；灵骨穴具有温阳补气之效，可治疗阳虚小便多，若用灵骨穴配肾关穴治疗尿频及小便不利具有较好的疗效；妇科穴与还巢穴是妇科诸疾之要穴，凡妇科疾病均可以运用本穴；火主穴与火硬穴均在足厥阴肝经上，火主穴近于太冲，火硬穴近于行间，足厥阴肝经"循股阴，入毛中，环阴器，抵小腹"，因此肝经是治疗生殖系统之主要经脉，火主穴与火硬穴在其主治中可治疗子宫炎、子宫瘤，用二穴可治疗男女生殖而致的少腹及小腹痛。对于输尿管结石而致的疼痛还有专门的篇章论述，因此这一部分治疗内容当参照其他相关具体章节。

第七节 急性肠胃炎

急性肠胃炎属于西医之病名，归属于祖国医学中"霍乱"之范畴。中医学中对此记载甚早，最早的医学巨著《黄帝内经》中已有相关记载，如《灵枢·五乱篇》载："经脉十二者……相逆则乱……乱于肠，则为霍乱。"中医认为本病因饮食不慎，邪秽阻滞于中焦，清浊相干，壅塞气机所致。

急性肠胃炎是常见病、多发病，尤以夏秋季节为多发。主要症状以脘腹部疼痛、腹胀、腹泻和呕吐为主要表现。严重者可伴有高热、头痛等全身症状。本病在中医针灸中积累了极为丰富的临床经验，尤其在民间可有多种实用简单的方法能够有效处理。董氏奇穴与传统针灸结合具有简单实效的特点。

《董氏奇穴用穴方案》

1. 四花上穴、腑肠穴

穴位定位：

（1）四花上穴：外膝眼之下方 3 寸，在胫骨前肌与趾长伸肌起始部之间凹陷中取穴。

（2）腑肠穴：在四花下穴直上 1.5 寸处取穴。

操作方法：双侧取穴，常规消毒，二穴分别直刺 0.8 寸。每次留针 30~40 分钟，每日 1 次。

2. 肠门穴、肝门穴、门金穴

穴位定位：

（1）肠门穴：在尺骨内侧与肌腱之间，距豌豆骨 3 寸处取穴。

（2）肝门穴：在尺骨内侧，距豌豆骨 6 寸处取穴。

（3）门金穴：在第 2 与第 3 跖骨连接部之前凹陷中取穴。

操作方法：双侧取穴，常规消毒，肠门穴、肝门穴针刺时其针体应于皮肤呈 30°向上斜刺 0.5 寸，门金穴直刺 0.8 寸。每次留针 30 分钟，每日 1 次。

3. 足千金穴、足五金穴

穴位定位：

（1）足千金穴：在腓骨前缘，即侧下三里穴向后横开 5 分再直下 2 寸处取穴。

（2）足五金穴：在腓骨前缘，即足千金穴直下 2 寸处取穴。

操作方法：双侧取穴，常规消毒，二穴分别直刺 1 寸。每次留针 30～40 分钟，每日 1 次。

4. 四花中穴、四花外穴、四花副穴（点刺放血）

穴位定位：

（1）四花中穴：在四花上穴直下 4.5 寸处取穴。

（2）四花外穴：在四花中穴向外横开 1.5 寸处取穴。

（3）四花副穴：在四花中穴直下 2.5 寸处取穴。

操作方法：双侧取穴，常规消毒，在其穴区域找瘀络点刺，使瘀血尽出，隔日 1 次。

❖ 传统经典用穴方案 ❖

（一）刺血

委中穴配尺泽穴（点刺放血）

穴位定位：

（1）委中穴：在膝后区，腘横纹中点，当肱二头肌腱与半腱肌肌腱中间。

（2）尺泽穴：在肘区，肘横纹上，肱二头肌桡侧缘凹陷中。

操作方法：双侧取穴，常规消毒，于穴位处找瘀络点刺，使其出血，每穴可出血 2～3mL 为宜。

（二）毫针

天枢穴、中脘穴、足三里穴、内关穴、公孙穴

穴位定位：

（1）天枢穴：在腹部，横平脐中，前正中线旁开 2 寸。

（2）中脘穴：在上腹部，脐中上 4 寸，前正中线上。

（3）足三里穴：在小腿外侧，犊鼻下 3 寸，胫骨前嵴外 1 横指处，犊鼻与解溪连线上。

（4）内关穴：在前臂前区，腕掌侧远端横纹上 2 寸，掌长肌腱与桡侧腕屈肌腱之间。

（5）公孙穴：在跖区，第 1 跖骨底的前下缘赤白肉际处。

操作方法：双侧取穴，常规消毒，诸穴常规针刺。每次留针 30 分钟，每日 1 次。

❧ 注解 ❧

急性肠胃炎发病急，症状重，需要迅速处理，传统针灸非常重用刺血疗法，临床以委中穴配尺泽穴最为常用，疗效极佳，一般均有立竿见影之效，委中对急性腹泻有特效，尺泽对急性呕吐有特效，均在二穴处瘀络点刺放血为用。笔者在临床曾以本法治疗多例患者具有显著疗效。如笔者所治一患者，因喝凉水及食用大量瓜果而致剧烈腹痛呕吐，继之出现腹泻。查体见上腹部和脐周均压痛，呕吐为不消化之酸臭食物，腹泻水样，明显腹胀，体温 36.7℃，苔薄白，脉沉细。取用一次性刺血针头点刺尺泽穴及委中穴之瘀络，血出后呕吐立缓，疼痛继而缓解，15 分钟后诸症即明显缓解。笔者在临床每遇到急性胃肠炎患者多数先在二穴刺血，再根据病情配用相关穴位毫针治疗。董氏奇穴中则以四花中穴、四花外穴找瘀络点刺放血最为常用，也具有特效。

四花上穴近于足三里穴，主治一切胃肠消化系统的疾病，是消化系统疾病之要穴，尤对胃腑疾患极效。腑肠穴在胃经上，就四花穴组来看，其穴处在下焦上，对应于肠腑，对肠炎、腹胀有显著疗效，针对腹泻极效。二穴合用对上吐下泻的肠胃炎故有很好的作用。若是腹泻严重可加配四花下穴，腹痛明显时再配门金穴。门金穴其主治用于肠炎、胃炎、腹部发胀及腹痛，这些症状均是急性肠胃炎的典型临床表现，所以对肠胃炎是最对症的用穴，既能止泻、止吐，也能止痛。肠门穴作用于肠，是治疗急性肠炎的特效穴，二穴合用有如桴鼓之效，笔者常以门金穴配肠门穴治疗急性胃肠炎。如笔者所治的一患者，因食用了变质的食物后出现呕吐、腹痛、腹泻等症状。检查：呈痛苦急性面容，呕吐不消化的食物，有酸味，大便水样，体温 37.9℃，上腹部压痛明显，能明显听到肠鸣，即针刺门金穴与肠门穴、肝门穴、天枢穴，针后症状逐渐缓解，20 分钟后自我感觉明显好转，留针 40 分钟，症状基本消失，仅感身体无力。

第八节　胆结石

胆结石为现代医学之病名，是指胆囊或胆道出现结石，并引起了胆道相应症状的疾病。根据结石所在部位，可分为胆囊结石、肝胆管内结石、胆总管结石等；根据结石的形状，分为块状结石、球状结石、泥沙样结石等。部分患者存在结石无任何相关临床症状，称为静止性结石，而大部分患者可有不同的相关症状，主要表现为右上腹疼痛、恶心、呕吐、寒战、黄疸等。可归属于中医学中的

"胁痛""黄疸""腹痛"之范畴。中医认为，本病多是因饮食不节、脾失健运，内生湿热，湿邪壅于肝胆，使肝胆失于疏泄，久之湿热蕴结成石，结石阻于胆道，更碍气机，使胆汁不得外溢，气血受阻而致疼痛。

西医学主要采取手术的方法施以治疗，手术疗法具有痛苦大、创伤大、后遗症多、费用高等不利因素，针灸疗法治疗胆结石具有确切的疗效，既有立时止痛之效，也有很好的排石之功，且无不良反应，一般患者经 3~7 次的治疗症状即可消失，因此针灸疗法可以作为胆石症保守治疗的一个重要方法。尤其董氏奇穴配合传统针灸用穴，其效另人满意。

❀ 董氏奇穴用穴方案 ❀

1. 火枝穴、火全穴、其黄穴

穴位定位：

（1）火枝穴：在其黄穴直上 1.5 寸处取穴。

（2）火全穴：在其黄穴下 1.5 寸处取穴。

（3）其黄穴：在明黄穴直下 3 寸处取穴。

操作方法：双侧取穴，常规消毒，三穴分别直刺 1.5 寸。每次留针 30~60 分钟，每日 1~2 次。

2. 木枝穴、中白穴、下白穴

穴位定位：

（1）木枝穴：在马金水穴向外上方斜开 1 寸。

（2）中白穴：在手背，当小指掌骨与无名指掌骨之间，距指骨与掌骨结合处下 5 分处取穴。

（3）下白穴：在手背，小指掌骨与无名指掌骨之间，距指骨与掌骨结合处下 1.5 寸处取穴。

操作方法：双侧取穴，常规消毒，木枝穴直刺 0.3 寸，中白穴与下白穴分别直刺 0.5 寸。每次留针 30~60 分钟，每日 1~2 次。

3. 中九里穴、水曲穴

穴位定位：

（1）中九里穴：直立，两手下垂，中指尖所至处取穴。

（2）水曲穴：在第 4 与第 5 跖骨底结合部的前方，循歧缝之间向上按压，压至尽处是穴。

操作方法：双侧取穴，常规消毒，中九里穴直刺 1.5 寸，水曲穴直刺 0.5

寸。每次留针 30~60 分钟，每日 1~2 次。

《 传统经典用穴方案 》

阳陵泉穴、胆囊穴、日月穴、期门穴、丘墟穴

穴位定位：

（1）阳陵泉穴：在小腿外侧，腓骨头前下方凹陷中。

（2）胆囊穴：在小腿外侧，腓骨小头直下 2 寸。

（3）日月穴：在胸部，第 7 肋间隙中，前正中线旁开 4 寸。

（4）期门穴：在胸部，第 6 肋间隙中，前正中线旁开 4 寸。

（5）丘墟穴：在踝区，外踝的前下方，趾长伸肌腱的外侧凹陷中。

操作方法：双侧取穴，常规消毒，注意日月穴与期门穴不可深刺直刺，宜向外斜刺，以免伤及脏器，余穴常规针刺。每次留针 30~40 分钟，每日 1~2 次。

《 注解 》

传统针灸治疗本病主要以上腹部穴位与胆经穴位配合运用，也具有较好的作用，在传统针灸中笔者常以巨阙穴、不容穴、期门穴、日月穴、阳陵泉穴、胆囊穴、丘墟穴、太冲穴等穴用之最多，临床疗效较为满意。通过长期的针灸临床来看，董氏奇穴与传统针灸配合运用更为有效。火枝穴、火全穴与其黄穴配用，董师言之能治结石止痛，这是董师临床经验，通过临床运用看，其止痛作用非常确实。木枝穴也是董师用于治疗胆结石的穴位，本穴不仅止痛，而且也能排石，配用中白穴、下白穴其效更佳，下白穴治疗各种结石均有特效，无论胆结石还是肾结石皆效。如笔者所治疗的一名患者，女性，59 岁，胃脘疼痛十余年，曾于某院诊断为胆石症，本次疼痛发作 1 天来诊。检查：右上腹阵发性绞痛，呈痛苦状，体温 39.7℃，右上腹腹肌紧张，墨菲征阳性，黄疸明显。诊断为胆结石。即针刺木枝穴、中白穴、下白穴、阳陵泉穴、日月穴，针后施以强刺激泻法，针后 15 分钟，疼痛缓解，30 分钟后疼痛消失，继续留针 1 小时，共治疗 3 次，诸症消失。对于疼痛剧烈的患者施以手法要强，以泻法为用，留针时间宜长，对一次不能止痛的可反复针刺。以上所用就是董氏针灸配合传统针灸用穴的临床治疗，笔者在临床曾以这种"奇正"结合的方法治疗十几例胆结石患者，取效非常理想，值得临床推广运用。

第九节　胆囊炎

　　胆囊炎为西医之病名，根据发病形式分为急、慢性两种，是临床常见病，尤以肥胖者、中年女性发病率为高，急性发病与胆汁瘀滞和细菌感染密切相关；慢性胆囊炎一部分是急性胆囊炎迁延而成，约70%的患者伴有结石。属于中医学中的"胁痛""黄疸""胆胀""胃脘痛""腹痛"等范畴。中医认为，本病常因情志不舒，饮食不节或外邪侵袭，造成湿热内结，侵犯肝胆，肝胆失于疏泄，气结郁结不舒，气血运行障碍而致。主要表现为右上腹及右季胁部疼痛，并可向肩胛放射，常因饮食、劳累及情志因素而诱发或加剧，常伴有恶心呕吐、寒战发热，或见皮肤及巩膜黄染，尿少色黄，大便常秘结等症状。

　　通过长期临床来看，针灸治疗胆囊炎疗效是肯定的，无论急慢性胆囊炎均有较佳的疗效。急性胆囊炎一般一次治疗即可达到症状明显缓解，甚或完全缓解，经3~5次治疗，临床症状即可消失；慢性胆囊炎患者一般经5~7次的治疗能够明显缓解症状或症状消失，但慢性者易复发，发作后再继续针刺，仍然会有很好的疗效。可见本病针灸治疗是优势方法，值得临床推广运用。

◈董氏奇穴用穴方案◈

1. 火枝穴、火全穴、其黄穴

穴位定位：

（1）火枝穴：在其黄穴直上1.5寸处取穴。

（2）火全穴：在其黄穴下1.5寸处取穴。

（3）其黄穴：在明黄穴直下3寸处取穴。

操作方法：双侧取穴，常规消毒，三穴分别直刺1.5寸。每次留针30~40分钟，每日1次。

2. 木枝穴、胆穴

穴位定位：

（1）木枝穴：在马金水穴向外上方斜开1寸。

（2）胆穴：在中指背第1节两侧中点各一穴，共二穴。

操作方法：双侧取穴，常规消毒，木枝穴直刺0.3寸，胆穴紧贴指骨边缘进针0.5分。每次留针30~40分钟，每日1次。

3. 木炎穴、中九里穴

穴位定位：

（1）木炎穴：在掌面无名指第 2 节中央线外开（偏向尺侧）2 分，距上横纹 1/3 处一穴，距下横纹 1/3 处一穴，共二穴。

（2）中九里穴：直立，两手下垂，中指尖所至处取穴。

操作方法：双侧取穴，常规消毒，木炎穴紧贴骨缘针刺 0.5 分，中九里穴直刺 1.5 寸。每次留针 30~40 分钟，每日 1 次。

4. 木斗穴、木留穴

穴位定位：

（1）木斗穴：在第 3 与第 4 跖骨之间，距跖骨与趾骨关节 5 分处取穴。

（2）木留穴：在第 3 与第 4 跖骨连接部之直前凹陷中，距跖骨与趾骨关节 1.5 寸处取穴。

操作方法：双侧取穴，常规消毒，二穴分别直刺 0.5 寸。每次留针 30~40 分钟，每日 1 次。

5. 木穴、上三黄穴（明黄穴、天黄穴、其黄穴）

穴位定位：

（1）木穴：在食指第 1 节掌面内侧（即尺侧），距中央线 2 分之直线上，距上横纹 1/3 处一穴，距下横纹 1/3 处一穴，共二穴。

（2）明黄穴：在大腿内侧前后上下中央点处取穴。

（3）天黄穴：在明黄穴直上 3 寸处取穴。

（4）其黄穴：在明黄穴直下 3 寸处取穴。

操作方法：双侧取穴，常规消毒，木穴紧贴尺骨缘针刺 0.5 分，上三黄三穴分别直刺 1.5 寸。每次留针 30~40 分钟，每日 1 次。

❀ 传统经典用穴方案 ❀

阳陵泉穴、胆囊穴、日月穴、期门穴

穴位定位：

（1）阳陵泉穴：在小腿外侧，腓骨头前下方凹陷中。

（2）胆囊穴：在小腿外侧，腓骨小头直下 2 寸。

（3）日月穴：在胸部，第 7 肋间隙中，前正中线旁开 4 寸。

（4）期门穴：在胸部，第 6 肋间隙中，前正中线旁开 4 寸。

操作方法：双侧取穴，常规消毒，注意日月穴与期门穴不可深刺直刺，宜向外斜刺，以免伤及脏器，余穴常规刺。每次留针 30~40 分钟，每日 1~2 次。

注解

传统针灸治疗本病不仅辨病治疗，还要结合患者的病因辨证治疗，其治疗总原则一般是疏肝利胆、理气止痛。笔者在传统针灸临床常用的穴位有胆囊穴、阳陵泉穴、三阴交穴、肝俞穴、胆俞穴、至阳穴等相关穴位。

火枝穴、火全穴在其黄穴之上下，在肝经上，属肝之分支，肝胆相为表里，故能治疗胆病，董师言之火枝穴、火全穴配其黄穴倒马针治疗黄疸病、胆炎，三穴倒马运用治疗胆囊炎确有特效。笔者在临床以本穴组为主穴治疗多例急慢性胆囊炎患者，取效十分理想，如笔者所治疗的一名患者，女性，57 岁，右胁部剧烈疼痛伴呕吐 1 小时左右。患者素有慢性胆囊炎病史，曾反复急性发作过 3 次，今又突发上腹疼痛，疼痛难忍，翻滚呼叫。检查右上腹明显压痛，腹肌紧张，体温 39.2℃。舌质红，苔黄，脉弦数。西医诊断为慢性胆囊炎急性发作。中医诊断为胁痛。治疗取用火枝穴、火全穴、上三黄穴，加配传统针灸之胆囊穴与日月穴，针刺后十余分钟疼痛即有所缓解，患者已能忍受，留针 1 小时左右，仅感右上腹隐痛不适，体温下降，共治疗 4 次，诸症消失；木枝穴与胆穴均作用于胆，适宜于胆虚诸症，二穴配用可治疗各种胆病，无论胆结石还是胆囊炎皆效；木炎穴能治疗肝胆之病，木为肝，因木炎穴能治疗肝火上炎之病，所以名其为"木炎"，本穴对改善口苦、胁痛、易怒等肝胆火旺之症状具有显著疗效。中九里穴与风市穴相符，在胆经上，是治疗胆病重要穴位，二穴配合治疗胆病效果甚好；木斗、木留二穴因其功效作用于肝胆，所以均名之为木，二穴合用作用广泛，可用于治疗肝、胆、脾、胃诸病，尤其诸脏腑相互传遍互病时，二穴最为适宜，因此对慢性胆囊炎的治疗具有很好的作用。

第十节　肝炎

肝炎是病毒性肝炎之简称，为现代医学中的传染性疾病，分为甲型、乙型、丙型、丁型和戊型肝炎五种。在中医中无肝炎之病名，从本病急性期和慢性期各个阶段的临床表现，可归属于中医诸多病症中。如急性黄疸型肝炎归属于中医阳黄病范畴；急性无黄疸型肝炎属于胁痛范畴；肝炎病情危重者，属于急黄、瘟黄范畴；慢性肝硬化者，属于阴黄与癥结范畴；晚期肝硬化腹水，属于臌胀范畴。一般认为，急性肝炎多与阳黄相符，慢性肝炎多与阴黄相符，胁痛在急慢性肝炎中均可见到，癥结多与慢性肝炎、肝硬化相符；臌胀一般多见于肝硬化晚期的腹水。因此中医中的黄疸、胁痛、积聚、臌胀四证，可包括了肝炎病从急性期、慢性期至晚期的全过程。中医认为，本病主要因湿热内蕴中焦，脾胃运化阻滞，湿热之邪既可得之酒食过度，饮食不节，或情志不调，也可因于外受"热毒""天行疫毒"和"时行疫邪"而致。笔者在传统针灸治疗各种肝炎时常用的穴位有阳陵泉穴、阴陵泉穴、太冲穴、三阴交穴、肝俞穴、胆俞穴、脾俞穴、大椎穴、至阳穴、期门穴、中脘穴等，临床根据发病急慢性及阴黄、阳黄之特性等辨证组方用穴。

针灸治疗急慢性肝炎，具有诸多的优势性，是临床值得进一步深入研究大有发展前景的一种治疗方法。既有很好的治疗效果，又无药物不良反应。董氏奇穴在这一方面更具有一定优势性。

董氏奇穴用穴方案

1. 肝门穴、肠门穴、眼黄穴

穴位定位：

（1）肝门穴：在尺骨内侧，距豌豆骨 6 寸处取穴。

（2）肠门穴：在尺骨内侧与肌腱之间，距豌豆骨 3 寸处取穴。

（3）眼黄穴：在掌面小指第 2 节之中央点处取穴。

操作方法：双侧取穴，常规消毒，肝门穴、肠门穴针刺时针体与皮肤呈 30°向上斜刺 0.8 寸，眼黄穴直刺 0.5 分。每次留针 30~40 分钟，每日 1 次。

2. 上三黄穴（明黄穴、天黄穴、其黄穴）、木穴

穴位定位：

（1）明黄穴：在大腿内侧前后上下中央点处取穴。

（2）天黄穴：在明黄穴直上 3 寸处取穴。

（3）其黄穴：在明黄穴直下 3 寸处取穴。

（4）木穴：在食指第 1 节掌面内侧（即尺侧），距中央线 2 分之直线上，距上横纹 1/3 处一穴，距下横纹 1/3 处一穴，共二穴。

操作方法：双侧取穴，常规消毒，木穴紧贴尺骨缘针刺 0.5 分，上三黄三穴分别直刺 1.5 寸。每次留针 30~40 分钟，每日 1 次。

3. 木炎穴

穴位定位：在掌面无名指第 2 节中央线外开（偏向尺侧）2 分，距上横纹 1/3 处一穴，距下横纹 1/3 处一穴，共二穴。

操作方法：双侧取穴，常规消毒，紧贴尺骨缘针刺 0.5 分。每次留针 30 分钟，每日 1 次。

4. 木斗穴、木留穴

穴位定位：

（1）木斗穴：在第 3 与第 4 跖骨之间，距跖骨与趾骨关节 5 分处取穴。

（2）木留穴：在第 3 与第 4 跖骨连接部之直前凹陷中，距跖骨与趾骨关节 1.5 寸处取穴。

操作方法：双侧取穴，常规消毒，二穴分别直刺 0.5 寸。每次留针 30~40 分钟，每日 1 次。

5. 上曲穴（点刺出血）

穴位定位：在上臂后侧，肩中穴向后横开 1 寸处取穴。

操作方法：双侧取穴，常规消毒，用一次性刺血针点刺，然后加拔罐使之出血 2~3mL 为宜，每周 1 次。

◈ 传统经典用穴方案 ◈

阳陵泉穴、阴陵泉穴、太冲穴、三阴交穴、肝俞穴、胆俞穴、脾俞穴、期门穴

穴位定位：

（1）阳陵泉穴：在小腿外侧，腓骨头前下方凹陷中。

（2）阴陵泉穴：在小腿内侧，胫骨内侧髁下缘与胫骨内侧缘之间的凹陷中。

（3）太冲穴：在足背，第 1、第 2 跖骨间，跖骨底结合部前方凹陷中，或触及动脉搏动。

（4）三阴交穴：在小腿内侧，内踝尖上 3 寸，胫骨内侧缘后际。

（5）肝俞穴：在脊柱区，第 9 胸椎棘突下，后正中线旁开 1.5 寸。

（6）胆俞穴：在脊柱区，第 10 胸椎棘突下，后正中线旁开 1.5 寸。

（7）脾俞穴：在脊柱区，第 11 胸椎棘突下，后正中线旁开 1.5 寸。

（8）期门穴：在胸部，第 6 肋间隙，前正中线旁开 4 寸。

操作方法：双侧取穴，常规消毒，肝俞穴、胆俞穴、脾俞穴及期门穴注意针刺深度、角度，余穴常规针刺。每次留针 30~40 分钟，每日或隔日 1 次。

◈ 注解 ◈

肝门穴为肝之门，作用于肝，董师将此穴仅定为治疗急性肝炎这一作用功效，并言之有特效，临床一般与肠门穴倒马配用治疗急性肝炎，其效更佳。二穴配用治疗急性肝炎具有确实的作用。在临床笔者常将二穴与眼黄穴、木炎穴一起配用治疗急性肝炎，疗效甚佳。通过临床来看，明显优于药物，无论症状改善还是西医化验指标检查均能迅速好转。本穴对慢性肝炎也有一定的作用，一般需要和上三黄穴配用；上三黄穴因能治疗肝病黄疸，所以名之为"黄"。三穴作用于肝，是治疗各种肝病的要穴，无论肝脏器质性疾病抑或肝之藏象疾病皆能治疗，本穴组是治疗慢性肝炎之首选穴位，能治疗诸多肝病，是董氏奇穴重要穴组。在治疗慢性肝炎中笔者常以本穴组配木穴，或者配用木斗穴、木留穴运用；木炎穴也是治疗肝病的有效穴位，木为肝，炎为肝火上炎之病，因此木炎穴能治疗肝炎、肝肿大、肝硬化，临床主要解决肝病所带来的相关症状为主。木穴与木炎穴在其治疗肝病方面有相近的作用，主要解决肝脏疾病所致的相关症状，具有疏肝理脾、清利头目、开窍疏肝的作用。木斗穴、木留穴作用于肝脾，主要针对慢性肝炎及肝硬化的问题。

董师言上曲穴用三棱针点刺出血可治疗肝硬化及肝炎，刺血治疗本病是本穴的基本主治之一，刺血后再根据患者病情毫针针刺相应穴位。

第十一节　肝硬化

肝硬化为现代医学之病名，严格来说不是一个独立的疾病，而是各种肝病的末期症状。导致肝硬化的原因很多，诸多的肝病进一步发展往往会导致肝脏硬化的发生。属于中医学中臌胀、积聚、癥瘕、胁痛、黄疸等范畴。本病在中医学中记载甚早，早在《灵枢·水胀篇》载："臌胀何如？岐伯曰：腹胀身皆大……色苍黄，腹筋起，此其候也。"《金匮要略·水气病脉证并治篇》载："肝水者，其腹大，不能自转侧，胁下腹痛……"皆是对本病的论述，通过对本病的记载来看，古医家已对本病有了明确的认识，可见中医学对本病的认识由来已久，并积累了丰富的临床经验。中医学认为，本病的发生在于肝、脾、肾三脏功能失调，由肝郁脾虚而致气滞湿阻、水湿停留，从而影响到肾，使命门火衰无以温养脾土，而表现出邪盛正虚之候。其邪盛（水实）是由正虚（肝肾阴虚）所致，故在治疗时应本着以调补虚为主、补泻兼施的原则选穴施治。

◈ 董氏奇穴用穴方案 ◈

1. 上三黄穴（明黄穴、天黄穴、其黄穴）、足三重（一重穴、二重穴、三重穴）
穴位定位：

（1）明黄穴：在大腿内侧前后上下中央点处取穴。

（2）天黄穴：在明黄穴直上 3 寸处取穴。

（3）其黄穴：在明黄穴直下 3 寸处取穴。

（4）足三重穴：在外踝尖直上 3 寸，向前横开 1 寸处取穴，为一重穴；在一重穴直上 2 寸处取二重穴；在二重穴直上 2 寸为三重穴。

操作方法：双侧取穴，常规消毒，上三黄穴三穴分别直刺 1.5 寸，足三重穴三穴分别直刺 1.2 寸。每次留针 30~40 分钟，每日 1 次。

2. 木斗穴、木留穴

穴位定位：

（1）木斗穴：在第 3 与第 4 跖骨之间，距跖骨与趾骨关节 5 分处取穴。

（2）木留穴：在第 3 与第 4 跖骨连接部之直前凹陷中，距跖骨与趾骨关节 1.5 寸处取穴。

操作方法：双侧取穴，常规消毒，二穴分别直刺 0.5 寸。每次留针 30~40 分钟，每日 1 次。

3. 木炎穴

穴位定位：在掌面无名指第 2 节中央线外开（偏向尺侧）2 分，距上横纹 1/3 处一穴，距下横纹 1/3 处一穴，共二穴。

操作方法：双侧取穴，常规消毒，紧贴尺骨缘针刺 0.5 分。每次留针 30~40 分钟，每日 1 次。

4. 外三关穴

穴位定位：在外踝尖与膝盖外侧高骨（腓骨小头）连线中点一穴，中点与该高骨之中点又一穴，中点与外踝之中点又一穴，共三穴。

操作方法：双侧取穴，常规消毒，三穴分别直刺 1 寸。每次留针 30~40 分钟，每日 1 次。

5. 下三皇穴（天皇穴、地皇穴、人皇穴）

穴位定位：

（1）天皇穴：在胫骨头之内侧凹陷中，距膝关节 2.5 寸处取穴。

（2）地皇穴：在胫骨内侧后缘，在内踝 7 寸处取穴。

（3）人皇穴：在胫骨之内侧后缘，在内踝上 3 寸处取穴。

操作方法：双侧取穴，常规消毒，天皇穴直刺 0.8 寸，地皇穴针刺时针与皮肤呈 45°刺入，针刺 1.5 寸，人皇穴直刺 1 寸。每次留针 30~40 分钟，每日 1 次。

6. 上曲穴（点刺放血）

穴位定位：在上臂后侧，肩中穴向后横开 1 寸处取穴。

操作方法：双侧取穴，常规消毒，用一次性刺血针点刺，然后加拔罐使之出血 2~3mL 为宜，每周 1 次。

7. 四花中穴、四花外穴（点刺放血）

穴位定位：

（1）四花中穴：在四花上穴直下 4.5 寸处取穴。

（2）四花外穴：在四花中穴向外横开 1.5 寸处取穴。

操作方法：双侧取穴，常规消毒，于穴位瘀络点刺，使瘀血尽出，每周 1~2 次。

※ 注解 ◈

肝硬化是难治性疾病之一，病情复杂，牵及多脏腑，而且脏腑传遍迅速，因此治疗较为棘手。在这里治疗所用处方则是单纯的根据其病用穴，应当还要结合患者的具体病情配用相关穴位。尤其肝硬化而致的水肿则是一个关键方面，正确合理地处理十分重要。如《针灸甲乙经》载："水肿，人中尽满，水沟主之。水肿大脐平，灸脐中……水胀，水气行皮下，阴交主之……腹中气盛，腹胀逆，不得卧，阴陵泉主之。"这里描述了水肿的部位不同其施治不同，水肿的部位不同，其病因也不相同。在临床治疗时若配用艾灸疗法，其效更为满意，如可灸神阙穴、水分穴、中脘穴、关元穴等穴，通过施灸治疗，起到了有效扶正作用，所以针灸配合施治疗效极佳。

上三黄穴作用于肝，是治疗肝病的重要穴位，可用于各种肝病的治疗，对肝硬化也具有很好的治疗功效，是治疗本病最主要的穴位，但因本病复杂，所以临床治疗常配用其他穴位，或与其他穴位交替用穴。笔者最常以上三黄穴配木斗穴、木留穴，或者上三黄穴配足三重穴运用，也可以足三重穴与木斗穴、木留穴配用，皆有满意的治效。木斗穴、木留穴作用原理则是肝脾同治，对脾大、肝硬化均有显著治疗功效。久病肝脾病常常相互牵及，也就是中医所言的"见肝之病，知肝传脾，当先实脾"的理论具体体现。足三重穴与木斗穴、木留穴配用，有肝脾同治的功效，对脾大、脾硬化及肝硬化均有治疗功效。足三重穴活血化瘀，对肝硬化效果良好，所以上述几组穴位配用，具有协同之效。除了上述用穴，也常配用肝门穴、木穴、下三皇穴等穴位。下三皇穴是作用于肾的要穴，用之则是滋水涵木之效，对于肝硬化患者来说，应是本虚标实之证，需要通过扶正以达治本，因此用下三皇穴有重要的作用。除了以上毫针针刺，一般可配合刺血治疗，上曲穴是董师用于本病刺血的重要穴位，是本穴的基本主治之一，可与四花中穴、四花外穴交替用穴点刺放血，每周 2 次，再用毫针治疗，其治疗会更为满意。传统针灸刺血多以背俞穴之肝俞穴与膈俞穴运用，临床也可以配合运用。

第十二节　肠痈

肠痈即现代医学中的急慢性阑尾炎，又名盲肠炎。其病因主要为阑尾管腔阻塞，临床主要表现为转移性右下腹疼痛和右下腹局限性压痛为特征。中医认为，本病的发生多因饮食不节、寒温不适、饱食后剧烈运动或情志所伤，引起肠腑传导功能失常。本病是普外科最常见的急腹症之一，与下肢静脉曲张、疝气并称为普外科三大手术。这说明现代医学治疗本病主要以手术方法为主，其实早期的单纯性阑尾炎如果及时进行合理的保守治疗，均有显著的疗效，完全能够避免手术。因此在临床中大力推广非手术方法治疗本病有着极大的现实意义。

针灸对单纯性急、慢性阑尾炎未化脓者疗效极佳，能够迅速解除相关症状，且能达到临床治愈。

❈ 董氏奇穴用穴方案 ❈

1. 门金穴

穴位定位：在第 2 与第 3 跖骨连接部之前凹陷中取穴。

操作方法：双侧取穴，常规消毒，直刺 0.5 寸。每次留针 30~60 分钟，每日 1~2 次。

2. 四花下穴、腑肠穴、肠门穴

穴位定位：

（1）四花下穴：在四花副穴直下 2.5 寸处取穴。

（2）腑肠穴：在四花下穴直上 1.5 寸处取穴。

（3）肠门穴：在尺骨内侧与肌腱之间，距豌豆骨 3 寸处取穴。

操作方法：双侧取穴，常规消毒，四花下穴、腑肠穴二穴分别直刺 1 寸，肠门穴针刺时针体与皮肤呈 30°向上斜刺 0.8 寸。每次留针 30~60 分钟，每日 1~2 次。

3. 足千金穴、足五金穴

穴位定位：

（1）足千金穴：在腓骨前缘，即侧下三里穴向后横开 5 分再直下 2 寸处取穴。

（2）足五金穴：在腓骨前缘，即足千金穴直下 2 寸处取穴。

操作方法：双侧取穴，常规消毒，二穴分别直刺 1 寸。每次留针 30~60 分钟，每日 1~2 次。

4. 四花中穴、四花外穴（点刺放血）

穴位定位：

（1）四花中穴：在四花上穴直下 4.5 寸处取穴。

（2）四花外穴：在四花中穴向外横开 1.5 寸处取穴。

操作方法：双侧取穴，常规消毒，于穴位处瘀络点刺，使之瘀血尽出，隔日 1 次。

5. 腑巢二十三穴（点刺放血）

穴位定位：肚脐直上 1 寸一穴，共二穴；肚脐每下 1 寸一穴，共五穴；肚脐旁开 1 寸一穴，其上一穴，其下二穴（共四穴，两边共八穴）；肚脐旁开 2 寸一穴，其上一穴，其下二穴（共四穴，两边共八穴），总共二十三穴。

操作方法：常规消毒，一般以肚脐中心上下左右各一穴为常用，若病情较重者可以向外延伸加用穴位。

◈ 传统经典用穴方案 ◈

天枢穴、阑尾穴、足三里穴、上巨虚穴

穴位定位：

（1）天枢穴：在腹部，横平脐中，前正中线旁开 2 寸。

（2）阑尾穴：在小腿外侧，髌韧带外侧凹陷下 5 寸，胫骨前嵴外一横指。

（3）足三里穴：在小腿外侧，犊鼻穴下 3 寸，胫骨前嵴外 1 横指处，犊鼻与解溪连线上。

（4）上巨虚穴：在小腿外侧，犊鼻穴下 6 寸，犊鼻穴与解溪穴连线上。

操作方法：双侧取穴，常规消毒，诸穴均常规针刺。每次留针 30~40 分钟，每日 1~2 次。

◈ 注解 ◈

本病为大肠腑病，故治疗主要从大肠腑辨证取穴，传统针灸治疗主要根据六腑病的辨证用穴原则取穴，故取大肠募穴天枢穴及下合穴上巨虚穴（合治内腑）以通调肠腑，行气化滞，阑尾穴是治疗本病的经验效穴，具有特异性作用，无论急慢性阑尾炎均具特效，多数阑尾炎患者在这一部位会有明显压痛反应点，若能

找到压痛反应点针刺具有特效作用，所以用本穴治疗时应以压痛反应点为穴位。这是传统针灸治疗本病的取穴思路，通过临床治效来看，临床也有非常好的疗效，若与董氏奇穴合用，其疗效会更为显著。

门金穴基本主治中的盲肠炎就是指急慢性阑尾炎，治疗时先于四花中穴、四花外穴找瘀络点刺放血，再针刺门金穴配四花下穴及腑肠穴，或配用肠门穴、天枢穴，此为笔者治疗本病常用的治疗方案，四花下穴与腑肠穴在四花穴组中处在下焦，对应于肠腑，所以二穴对肠道疾病有良好的治疗作用，在治疗本病时要施以深刺强刺激，并且适当延长留针时间，直到患者症状明显缓解时为止，严重者可每日治疗2次。

第十三节　疝气

疝气是以少腹、睾丸、阴囊等部位肿大、疼痛为特点的病症，在中医学中称为"小肠气""偏坠"等。小肠脂膜突入脐中，使脐部突起，称为"脐疝"，小肠脂膜突入阴囊，使小腹下部突起的称为"股疝""狐疝"等，中医有"七疝"之说。相当于现代医学中的"腹股沟斜疝"。中医认为，阴寒内盛，寒气凝滞，肝郁气滞，中气下陷，复因强力举重、操劳过度所致。小儿因先天不足，又因婴幼儿啼哭无常，或便秘、咳嗽等过于用力（腹腔内压力增高）致使小肠脂膜突入阴囊中形成疝气。

本病现代医学治疗主要是以手术方法施治，与阑尾炎、静脉曲张并称为普外科"三大手术"。其实通过针灸临床来看，针灸方法非常优势，传统针灸非常重视艾灸疗法，通过针刺与艾灸相结合的方法治疗可取得极为满意的治疗效果。笔者在临床常以董氏针灸与传统针灸结合，针刺与艾灸相结合施以治疗。

董氏奇穴用穴方案

1. 大间穴、小间穴、中间穴、浮间穴、外间穴（任选2~3穴或交替用穴）
穴位定位：
（1）大间穴：食指掌面第1节正中央偏向大指（即桡侧）外开3分处取穴。
（2）小间穴：食指掌面第1节外上方距大间穴上2分处取穴。
（3）中间穴：食指掌面第1节正中央处取穴。
（4）浮间穴：食指掌面第2节中央外开（偏向桡侧）2分，距下横纹1/3处是穴。

（5）外间穴：食指掌面第 2 节中央外开（偏向桡侧）2 分，距上横纹 1/3 处是穴。

操作方法：大间穴、小间穴、中间穴与浮间穴、外间穴交替用针，健侧或者按男左女右的方式取穴，常规消毒，各穴针刺 2 分。每次留针 20~30 分钟，每日 1 次。

2. 海豹穴

穴位定位：在大趾内侧（即右足之左缘、左足之右缘），大趾本节（脚趾甲后）正中央处。

操作方法：双侧取穴，常规消毒，针刺 0.3 寸。每次留针 30 分钟，每日 1 次。

3. 腑快穴

穴位定位：与鼻下缘齐平，当鼻外角向外横开 5 分处取穴。

操作方法：双侧取穴，常规消毒，针刺 0.2 寸。每次留针 30 分钟，每日 1 次。

4. 火包穴（点刺放血）

穴位定位：在足次趾（第 2 趾）底第 2 道横纹正中央处取穴。

操作方法：双侧取穴，常规消毒，用一次性刺血针点刺，使之出血数滴即可，每周 2 次。

❧ 传统经典用穴方案 ❧

（一）刺血

内踝至三阴交穴区域瘀络点刺放血

操作方法：常规消毒，患侧穴位区域内瘀络点刺，使瘀血尽出，每周 1~2 次。

（二）毫针

大敦穴、关元穴、归来穴、三阴交穴

穴位定位：

（1）大敦穴：在足趾，大趾末节外侧，趾甲根角侧后方 0.1 寸。

（2）关元穴：在下腹部，脐中下 3 寸，前正中线上。

（3）归来穴：在下腹部，脐中下 4 寸，前正中线旁开 2 寸。

（4）三阴交穴：在小腿内侧，内踝尖上 3 寸，胫骨内侧缘后际。

操作方法：双侧取穴，常规消毒，诸穴均常规针刺。每次留针 30~40 分钟，每日或隔日 1 次。

✦ 注解 ✦

传统针灸治疗本病主要以肝经与任脉穴位为主，这是因为肝经行于小腹，经络所行主治所及。《素问·骨空论篇》载："任脉为病，男子内结、七疝，女子带下、瘕聚。"《世医得效方》载："诸疝上冲气欲结，灸独阴神效……诸疝取关元，灸三七壮，大敦七壮。"《医学纲目》载："诸疝大法，取大敦、行间、太冲、中封、蠡沟、关元、水道。"这是古医家所留下的临床用穴经验，笔者在传统针灸临床常以大敦穴、蠡沟穴、太冲穴、关元穴、气海穴、三阴交穴为常用之穴。

五间穴（大、小、中、外、浮间），董师言之治疗疝气具有特效，之后董氏传人均言本穴组治疗疝气为特效针，本穴组在手阳明大肠经上，根据"大肠与肝相别通"之理，不但能用于治疗本病，且还能治疗其他生殖系统疾病。临床一般任取用 2~3 针，每日交替用穴。海豹穴能治疗阴部疾病，其治疗理论则根据足躯顺对对应于阴部，能治疗疝气、阴道病。腑快穴与迎香穴相符，迎香穴为手阳明大肠经之止穴，根据大肠与肝通，能疏肝理气而治疝气。

火包穴与传统经外奇穴独阴穴相符，独阴穴是治疗疝气之特效穴，点刺放血最效。大敦一穴为肝经之井穴，根之所在，故用之则能暖肝而温下元，肝经与生殖系统联系最为密切，所以治疗泌尿生殖系统疾病具有特效，尤其对疝气效佳，自古有诸多的相关经验记载。《玉龙歌》载："七般疝气取大敦。"《通玄指要赋》载："大敦能除七疝之偏坠。"《灵光赋》载："大敦二穴主偏坠。"由此可见，大敦穴治疗疝气则是古医家长期临床实践经验之总结，至今笔者仍常用本穴来施以治疗。艾灸以神阙穴、关元穴、气海穴、归来穴等为常用，临床可以结合运用。

第十四节　痛经

痛经就是在经期和经行前后，出现周期性小腹疼痛，或痛引腰骶，甚至剧痛晕厥者，称为"痛经"，亦称为"经行腹痛"或"月水来腹痛"。痛经是妇科常见病，多见于青年妇女。中医学对本病有较早的认识，且积累了较为丰富的相关经验，具有很好的临床疗效。

本病在中医学中有虚实之分，实者多由情志不调，肝气郁结，血行受阻而致气滞血瘀。或经期受寒，坐卧湿地，冒雨涉水，寒湿之邪客于胞宫，致使气血运行不畅，冲任阻滞，"不通则痛"；虚者多因禀赋不足，肝肾不足，精血亏虚，或大病久病而致气血虚弱，加之行经后经血更虚，胞脉失于濡养而致"不荣则痛"。

西医学中根据生殖器官有无器质性病变分为原发性痛经和继发性痛经，前者又称为功能性痛经，系指生殖器官无明显器质性疾病者，占痛经的90%以上；后者则多继发于生殖器官的某些器质性病变，如盆腔子宫内膜异位症、慢性盆腔炎、子宫腺肌症、妇科肿瘤等。功能性痛经多见于青少年女性，易于治疗。继发性痛经多见于育龄期妇女，病程较长，缠绵难愈。本节主要指的是原发性痛经，对于继发性痛经也可参阅这一节。

❧ 董氏奇穴用穴方案 ❧

1. 妇科穴、还巢穴、门金穴

穴位定位：

（1）妇科穴：在大指背第1节之中央线外开（偏向尺侧）3分，距上横纹1/3处一穴，距下横纹1/3处一穴，共二穴。

（2）还巢穴：在无名指中节外侧（偏向尺侧）正中央点取穴。

（3）门金穴：在第2与第3跖骨连接部之前凹陷中取穴。

操作方法：常规消毒，妇科穴与还巢穴左右交替用针，门金穴双侧用针。每次留针30分钟，每日1次。

2. 通肾穴、通胃穴、通背穴

穴位定位：

（1）通肾穴：在膝盖内侧上缘凹陷处取穴。

（2）通胃穴：在通肾穴直上2寸处取穴。

（3）通背穴：在通胃穴直上2寸处取穴。

操作方法：双侧取穴，常规消毒，三穴分别针刺0.5寸。每次留针30分钟，每日1次。

3. 下三皇穴（天皇穴、地皇穴、人皇穴）

穴位定位：

（1）天皇穴：在胫骨头之内侧凹陷中，距膝关节2.5寸处取穴。

（2）地皇穴：在胫骨内侧后缘，在内踝7寸处取穴。

（3）人皇穴：在胫骨之内侧后缘，在内踝上3寸处取穴。

操作方法：双侧取穴，常规消毒，天皇穴直刺1寸，地皇穴针刺时针与皮肤呈 45°刺入，针刺 1.5 寸，人皇穴针刺 1 寸。每次留针 30 分钟，每日 1 次。

4. 灵骨穴

穴位定位：在手背面的食指与拇指叉骨间，第 1 与第 2 掌骨结合处取穴。

操作方法：双侧取穴，常规消毒，直刺 1.5 寸。每次留针 30 分钟，每日 1 次。

5. 木妇穴

穴位定位：在足次趾（第 2 趾）中节正中央向外开 3 分是穴。

操作方法：双侧取穴，常规消毒，直刺 1 分。每次留针 30 分钟，每日 1 次。

❈ 传统经典用穴方案 ❈

（一）刺血

内踝至三阴交穴区域点刺放血；或者八髎穴区域点刺放血

操作方法：常规消毒，一是在内踝至三阴交穴区域找瘀络点刺放血，使瘀血尽出；二是在八髎穴区域点刺，点刺放血施以拔罐，使之出血 2～3mL，每周 2 次。

（二）毫针

三阴交穴、地机穴、十七椎穴、关元穴

穴位定位：

（1）三阴交穴：在小腿内侧，内踝尖上 3 寸，胫骨内侧缘后际。

（2）地机穴：在小腿外侧，阴陵泉穴下 3 寸，胫骨内侧缘后际。

（3）十七椎穴：在腰区，第 5 腰椎棘突下凹陷中。

（4）关元穴：在下腹部，脐中下 3 寸，前正中线上。

操作方法：双侧取穴，常规消毒，诸穴均常规针刺。每次留针 30 分钟，每日 1 次，于月经前 5～7 日开始治疗。

❈ 注解 ❈

妇科穴与还巢穴是董氏针灸中一组要穴，可治疗多种妇科疾病，是妇科病中之通治针，在痛经中也有卓著的疗效，二穴在董师的原著中均有治疗子宫痛的作用，所谓子宫痛就是指痛经而言。二穴左右交替用针即可。若本穴组配用门金穴、太冲穴运用，其疗效非常可靠，笔者以此穴组治疗数例痛经患者疗效理想。如笔者所治一患者江某，女，23 岁。经行腹痛 3 年，月经量少，色淡，来潮时即腹痛绵绵，以少腹疼痛较剧，喜按，伴面色欠华，心悸，疲倦，纳呆，便溏，舌质淡，脉细弱。曾中西药治疗效不佳而来诊，来诊即按上法处理，共治疗 7 次，诸症消失，随访半年未见复发。通肾穴、通胃穴、通背穴及下三皇穴皆在脾经上，而又均作用于肾，是补肾的要穴，脾肾二经是妇科病中的重要经脉，二穴组主要用于虚证而致的痛经。在董师的原著中就指明了，肾三通穴（通肾穴、通胃穴、通背穴）能治疗子宫痛，本穴组可用于肾气亏虚及气血不足而致的痛经。传统针灸中三阴交穴及地机穴是治疗痛经的要穴，人皇穴与三阴交穴相符，地皇穴近于地机穴，所以下三皇穴对痛经的治疗极为有效。灵骨穴能治疗多种妇科疾病，在董师原著中指出能治疗妇女经脉不调、经闭、难产、经痛等多种妇科疾病，灵骨穴具有温阳补气的作用，主要用于气虚之痛经。木妇穴因治疗妇科病为主，故有此穴名，因对妇科病治疗有非常好的疗效，所以在临床有"妇科圣穴"之称，对痛经的治疗也极有效验，主要针对下焦湿热类病因所致的痛经疗效佳。

第十五节　肾炎

肾炎为现代医学之病名，其全称为肾小球肾炎，是一种常见的肾脏疾病。临床上分为急慢性两种，在这里主要针对的是慢性肾炎，本病临床症状多样，主要表现为水肿、高血压，血压一般呈持续升高，出现贫血貌，常伴有乏力、疲劳、腰部酸痛、食欲不振等诸多症状。病程较长，反复发作，难以治愈，多为缓慢进行。肾炎属于中医学中的"水肿""腰痛""虚劳"等范畴。中医认为，本病的发生主要因外邪侵袭，内伤脾肾，体内水精失布，气化失常，水液停留而致本病的发生。

针灸治疗本病有较好的疗效，尤其对消除水肿、降低血压、改善贫血等症状有较快较好的作用，但一般治疗时程较长，一般需要 2~3 个月以上的治疗，尤其配合艾灸疗法作用更佳。

❧ 董氏奇穴用穴方案 ❧

1. 下三皇穴（天皇穴、地皇穴、人皇穴）
穴位定位：
（1）天皇穴：在胫骨头之内侧凹陷中，距膝关节 2.5 寸处取穴。
（2）地皇穴：在胫骨内侧后缘，在内踝 7 寸处取穴。
（3）人皇穴：在胫骨之内侧后缘，在内踝上 3 寸处取穴。
操作方法：双侧取穴，常规消毒，天皇穴直刺 1 寸，地皇穴针刺时针与皮肤呈 45° 刺入，针刺 1.5 寸，人皇穴针刺 1 寸。每次留针 30 分钟，每日 1 次。

2. 通肾穴、通胃穴

穴位定位：

（1）通肾穴：在膝盖内侧上缘凹陷处取穴。

（2）通胃穴：在通肾穴直上 2 寸处取穴。

操作方法：双侧取穴，常规消毒，二穴均直刺 0.5 寸。每次留针 30~40 分钟，每日或隔日 1 次。

3. 水通穴、水金穴

穴位定位：

（1）水通穴：在嘴角直下 4 分处取穴。

（2）水金穴：在水通穴向里平开 5 分处取穴。

操作方法。双侧取穴，常规消毒，针刺时由水金穴向水通穴平刺 1 寸。每次 30~40 分钟，每日 1 次。

4. 水腑穴、水相穴

穴位定位：

（1）水腑穴：在第 14 椎下旁开 1.5 寸。

（2）水相穴：在跟腱前缘凹陷处，当内踝尖直后 2 寸处取穴。

操作方法：双侧取穴，常规消毒，水腑穴直刺 1 寸，水相穴直刺 0.5 寸。每次留针 30~40 分钟，每日 1 次。

5. 腕顺一穴、腕顺二穴、中白穴

穴位定位：

（1）腕顺一穴：在小指掌骨外侧，距手腕横纹 2.5 寸处取穴。

（2）腕顺二穴：在小指掌骨外侧，距手腕横纹 1.5 寸处取穴，即腕顺一穴下 1 寸。

（3）中白穴：在手背，当小指掌骨与无名指掌骨之间，距指骨与掌骨结合处下 5 分处取穴。

操作方法：双侧取穴，常规消毒，腕顺一穴直刺 1 寸，腕顺二穴直刺 0.3 寸，中白穴直刺 0.5 寸。每次留针 30~40 分钟，每日 1 次。

6. 水愈穴（点刺出黄水）

穴位定位：在上臂后侧，背面穴向后横开 2 寸处取穴。

操作方法：双侧取穴，常规消毒，浅刺 0.3 寸，使之出黄水为效，每周 1~2 次。

✦ 传统经典用穴方案 ✦

肾俞穴、太溪穴、复溜穴、三阴交穴、阴陵泉穴

穴位定位：

（1）肾俞穴：在脊柱区，第2腰椎棘突下，后正中线旁开1.5寸处取穴。

（2）太溪穴：在踝区，内踝尖与跟腱之间的凹陷中。

（3）复溜穴：在小腿内侧，内踝尖上2寸，跟腱前缘。

（4）三阴交穴：在小腿内侧，内踝尖上3寸，胫骨内侧缘后际。

（5）阴陵泉穴：在小腿内侧，胫骨内侧髁下缘与胫骨内侧缘之间的凹陷中。

操作方法：双侧取穴，常规消毒，诸穴常规针刺。每次留针30~40分钟，每日或隔日1次。

✦ 注解 ✦

本病属于重症难治性疾病，目前各种方法均难以有效治疗，多是维持与缓解症状，因此董师设列了较多的穴位运用，其所设穴位有腕顺一穴、腕顺二穴，后椎穴、首英穴、水愈穴（三棱针出黄水特效），水相穴、水仙穴、天皇穴、地皇穴、人皇穴、通肾穴、通胃穴、通背穴、马金水穴、水中穴、水腑穴、腑巢二十三穴（三棱针）。这些穴位董师均言能治疗肾脏炎，这里所说的肾脏炎就是指的肾炎。可见董师对本病的治疗非常重视，并有很好的治疗经验。

下三皇穴（包括天皇穴、地皇穴、人皇穴）与肾三通穴（通肾穴、通胃穴、通背穴）是作用肾的两组要穴，也是董师治疗本病所设的主要穴位，二穴组均在脾经上，皆作用于肾，具有脾肾同调的功效，因此治疗本病作用极强，笔者在临床常以二穴组交替用穴为主穴，有很好的疗效，常为本病首选穴位。水通穴即通于肾（水），水金穴有金水相通之意，补肺补肾，所以二穴治疗肾脏病也甚效。水腑穴的位置与传统针灸之肾俞穴位置完全相符，因此水腑穴即肾俞穴，肾俞肾之背俞穴，水相穴与肾之原穴太溪相近，《黄帝内经》载："五脏有疾取之十二原。"在治疗学中基本取穴原则，五脏病首取其背俞穴或其原穴，因此水腑穴配水相穴治疗本病是最基本配穴之运用，故临床运用也具有特效。水愈穴治疗本病也是基本主治之一，董师言之用三棱针扎出黄水主治肾脏炎特效，临床可以与他穴配用，注意施治时不要深刺，其标准为刺出黄水，故针刺时为浅刺，如果深刺是出血而不是黄水了。

传统针灸治疗本病非常重视灸法，若针灸并用多能收到满意的疗效，重在调理脾肾两脏，故用穴多以二经穴位为主。

第十六节　泌尿系结石

泌尿系结石又称为尿路结石，包括肾、输尿管的上尿路结石和膀胱、尿道的下尿路结石，是泌尿系统各部位结石的总称。通过临床统计来看，男性发病率高于女性，两者之比约为 3∶10。本病以血尿、阵发性绞痛及胀痛为主症。属于中医学中的"石淋""砂淋""血淋"之范畴。中医学认为，饮食不节、下焦湿热、禀赋不足或劳伤久病而致砂石之邪与湿热毒邪客于尿路是本病的基础；机体排石过程中，结石刺激脏腑组织是发生绞痛的直接原因；结石伤及脏腑组织黏膜、血络则会出现尿血。中医学对本病有较早的认识，如早在《素问·六元正纪大论》载："小便黄赤，甚则淋。"《千金方》载："热结中焦则为坚，下焦则为尿血，令人淋闭不通。"且在最早的两部针灸专著《针灸甲乙经》和《针灸大成》中均载有对本病的针灸治疗方法，可见本病在针灸学中已累积了丰富的临床经验。

现代医学认为，本病的发生可能与钙、酸代谢紊乱，尿淤积、尿路感染等有关。临床上根据结石发病部位将其分为肾结石、输尿管结石、膀胱结石和尿道结石。下面就依此来分类，分别论述其治疗方法。

一、肾结石、输尿管结石

肾结石与输尿管结石主要症状基本相同，如果从症状上难以截然区分，二者也是泌尿系结石最为高发之部位，所以在这里一同论述。其典型症状主要表现为患侧腰部突发性绞痛，疼痛为阵发性，沿输尿管向下放射至同侧下腹部、外阴和大腿内侧，疼痛剧烈时常伴有恶心、呕吐等症状，在肾区或输尿管走行区有叩击痛或压痛。可伴有血尿，急性发作时可伴有恶寒或寒战，发热，体温一般超过38℃以上，同时伴有尿频、尿痛等尿路刺激症状。

董氏奇穴用穴方案

1. 马金水穴、马快水穴、下三皇穴（天皇穴、地皇穴、人皇穴）

穴位定位：

（1）马金水穴：在外眼角直下至颧骨下缘 1.5 分凹陷处取穴。

（2）马快水穴：在马金水之直下 4 分，约与鼻下缘平齐处取穴。

（3）天皇穴：在胫骨头之内侧凹陷中，距膝关节 2.5 寸处取穴。

（4）地皇穴：在胫骨内侧后缘，在内踝 7 寸处取穴。

（5）人皇穴：在胫骨之内侧后缘，在内踝上 3 寸处取穴。

操作方法：双侧取穴，常规消毒，马金水、马快水各直刺 0.3 寸，天皇穴、人皇穴各直刺 1 寸，地皇穴针刺时针与皮肤呈 45°刺入，针刺 1.2 寸。每次留针 30~60 分钟，每日 1~2 次。

2. 水愈穴（点刺放血）

穴位定位：在上臂后侧，背面穴向后横开 2 寸处取穴。

操作方法：双侧取穴，常规消毒，用一次性刺血针浅刺出黄水，隔日 1 次。

❖ **传统经典用穴方案** ❖

太溪穴、中封穴、中极穴、京门穴、肾俞穴

穴位定位：

（1）太溪穴：在踝区，内踝尖与跟腱之间的凹陷中。

（2）中封穴：在踝区，内踝前，胫骨前肌肌腱的内侧缘凹陷中。

（3）中极穴：在下腹部，脐中下 4 寸，前正中线上。

（4）京门穴：在上腹部，当第 12 肋骨游离端的下方。

（5）肾俞穴：在脊柱区，第 2 腰椎棘突下，后正中线旁开 1.5 寸处取穴。

操作方法：双侧取穴，常规消毒，诸穴皆常规针刺。每次留针 30~60 分钟，每日 1~2 次。

❖ **注解** ❖

传统针灸治疗本病也有较好的疗效，笔者在临床主要以肾俞穴、太溪穴、三阴交穴为主穴，然后再进行辨证配穴。董氏针灸治疗本病各有针对性的穴位，董师言马金水穴治疗肾结石具有特效，马快水穴治疗膀胱结石具有特效，二穴均名为"马"，因其治疗结石止痛作用快捷，故曰为"马"。马快水在马金水直下 4 分，二穴相距甚近，在临床常倒马针配用用于治疗肾结石及膀胱结石。著名董氏医家传人赖金雄医师经验二穴配用治疗肾、输尿管结石能立止疼痛，通过临床来看其言不虚，笔者在临床曾以本穴组配用下三皇穴为主穴治疗 5 例急性结石发作患者，均在 20 分钟之内使疼痛立止，最终并能达到排石的效果。在这里先例举笔者的学生所治疗的一名患者，山东潍坊褚丽萍医师临床独立运用董氏针灸仅有几月余，而遇到一亲戚在某一夜间突发腰腹剧痛而就诊于当地市级医院，经检查诊断为输尿管上端结石，结石大小约 0.7cm×0.7cm，由于患者已有肾积水伴发热，并正在月经期，主治医师治疗方案先止痛，再择期手术取石，于是先打了止痛针及输液对症治疗，经一天一夜的止痛治疗疼痛仍未缓解，故患者电话求诊于褚丽萍医师，褚丽萍医师到医院就以本穴组为主穴针刺，当针下完后疼痛即立止，其效果使所有在场人员大为惊奇，褚医师首次用董氏奇穴治疗本病，对此也极为惊叹。第2日B超检查，结石已到膀胱口的位置，1周后复查结石不见了。再举一例笔者所治患者，这一患者是笔者的一名正在学习董氏奇穴的学生。学生赵建全，山东青岛人，男性，在校学习期间于某日的饭后，几名学员相约回寝室行走时突然发生腰腹剧痛，疼痛难忍，寒战高热，恶心呕吐，其他学生见状立马报告给我，我急到学生寝室，见学生赵建全呈极度痛苦状，经问诊与查体后笔者诊断为输尿管结石，立马以本穴组为主穴，针刺完毕疼痛即立解，使在场的学员又一次亲眼目睹了董氏针灸之神奇性，针后下午仍能照常上课，下课后经某医学院附属医院B超和化验检查，结石已排出，但尿中有血尿及感染征象，之后，本学员还对此曾写了一篇长长的治疗感悟。

著名董氏传人杨维杰医师言马金水配下白穴治疗肾结石具有特效，言之二穴治疗肾绞痛及肾结石特效，并名为"肾石杨二针"。

水愈穴董师言能治疗肾脏炎、肾结石、小便蛋白质的作用，也就是能作用于肾，其运用为点刺放血，并言之以三棱针扎出黄水者主治肾脏之特效针。以三棱针刺出黄水，说明针刺宜浅，不可过深，过深就是出血了而非黄水了，深刺用于手腕手背痛的治疗。水愈穴在三焦经的部位，肾与三焦相别通，故能作用于肾。

二、膀胱结石

膀胱结石在临床也极为常见，主要症状表现为排尿突然中断，伴有尿痛及终末血尿，当改变体位后症状可暂时缓解而继续排尿。这种症状的轻重与结石的大小密不可分。患者平时可有排尿不畅、尿频、尿急、尿痛等尿路刺激症状，因继发感染可伴有脓尿。

❈董氏奇穴用穴方案❈

1. 马金水穴、马快水穴

穴位定位：

（1）马金水穴：在外眼角直下至颧骨下缘1.5分凹陷处取穴。

（2）马快水穴：在马金水之直下4分，约与鼻下缘平齐处取穴。

操作方法：双侧取穴，常规消毒，二穴分别直刺0.3寸。每次留针30~40分钟，每日 1~2 次。

2. 水腑穴

穴位定位：在第 14 脊椎下旁开 1.5 寸。

操作方法：双侧取穴，常规消毒，直刺 1 寸。每次留针 30~40 分钟，每日 1~2 次。

❧ 传统经典用穴方案 ❧

三阴交穴、中极穴、气海穴、膀胱俞穴

穴位定位：

（1）三阴交穴：在小腿内侧，内踝尖上 3 寸，胫骨内侧缘后际。

（2）中极穴：在下腹部，脐中下 4 寸，前正中线上。

（3）气海穴：在下腹部，其中下 1.5 寸，前正中线上。

（4）膀胱俞穴：在骶部，横平第 2 骶后孔，骶正中嵴旁开 1.5 寸。

操作方法：双侧取穴，常规消毒，针刺前排净小便，注意中极穴、气海穴针刺深度，余穴常规针刺。每次留针 30~60 分钟，每日 1~2 次。

❧ 注解 ❧

传统针灸治疗膀胱结石也有很好的疗效，笔者在临床主要以中极穴、气海穴、三阴交穴为主穴。马快水穴在马金水穴直下 4 分，马金水穴作用于上端的肾与输尿管，马快水穴作用于下方的膀胱，二穴配用其效更佳，作用更广，既可用于肾、输尿管结石，也能用于膀胱结石，二穴是治疗肾、输尿管及膀胱结石的主要穴位。水腑穴与传统针灸之肾俞穴相符，因此本穴能治疗肾结石，董师言本穴能治疗膀胱结石，所以水腑穴对肾结石、膀胱结石也皆能治疗。

三、尿道结石

原发性尿道结石在临床中少见，一般多来自肾和膀胱，主要表现为排尿困难，排尿痛，尿流不畅，尿线细甚至点滴不下，导致尿潴留。当损伤尿道时，可出现血尿。

❧ 董氏奇穴用穴方案 ❧

六快穴、七快穴

穴位定位：

（1）六快穴：在人中穴向外横开 1.4 寸（即在口角外纹 1.5 分）。

（2）七快穴：在嘴角外开 5 分处取穴。

操作方法：双侧取穴，常规消毒，六快穴直刺 2 分，七快穴从嘴角向外斜刺 1 寸。每次留针 30 分钟，每日 1~2 次。

传统经典用穴方案

曲骨穴、三阴交穴、蠡沟穴

穴位定位：

（1）曲骨穴：在下腹部，耻骨联合上缘，前正中线上。

（2）三阴交穴：在小腿内侧，内踝尖上 3 寸，胫骨内侧缘后际。

（3）蠡沟穴：在小腿内侧，内踝尖上 5 寸，胫骨内侧面的中央。

操作方法：双侧取穴，常规消毒，针刺曲骨穴时先排净小便后再施以针刺，诸穴均常规刺。每次留针 30~60 分钟，每日 1~2 次。

注解

传统针灸治疗本病主要以小腹部穴位为主，笔者常以远端的三阴交穴、蠡沟穴和局部的曲骨穴为常用。董氏针灸对此有针对性用穴，董师言六快穴专治尿道疾病，七快穴能治疗尿道结石，因此二穴倒马针配用治疗尿道结石就具有特效。董师言之为"快"，是说明治疗结石作用快捷之意，通过临床实用，其效极为确实，确实达到了快捷之效，对于病情重者，临床也可以配用马快水穴、水愈穴一同运用。

第十七节　尿路感染

尿路感染为现代医学之病名，首先是指各种病原微生物引起的尿路感染性疾病，包括上尿路感染和下尿路感染，临床以膀胱炎最为常见；其次为肾盂肾炎，女性远远高于男性。尿路感炎相当于中医中的淋证，中医学认为，本病可因外感湿热、饮食不节、情志失调、禀赋不足或劳伤久病而致。针灸治疗本病，在中医文献中很早就有记载。如《针灸甲乙经》载："溺难，痛、白浊……行间主之。"又如《针灸大成》载："寒热气淋，阴陵泉。"由此可见，本病针灸治疗既有久远的历史又有确实的疗效。

⟪**董氏奇穴用穴方案**⟫

1. 火硬穴或火主穴

穴位定位：

（1）火硬穴：在第1与第2跖骨之间，距跖骨与趾骨关节5分处取穴。

（2）火主穴：在足背，第1与第2跖骨连接部之直前凹陷中，即距火硬穴1寸处取穴。

操作方法：双侧取穴，常规消毒，二穴分别针刺0.5寸。每次留针30分钟，每日1次。

2. 浮间穴、外间穴

穴位定位：

（1）浮间穴：食指掌面第2节中央外开（偏向桡侧）2分，距下横纹1/3处是穴。

（2）外间穴：食指掌面第2节中央外开（偏向桡侧）2分，距上横纹1/3处是穴。

操作方法：男左女右取穴，常规消毒，紧贴指骨缘针刺0.2寸。每次留针30分钟，每日1次。

3. 马快水穴、六快穴

穴位定位：

（1）马快水穴：在马金水之直下4分，约与鼻下缘平齐处取穴。

（2）六快穴：在人中穴向外横开1.4寸（即在口角外纹1.5分）。

操作方法：双侧取穴，常规消毒，二穴分别直刺0.3寸。每次留针30分钟，每日1次。

4. 云白穴、李白穴

穴位定位：

（1）云白穴：在肩关节前方，骨缝去肩尖约2寸处是穴，亦即背面穴向胸方向斜下开2寸。

（2）李白穴：在上臂外侧，从云白穴稍向外斜下2寸处取穴。

操作方法：双侧取穴，常规消毒，垂手取穴，二穴分别直刺0.5寸。每次留针30分钟，每日1次。

5. 三其穴（其门穴、其角穴、其正穴）

穴位定位：

（1）其门穴：在桡骨外侧，手腕横纹上 2 寸处取穴。

（2）其角穴：在桡骨外侧，手腕横纹上 4 寸处取穴。

（3）其正穴：在桡骨外侧，手腕横纹上 6 寸处取穴。

操作方法：双侧取穴，常规消毒，臂侧放针斜刺与皮下平行，针刺 0.5 寸。每次留针 30 分钟，每日 1 次。

⚜ 传统经典用穴方案 ⚜

中极穴、阴陵泉穴、行间穴、蠡沟穴

穴位定位：

（1）中极穴：在下腹部，脐中下 4 寸，前正中线上。

（2）阴陵泉穴：在小腿内侧，胫骨内侧髁下缘与胫骨内侧缘之间的凹陷中。

（3）行间穴：在足背，第 1、第 2 趾间，趾蹼缘后方赤白肉际处。

（4）蠡沟穴：在小腿内侧，内踝尖上 5 寸，胫骨内侧面的中央。

操作方法：双侧取穴，常规消毒，针刺时排净小便，诸穴常规针刺。每次留针 30 分钟，每日 1 次。

⚜ 注解 ⚜

笔者在传统针灸治疗本病主要以中极穴和肝经穴位为主，也有较好的治疗功效。火硬穴与火主穴均在肝经上，火硬穴近于行间，火主穴近于太冲穴，一为荥穴，一为原穴，笔者以火硬穴最为常用，火硬穴近于行间穴，行间穴为荥穴，"荥主身热"，故而火硬穴清泻肝经之邪热具有很好的作用；浮间穴与外间穴治疗本病是董师原著中的基本治疗功效，董师言之二穴能治疗尿道炎，二穴在大肠经上，大肠与肝相别通，又因"手躯顺对"，手对于阴部，所以可治疗本病；马快水穴用于治疗膀胱炎、小便频数及膀胱结石特效，六快穴用于治疗尿道结石及尿道炎特效，二穴既可以单独运用，也可以倒马针配合运用膀胱炎、尿道炎的治疗；云白穴与李白穴有清下焦湿热作用，所以对下焦湿热而致的尿路感染疗效满意；三其穴对前后二阴之疾均有治疗作用，对后阴中的痔疾、脱肛、便秘、肛周脓肿皆有效，对前阴中的尿急、尿频、尿痛、阴痒、阴道痛、带下等症皆有很好的治效。

第十八节　癃闭

癃闭是指尿液排出困难、甚则小便闭塞不通为主症的病症。起病缓慢、小便不利、点滴而出为"癃"；起病急、小便不通、欲解不能为"闭"。临床中两者常常相互转化，故称为"癃闭"。中医学认为，本病之病因病机是湿热下注、肝郁气滞、肾气亏虚以及尿路瘀阻等导致三焦气化不利，膀胱开合失司，相当于西医学中的尿潴留。本病在中医学中记载甚早，早在《黄帝内经》中《素问·宣明五气篇》载："膀胱不利为癃。"在针灸学中记载也甚早，如《针灸甲乙经》载："小便难，水胀满，出少，转胞不得溺，曲骨主之。"《针灸大成》载："转胞不溺，淋漓：关元。"由此可知，古代医家针灸治疗本病已积累了非常丰富的经验。

目前现代医学尚无有效方法，多仅能对症治标，很难达到治本之功，针灸治疗既能迅速治标也能有效治本，若能正确地针灸治疗一般均能立刻解决其症，并能得以根本性处理。

董氏奇穴用穴方案

1. 下三皇穴（天皇穴、地皇穴、人皇穴）

穴位定位：

（1）天皇穴：在胫骨头之内侧凹陷中，距膝关节 2.5 寸处取穴。

（2）地皇穴：在胫骨内侧后缘，在内踝 7 寸处取穴。

（3）人皇穴：在胫骨之内侧后缘，在内踝上 3 寸处取穴。

操作方法：双侧取穴，常规消毒，天皇穴、人皇穴各直刺 1 寸，地皇穴针刺时针与皮肤呈 45°刺入，针刺 1.2 寸。每次 30 分钟，每日 1 次。

2. 火硬穴或火主穴

穴位定位：

（1）火硬穴：在第 1 与第 2 跖骨之间，距跖骨与趾骨关节 5 分处取穴。

（2）火主穴：在足背，第 1 与第 2 跖骨连接部之直前凹陷中，即距火硬穴 1 寸处取穴。

操作方法：双侧取穴，常规消毒，二穴分别针刺 0.5 寸。每次留针 30 分钟，每日 1 次。

3. 天皇穴、四花上穴

穴位定位：

（1）天皇穴：在胫骨头之内侧凹陷中，距膝关节 2.5 寸处取穴。

（2）四花上穴：当外膝眼之下方 3 寸，在胫骨前肌与趾长伸肌起始部之间凹陷中取穴。

操作方法：双侧取穴，常规消毒，天皇穴直刺 1 寸，四花上穴直刺 1.5 寸。每次留针 30 分钟，每日 1 次。

4. 李白穴、云白穴

穴位定位：

（1）李白穴：在上臂外侧，从云白穴稍向外斜下 2 寸处取穴。

（2）云白穴：在肩关节前方，骨缝去肩尖约 2 寸处是穴，亦即背面穴向胸方向斜下开 2 寸。

操作方法：双侧取穴，常规消毒，垂手取穴，二穴分别直刺 0.5 寸。每次留针 30 分钟，每日 1 次。

传统经典用穴方案

足三里穴、阴陵泉穴、中极穴、三阴交穴

穴位定位：

（1）足三里穴：在小腿外侧，犊鼻下 3 寸，胫骨前嵴外 1 横指处，犊鼻穴与解溪穴连线上。

（2）阴陵泉穴：在小腿内侧，胫骨内侧髁下缘与胫骨内侧缘之间的凹陷中。

（3）中极穴：在下腹部，脐中下 4 寸，前正中线上。

（4）三阴交穴：在小腿内侧，内踝尖上 3 寸，胫骨内侧缘后际。

操作方法：双侧取穴，常规消毒，针刺时先排净小便，诸穴常规针刺。每次留针 30 分钟，每日 1 次。

注解

传统针灸治疗本病多以任脉经穴位为主，任脉主一身之阴，纵贯膀胱之前，故取其局部腧穴以补肾虚、益中气而利小便。如小腹部的中极穴、神阙穴、水道穴、曲骨穴等穴。笔者尤善用中极穴与神阙穴二穴，通过长期的临床运用来看，有时仅用一穴就可以解决其癃闭之症状，笔者在临床曾治疗多例相关患者，男性以前列腺疾病为多见，女性则以产后为多见，在此仅举 2 例笔者所治病案以供参考。患者，男性，68 岁，突然不能排尿 4 小时来诊。患者既往有前列腺肥大和增生病史，无名原因突然出现小便不得解，腹胀如鼓，下腹胀满疼痛，频繁如厕，小便不能解，急到当地县级医院就诊，医院要导尿治疗，患者不接受导尿，故来诊，立仅取中极一穴，先施以点压按摩，并施以艾灸，15 分钟即能点滴而出，改为针刺半小时后潴留尿液几近排净。再如用神阙穴治疗相关病案，患者女性，28 岁，产后出现尿潴留，嘱患者用食盐急炒黄，待稍温热后放于神阙穴填平，再用 2 根葱白压成 0.3cm 厚的薄饼置于盐上，将大艾炷置葱饼上施灸，直到能排尿时为止，一次治疗即能顺利排尿。这一方法笔者在基层临床工作时经常运用，均能获得显著疗效，是简单易行之可靠方法。

董氏奇穴下三皇穴在脾经上，作用于肾，具有脾肝肾同调的作用，所以对泌尿系统疾病、生殖系统疾病疗效甚佳。天皇穴就是阴陵泉穴，阴陵泉穴为脾经之合穴，为健脾祛湿第一穴，用之清利下焦湿热、通利小便，在传统针灸中阴陵泉就是治疗本病之要穴，如《杂病穴法歌》载："小便不通阴陵泉，三里泻下溲如注。"就是阴陵泉穴与足三里穴配用治疗小便不利之疾，因此杨维杰医师发展出了天皇穴配四花上穴治疗本病的治疗方案。人皇穴与三阴交穴相符，三阴交穴自古就是泌尿生殖系统第一要穴，疏肝、健脾、益肾，行气化瘀，通利小便，因此董氏奇穴中天皇穴、地皇穴、人皇穴三穴倒马针运用，治疗本病具有确实的作用。火硬穴与火主穴均为足厥阴肝经之穴，足厥阴肝经与生殖联系密切，行于小腹，故能治疗本病。

第六章　腰背痛证

第一节　肩胛痛

肩胛痛就是肩胛部组织损伤而致的一种痛证，因肩胛骨处肌肉构成复杂，所以发病极为常见，此处肌肉包括了斜方肌、肩胛提肌、背阔肌、小圆肌、大圆肌、肩胛下肌等，所以肩胛处的损伤复杂难治疗。肩胛痛可见于现代医学中的肩胛肋骨综合征、弹响肩胛、背阔肌肌膜炎等。中医学认为，本病的发生主要由于过劳或长期保持一个姿势，使肩胛部肌肉劳损，局部气血供养不足，复受风寒湿邪外侵，经络阻滞，气血运行不畅。或者是因活动不慎，损伤肩胛部的肌肤筋骨，使脉络不通，气血瘀滞而致。本病虽为常见病，但是现代医学尚无有效方法，治疗较为棘手，往往多以暂时止痛为治疗方案，通过针灸治疗，疗效满意，若能正确施治，见效非常迅速，且能得到根本的治疗。

董氏奇穴用穴方案

1. 重子穴、重仙穴

穴位定位：

（1）重子穴：在虎口下 1 寸处取穴，即拇指掌骨与食指掌骨之间。

（2）重仙穴：在拇指骨与食指骨夹缝间，离虎口 2 寸，与手背灵骨穴正对相通。

操作方法：健侧取穴，常规消毒，二穴分别针刺 0.5 寸，施以动气针法。每次留针 20~30 分钟，每日 1 次。

2. 外三关穴

穴位定位：在外踝尖与膝盖外侧高骨（腓骨小头）连线中点一穴，中点与该高骨之中点又一穴，中点与外踝之中点又一穴，共三穴。

操作方法：健侧取穴，常规消毒，三穴分别针刺 1.2 寸，施以动气针法。每次留针 20~30 分钟，每日 1 次。

3. 心膝穴

穴位定位：在中指背第 2 节两侧之中央点各一穴，共二穴。

操作方法：健侧取穴，常规消毒，紧贴指骨缘进针 0.5 分。每次留针 20 分钟，每日 1 次。

4. 腕顺一穴、腕顺二穴

穴位定位：

（1）腕顺一穴：在小指掌骨外侧，距手腕横纹 2.5 寸处取穴。

（2）腕顺二穴：在小指掌骨外侧，距手腕横纹 1.5 寸处取穴，即腕顺一穴下 1 寸。

操作方法：健侧取穴，常规消毒，腕顺一穴针刺 1 寸，腕顺二穴针刺 0.3 寸。每次留针 20 分钟，每日 1 次。

❧ 传统经典用穴方案 ❧

阳陵泉穴、曲池穴、后溪穴、昆仑穴

穴位定位：

（1）阳陵泉穴：在小腿外侧，腓骨头前下方凹陷中。

（2）曲池穴：在肘区，尺泽穴与肱骨外上髁连线的中点处。

（3）后溪穴：在手内侧，第 5 掌指关节尺侧近端赤白肉际凹陷中。

（4）昆仑穴：在踝区，外踝尖与跟腱之间的凹陷中。

操作方法：双侧取穴，常规消毒，诸穴常规针刺。每次留针 20 分钟，每日或隔日 1 次。

❧ 注解 ❧

通过长期的临床疗效来看，此处的疼痛以重子穴、重仙穴最为有效，对此处的急性疼痛有立竿见影之效，为首选穴位。重子穴、重仙穴为治疗肺经病之要穴，所以对胸背痛有较佳的疗效，对如现代医学中的肩胛肋骨综合征极为有效。如笔者所治一患者，男性，53 岁，在运动时突感右侧肩胛缝处疼痛，继之疼痛越来越明显，3 天后疼痛波及右侧胁部疼痛，呼吸及咳嗽加剧，经贴敷膏药及药物治疗效不显，故来诊。舌质紫暗，脉弦紧。诊断为本病。取用健侧重子穴、重仙穴配用心膝穴，并嘱其活动患侧，疼痛即可缓解，留针 30 分钟，起针后，其症状明显缓解，3 次后诸症消失；外三关穴对肩胛处疼痛牵及上臂痛时最为有效，外三关穴能治疗臂痛无力、手臂麻、上臂酸痛、肩臂痛等；用心膝穴治疗肩胛痛是董师原著中基本主治之一，这是在董师原著中能提到治疗肩胛痛的唯一穴位。因此本穴治疗肩胛痛具有确实的疗效，笔者常与重子穴、重仙穴配合运用；

腕顺一穴、腕顺二穴在小肠经上，其治疗主要用于其疼痛在小肠经循行线上的疼痛，一般用于偏于肩胛骨下端部位的疼痛。

传统针灸治疗本病多以局部用穴为主，笔者在临床较少单纯地在局部毫针针刺，若是局部用针，皆以火针针刺，也具有简单而速效的作用。

第二节 背痛

背痛是指各种原因引起的背部疼痛性疾病，临床极为常见，属于中医学中伤筋范畴。中医认为，本病的发生常因过劳或长期保持一个姿势，使背部肌肉劳损，局部气血供养不足，复受风寒湿邪外侵，经络阻滞，气血运行不畅；或者活动不慎，损伤背部肌肤筋骨，使脉络不通，气血瘀滞，不通则痛。常伴有局部软组织拘急、痉挛、牵掣痛或伴有运动障碍等症状出现。

背痛相当于现代医学中的纤维组织炎、软组织劳损、肌肉风湿、背肌筋膜炎等病。背痛为临床常见病、多发病，现代医学一般方法治疗较为棘手，多是通过非甾体类消炎药暂时止痛。本病是针灸治疗的主要适应证之一，具有较好的疗效，尤其董氏针灸更具有优势性，董师曾设列了诸多穴位用于背痛治疗，且有很好的疗效，值得临床推广运用。

◈董氏奇穴用穴方案◈

1. 重子穴、重仙穴

穴位定位：

（1）重子穴：在虎口下1寸处取穴，即拇指掌骨与食指掌骨之间。

（2）重仙穴：在拇指骨与食指骨夹缝间，离虎口2寸，与手背灵骨穴正对相通。

操作方法：健侧取穴，常规消毒，二穴分别直刺0.5寸，施以动气针法。每次留针20分钟，每日1次。

2. 指肾穴

穴位定位：在无名指指背第1节中央线外开（偏向尺侧）2分之中央点一穴，距上横纹1/4处一穴，距下横纹1/4处一穴，共三穴。

操作方法：健侧取穴，常规消毒，紧贴骨缘进针0.5分，施以动气针法。每次留针20分钟，每日或隔日1次。

3. 腕顺一穴、腕顺二穴

穴位定位：

（1）腕顺一穴：在小指掌骨外侧，距手腕横纹 2.5 寸处取穴。

（2）腕顺二穴：在小指掌骨外侧，距手腕横纹 1.5 寸处取穴，即腕顺一穴下 1 寸。

操作方法：健侧取穴，常规消毒，腕顺一穴直刺 1 寸，腕顺二穴直刺 0.3 寸，施以动气针法。每次留针 20~30 分钟，每日 1 或隔日 1 次。

4. 通肾穴、通胃穴、通背穴

穴位定位：

（1）通肾穴：在膝盖内侧上缘凹陷处取穴。

（2）通胃穴：在通肾穴直上 2 寸处取穴。

（3）通背穴：在通胃穴直上 2 寸处取穴。

操作方法：健侧取穴，常规消毒，三穴分别针刺 0.5 寸，施以动气针法。每次留针 20~30 分钟，每日或隔日 1 次。

5. 中九里穴、下九里穴

穴位定位：

（1）中九里穴：直立，两手下垂，中指尖所至处取穴。

（2）下九里穴：在中九里穴向后横开 1.5 寸处取穴。

操作方法：健侧取穴，常规消毒，二穴分别直刺 1.5 寸，施以动气针法。每次留针 20~30 分钟，每日或隔日 1 次。

6. 正士穴配博球穴

穴位定位：

（1）正士穴：足后跟筋正中央上，正宗穴直上 2 寸处取穴。

（2）博球穴：在足后跟筋正中央上，正士穴直上 2.5 寸处取穴。

操作方法：健侧取穴，常规消毒，二穴分别直刺 1 寸，施以动气针法。每次留针 20~30 分钟，每日或隔日 1 次。

传统经典用穴方案

（一）刺血

委中穴（瘀络点刺放血）

穴位定位：在膝后区，腘横纹中点，当肱二头肌肌腱与半腱肌肌腱中间。

操作方法：患侧取穴，于穴位处瘀络点刺，使之出血 3~5mL，每周 2 次。

（二）毫针

昆仑穴、后溪穴、飞扬穴

穴位定位：

（1）昆仑穴：在踝区，外踝尖与跟腱之间的凹陷中。

（2）后溪穴：在手内侧，第5掌指关节尺侧近端赤白肉际凹陷中。

（3）飞扬穴：在小腿后区，昆仑直上7寸，腓肠肌外下缘与跟腱移行处，当承山穴下方1寸处。

操作方法：健侧取穴，常规消毒，诸穴常规针刺，施以动气针法。每次留针20~30分钟，每日或隔日1次。

☙ 注解 ☙

重子穴与重仙穴均能治背痛，二针倒马并用治疗背痛效极佳，尤其在膏肓部位之疼痛，效果更是较一般穴位高出许多。因此，重子穴、重仙穴二穴同时下针，为治背痛特效针。本穴组是董师治疗背痛的常用针，著名董氏医家传人赖金雄医师言之重子穴、重仙穴合用治肩胛骨痛、阔背肌痛及颈痛均特效，二十余年未有不效者，治膏肓部位疼痛没有其他穴位可比。笔者也以此穴组治疗数例肩背痛的患者，确具特效，尤对急性疼痛最具特效，而对慢性背部疼痛可用其他穴位处理；指肾穴治疗背痛也是本穴最基本主治之一，董师并言之，治背痛宜三针同下，用于治疗阔背肌处的疼痛；腕顺一穴、腕顺二穴在手太阳小肠经上，肩胛骨下部及膏肓部位为手太阳小肠经所行之处，用之二穴则为经脉所行主治所及的理论，也是董师用于治疗背痛之常用穴位；通背穴顾名思义，就是与背部相通，也就自然能治疗背痛，可与通肾穴、通胃穴倒马配用，则其效更强；董师将中九里穴第一作用主治定为背痛的功效，故也是董师临床治疗背痛常用穴位，常与下九里穴或上九里穴倒马针用于背痛的治疗，下九里穴的主治仅有背痛与腿痛两个症状，这说明本穴是背痛的有效穴位；正士穴与博球穴均在膀胱经上，二穴均能治疗背痛，其治疗原理还是根据经络所行的理论，背部与小肠经、膀胱经关系密切，所以其治疗功效也就自然明确了，二穴倒马并用对慢性背痛特效。因此，笔者临床见急性背痛常以重子穴、重仙穴二穴为首选，慢性背痛时根据病情可常选用指肾穴，或通肾穴、通背穴二穴，或正士穴、博球穴二穴。

本病属于中医针灸经筋病之范畴，因此传统针灸治疗主要根据经筋病的原则"以痛为腧"，所以治疗本病时多以明确的压痛点和筋结处用穴，笔者临床较少局部单纯毫针用穴，若局部用针也常以火针或者解筋结方法处理，再配以辨经远端用穴。

第三节　脊柱痛

脊柱痛就是以脊背疼痛为主，也就是在胸椎体部位出现疼痛，有些是因胸椎小关节发生了紊乱所致，胸椎小关节在外力作用下发生了解剖位置的改变，表现为关节囊滑膜嵌顿而形成不全脱位，不能自行复位，导致了疼痛和功能受限等症状。也有些没有任何器质性的问题，通过现代医学检查手段，检查不出任何其他阳性体征，仅是在胸椎体部位出现疼痛症状，在西医中得不出明确的诊断，故治疗束手无策。主要表现为背部正中央牵及背部两侧疼痛，或有胸闷、胸部压迫堵塞感，活动不利，翻身困难，严重者可伴有双上肢疼痛、活动受限。属于中医学中的"胸痛""背痛""岔气""筋出槽""骨错缝"等范畴。这些疾病通过辨经与病性的辨证，合理用穴，可有很好的疗效，尤其在董氏奇穴方面，正确用穴，多能效如桴鼓。

❧董氏奇穴用穴方案❧

1. 肺心穴或心膝穴

穴位定位：

（1）肺心穴：在中指背第 2 节中央线上，距上横纹 1/3 处一穴，距下横纹 1/3 处一穴，共二穴。

（2）心膝穴：在中指背第 2 节两侧之中央点各一穴，共二穴。

操作方法：取用肺心穴一侧穴位，常规消毒，向小指方向横针皮下 0.5 分。留针 20 分钟，每日 1 次。健侧取心膝穴，常规消毒，紧贴骨缘进针 0.5 分，施以动气针法。每次留针 30 分钟，每日 1 次。

2. 水相穴

穴位定位：在跟腱前缘凹陷处，内踝尖直后 2 寸处取穴。

操作方法：常规消毒，取用双侧穴位，直刺 1 寸。每次留针 20~30 分钟，每日 1 次。

3. 中白穴

穴位定位：在手背，当小指掌骨与无名指掌骨之间，距指骨与掌骨结合处下 5 分处取穴。

操作方法：健侧取穴，常规消毒，直刺 0.5 寸，施以动气针法。每次留针 20~30 分钟，每日 1 次。

4. 正筋穴、正宗穴

穴位定位：

（1）正筋穴：在足后跟筋正中央上，距足底3.5寸处取穴。

（2）正宗穴：在足后跟筋正中央上，正筋穴直上2寸处取穴。

操作方法：取用健侧或者双侧取穴，常规消毒，二穴分别针刺0.8寸，施以动气针法。每次留针20~30分钟，每日1次。

5. 后椎穴、首英穴

穴位定位：

（1）后椎穴：在上臂肱骨外侧，距肘窝横纹2.5寸处取穴。

（2）首英穴：在上臂肱骨外侧，距肘窝横纹4.5寸（即后椎穴2寸）处取穴。

操作方法：左右交替用针或者双侧取穴，常规消毒，二穴分别直刺0.5寸。每次留针20~30分钟，每日1次。

传统经典用穴方案

后溪穴、印堂穴及相应的夹脊穴

穴位定位：

（1）后溪穴：在手内侧，第5掌指关节尺侧近端赤白肉际凹陷中。

（2）印堂穴：在头部，两眉毛内侧端中间的凹陷中。

（3）相应的夹脊穴：是指病变区域的夹脊穴。

操作方法：常规消毒，夹脊穴向脊柱方向斜刺0.8寸，余穴常规针刺。每次留针20~30分钟，每日1次。

注解

脊柱部位疼痛病变在督脉，因此传统针灸治疗本病主要以通督治疗为要，急性的脊柱痛传统针灸笔者以后溪穴和人中穴为首选，慢性脊柱痛以印堂穴和后溪穴为常用，临床疗效也较为满意。在董氏奇穴中董师也设列了诸多能治疗脊柱痛的穴位，笔者主要以上述所列举穴位为常用。肺心穴定为正中神经（即脊柱神经），董师将其功效定于背椎骨疼痛，背椎骨指的就是胸椎，本穴在中指背面第2节，对应肺心，所治的背椎痛对应于心、肺对应的脊椎段（即胸椎）。心膝穴和肺心穴是一样的，都在中指背面第2节两侧，犹如脊柱的夹脊穴，所以对胸椎痛及胸椎部位之夹脊处疼痛也有很好的作用；水相穴与太溪穴相符，太溪穴为肾经之原穴，足少阴肾经贯脊而行，肾主骨，故对肾虚而致的胸椎痛有特效作用；中白穴在三焦经脉上，三焦主气化，有温煦肌肉、充皮肤之功，针刺中白穴能振奋督脉被阻遏之阳气，使经脉通而痛止。且三焦与肾相别通，中白穴补肾作用甚好，能治疗肾亏各病，所以中白穴治疗脊柱痛就有显著疗效了；正筋穴、正宗穴能治疗腰脊柱痛，即脊柱痛。正筋穴、正宗穴是治筋病的，根据中医"骨正筋柔""治骨当治筋"之理论，取用二穴治疗颈椎、胸椎、腰椎等部位疼痛具有特效；后椎穴因能治疗脊柱骨脱臼、脊柱骨胀痛具有特效，才名为后椎穴，首英穴与其功效相同，二穴合用为倒马针，起到协同功效，是治疗脊柱病的有效穴位。

第四节　急性腰扭伤

急性腰扭伤是指腰部肌肉、筋膜、韧带等软组织因外力作用突然受到过度牵拉而引起的急性撕裂伤，俗称为"闪腰""岔气"。属于中医"腰痛""腰部伤筋"之范畴。中医认为，本病多由剧烈运动或负重时姿势不当，或不慎跌扑、牵拉和过度扭转等原因，引起腰部皮肉筋脉受损，以致经络不通，经气运行受阻，瘀血壅滞局部而成，气血运行受阻，不通则痛。在临床中十分常见，主要表现为伤后突然出现腰部疼痛，活动受限为主要特点。本病是针灸中的优势病种，疗效十分满意，现代医学一般治疗方法往往收效不佳，针灸治疗具有用穴少、作用快、疗效高的特点，无论传统针灸还是董氏针灸皆有确实的效验，若治疗得当，一般均有立竿见影之效，多数可在 1~2 次而达痊愈。通过临床治疗来看，本病针灸治疗可为首选的方法，值得临床大力推广运用。

董氏奇穴用穴方案

1. 二角明穴

穴位定位：在中指背第 1 节中央线上，距上横纹 1/3 处一穴，距下横纹 1/3 处一穴，共二穴。

操作方法：健侧取穴，常规消毒，横针皮下 0.5 分，向小指方向平刺，施以动气针法。每次留针 20 分钟，每日 1 次。

2. 马金水穴

穴位定位：在外眼角直下至颧骨下缘 1.5 分凹陷处取穴。

操作方法：健侧取穴，常规消毒，直刺 0.3 寸，施以动气针法。每次留针 20 分钟，每日 1 次。

3. 水通穴、水金穴

穴位定位：

（1）水通穴：在嘴角直下 4 分处取穴。

（2）水金穴：在水通穴向里平开 5 分处取穴。

操作方法：健侧取穴，常规消毒，自水金穴向水通穴平刺 1 寸，施以动气针法。每次留针 20~30 分钟，每日 1 次。

4. 腕顺一穴

穴位定位：在小指掌骨外侧，距手腕横纹 2.5 寸处取穴。

操作方法：健侧取穴，常规消毒，直刺 1 寸，施以动气针法。每次留针 20~30 分钟，每日 1 次。

5. 中白穴

穴位定位：在手背，当小指掌骨与无名指掌骨之间，距指骨与掌骨结合处下 5 分处取穴。

操作方法：健侧取穴，常规消毒，直刺 0.8 寸，施以动气针法。每次留针 20~30 分钟，每日 1 次。

✦ 传统经典用穴方案 ✦

（一）刺血

委中穴（点刺放血）

穴位定位：在膝后区，腘横纹中点，当肱二头肌肌腱与半腱肌肌腱中间。

操作方法：双侧取穴，常规消毒，于穴位处找瘀络点刺，使之出血，加拔罐 5 分钟。

（二）毫针

1. 后溪穴、水沟穴

穴位定位：

（1）后溪穴：在手内侧，第 5 掌指关节尺侧近端赤白肉际凹陷中。

（2）水沟穴：在面部，在人中沟的上 1/3 与下 2/3 交界处。

操作方法：后溪穴取健侧穴位，常规消毒，后溪针刺 1 寸，水沟向上斜刺 0.3 寸，针刺得气后施以动气针法。每次留针 20~30 分钟，每日 1 次。

2. 手三里穴（夹脊范围疼痛）

穴位定位：在前臂，肘横纹下 2 寸，阳溪穴与曲池穴连线上。

操作方法：健侧取穴，常规消毒，直刺 1 寸，得气后施以动气针法。每次留针 20~30 分钟，每日 1 次。

3. 太冲穴（疼痛位置在督脉 3 寸之外）

穴位定位：在足背，第 1、第 2 跖骨间，跖骨底结合部前方凹陷中，或触及动脉搏动。

操作方法：健侧取穴，常规消毒，直刺 0.8 寸，得气后施以动气针法。每次留针 20~30 分钟，每日 1 次。

✤ 注解 ✤

传统针灸治疗急性腰扭伤多根据经络循行理论辨经用穴，腰部经脉主要是正中的督脉和旁开 1.5 寸至 3 寸之膀胱经，所以一般多从督脉与膀胱经上取穴，笔者在临床上最常用的是人中穴、后溪穴、养老穴、束骨穴、手三里穴等穴位治疗腰扭伤。另外，刺血治疗也是本病的重要手段，多能具有立竿见影之效，传统针灸临床中以委中穴最为常用，其用根据"腰背委中求"的理论，刺血这一方法一直是笔者治疗急性腰扭伤常用的方法，诸多的腰扭伤患者刺血可有显著疗效，这是因为扭伤是腰部气血之瘀滞，根据"菀陈则除之"的理论，刺血运用故有显著疗效。

董师所言治疗闪腰岔气是指对急性腰扭伤的治疗，并且设列了较多的穴位，如二角明穴、马金水穴、水通穴、水金穴、水腑穴、顶柱穴（点刺放血）、三江穴（点刺放血），均能治疗本病，笔者在临床以二角明穴最为常用，其功效非常确实，如笔者所治疗的一名患者，女性，56 岁，急性腰痛发作 6 小时来诊，腰痛难以活动，其疼痛在后正中线上，即于本穴针刺，针刺后施以动气针法，疼痛立缓解，留针 20 分钟，起针后症状基本消失。本穴在中指背上，对应督脉及人之中央，故能治疗督脉急性腰扭伤。马金水穴、马快水穴、水通穴、水金穴、水腑穴等皆是补肾的要穴，因为腰为肾之腑，所以当肾气亏虚时，就容易发生急性腰扭伤，以补肾气而固护其本。董师临床中非常善用马金水穴、马快水穴治疗本病，"金"作用于肺，"水"作用于肾，具有调气而补肾之功，所以对闪腰岔气有特效，这也是笔者常用的穴位。腕顺一穴与后溪穴相近，后溪穴为手太阳小肠经之输穴，并为通督之八脉交会穴之一，因此传统针灸后溪就是治疗急性腰扭伤的重要穴位，此部位并是董氏奇穴之肾区，能够补肾，所以本穴治疗腰扭伤就极具特效，严重者常与腕顺二穴倒马针配用。

第五节　慢性腰痛

慢性腰痛相对于急性腰痛而言，是指以腰部疼痛为主要表现的一种病症，其病因较为复杂，可有多种原因导致，又称为"腰肌痛""腰背痛""腰腿痛"等。可见于现代医学中的多种疾病，如腰肌劳损、腰椎间盘突出症、腰部骨质增生、腰部风湿、肾病等。

中医学认为，本病的发生主要与感受风寒之外邪、跌扑损伤和劳欲太过等因素有关，使得脉络阻滞，气血运行障碍，而致腰部疼痛。

腰痛是针灸优势病种之一，但是引发腰痛的原因众多，其治疗效果与引起腰痛的原因密切相关，因其原因不同，疗效差异性很大，所以在治疗时首先应当明确病因，合理正确地施治。

❧ 董氏奇穴用穴方案 ❧

1. 灵骨穴

穴位定位：在手背面的食指与拇指叉骨间，第1与第2掌骨结合处取穴。

操作方法：双侧取穴，常规消毒，直刺1.5寸，施以动气针法。每次留针30分钟，每日1次。

2. 中白穴、心门穴

穴位定位：

（1）中白穴：在手背，当小指掌骨与无名指掌骨之间，距指骨与掌骨结合处下5分处取穴。

（2）心门穴：在尺骨鹰嘴突起上端，在下尺骨内侧凹陷处，距肘尖1.5寸处取穴。

操作方法：二穴左右交替用针，常规消毒，中白穴直刺0.5寸，心门穴针刺时针与皮肤呈30°向上斜刺0.8寸，施以动气针法。每次留针30分钟，每日1次。

3. 腕顺一穴、腕顺二穴

穴位定位：

（1）腕顺一穴：在小指掌骨外侧，距手腕横纹2.5寸处取穴。

（2）腕顺二穴：在小指掌骨外侧，距手腕横纹1.5寸处取穴，即腕顺一穴下1寸。

操作方法：左右交替用针，常规消毒，腕顺一穴直刺1寸，腕顺二穴直刺

0.3 寸，施以动气针法。每次留针 30 分钟，每日 1 次。

4. 水通穴、水金穴

穴位定位：

（1）水通穴：在嘴角直下 4 分处取穴。

（2）水金穴：在水通穴向里平开 5 分处取穴。

操作方法：双侧取穴，常规消毒，水金穴与水通穴施以透刺，操作时由水金穴向水通穴平刺 1 寸。每次留针 20~30 分钟，每日 1 次。

操作方法：双侧取穴，常规消毒，由水金穴向水通穴透刺 1 寸，施以动气针法。每次留针 30 分钟，每日 1 次。

5. 上三黄穴（明黄穴、天黄穴、其黄穴）

穴位定位：

（1）明黄穴：在大腿内侧前后上下中央点处取穴。

（2）天黄穴：在明黄穴直上 3 寸处取穴。

（3）其黄穴：在明黄穴直下 3 寸处取穴。

操作方法：双侧取穴，常规消毒，三穴分别直刺 1.5 寸。每次留针 30 分钟，每日 1 次。

6. 中九里穴

穴位定位：直立，两手下垂，中指尖所至处取穴。

操作方法：双侧取穴，常规消毒，直刺 1.5 寸，施以动气针法。留针 30 分钟，每日 1 次。

7. 下三皇（天皇穴、地皇穴、人皇穴）

穴位定位：

（1）天皇穴：在胫骨头之内侧凹陷中，距膝关节 2.5 寸处取穴。

（2）地皇穴：在胫骨内侧后缘，在内踝 7 寸处取穴。

（3）人皇穴：在胫骨之内侧后缘，在内踝上 3 寸处取穴。

操作方法：双侧取穴，常规消毒，天皇穴直刺 1 寸，地皇穴针刺时针与皮肤呈 45°直刺 1.2 寸，人皇穴直刺 1.2 寸。每次留针 30 分钟，每日 1 次。

传统经典用穴方案

（一）刺血

委中穴

穴位定位：在膝后区，腘横纹中点，当肱二头肌腱与半腱肌肌腱中间。

操作方法：双侧取穴，常规消毒，于穴位瘀络点刺，使其出血，加拔罐 5 分钟，每周 2 次。

（二）毫针

后溪穴、申脉穴、中渚穴、复溜穴

穴位定位：

（1）后溪穴：在手内侧，第 5 掌指关节尺侧近端赤白肉际凹陷中。

（2）申脉穴：在踝区，外踝尖直下，外踝下缘与跟骨之间凹陷中。

（3）中渚穴：在手背，第 4、第 5 掌骨间，第 4 掌指关节近端凹陷中。

（4）复溜穴：在小腿内侧，内踝尖上 2 寸，跟腱前缘。

操作方法：常规消毒，后溪穴与申脉穴左右交替用针，中渚穴与复溜穴双侧用针。每次留针 30 分钟，每日或隔日 1 次。

注解

腰痛是常见病，发病率甚高，且是针灸优势病种，无论传统针灸还是董氏奇穴皆对腰痛具有很好的作用，临床可所选用的穴位也比较多，在董氏奇穴中除了五五部位之外，其他各部位董师皆设列了治疗腰痛的相关穴位，如一一部的二角明穴，二二部位的灵骨穴、腕顺一穴、腕顺二穴、中白穴、下白穴，三三部位的火腑海穴，四四部位的水愈穴、后椎穴、首英穴，六六部位的水曲穴、水相穴、花骨三穴，七七部位的正筋穴、正宗穴、正士穴、博球穴，八八部位的中九里穴、上三黄穴，九九部位的水耳穴，十十部位的水通穴、水金穴、州火穴，十一部位的五岭穴、顶柱穴，十二部位的腑巢二十三穴。这些穴位均是董师直接言明可治疗腰痛的，分布于十一个部位中。另外，还有诸多穴位也能治疗腰痛，由此可见董师对腰痛治疗的重视性和董氏奇穴治疗腰痛的优势性。临床应当明确病因及病性，正确地用穴，就能发挥好各穴位的临床功效。

董师治疗腰痛最常用的穴位则为灵骨穴，本穴最主要的功效是温阳补气，理气而以治血，通其经脉，调其气血。灵骨穴贴骨应肾，腰为肾之府，故治疗腰痛特效，若与大白穴配用倒马针，其效更强，可治疗多种腰痛，尤其腰连腿痛是首选穴位，常以灵骨穴、大白穴同用；中白穴董师言之能治疗肾脏病之腰痛、腰酸，还能治疗脊柱骨疼痛，中白穴在三焦经脉上，三焦主气化，有温煦肌肉、充皮肤之功，又三焦与肾相别通，能补肾而壮骨，针刺中白穴能振奋腰部被阻遏之阳气，使经脉通而痛止，故能治疗腰痛具有很确实的功效；心门穴处于手太阳小肠经脉上，根据同名经同气相求的原理，故可治疗足太阳经脉病变，又根据手躯顺对，穴在肘下，对应于腰，能治疗腰痛，针刺时贴骨进针，以骨治骨，所以治疗腰痛十分特效，若与中白穴配用可治疗各种原因而致的腰痛，二穴配用也是杨维杰医师治疗腰痛之"通治针"，并言之二穴配用能治疗各种腰痛；腕顺一穴、腕顺二穴在小肠经上，腕顺一穴近于后溪穴，腕顺二穴近于腕骨穴，二穴是传统针灸治疗腰腿痛的常用穴位，根据手足太阳经相通，此穴区为董氏奇穴之肾区，所以对腰痛的治疗作用十分广泛，也是常用穴位之一；水通穴、水金穴在急性腰扭伤中已谈过，主要针对肾气亏虚而致的腰痛；上三黄穴为董氏奇穴治疗肝病要穴，作用于肝，其功效强大，无论器质性肝病还是功能性肝病皆为要穴，能治疗腰痛的原理还是根据肝主筋的运用，凡因筋病而致的腰腿痛皆能治疗。

传统针灸在治疗腰痛中主要根据腰痛部位取其夹脊穴或背俞穴治疗，吾在传统针灸中治疗腰痛一般较少局部用穴，多是根据经脉循行理论，选用的经脉主要以督脉、膀胱经用穴为主，并根据病性（寒湿性腰痛、肾虚性腰痛、瘀血性腰痛）配用相关穴位，其效也较为满意。

第六节　尾椎痛

尾椎痛是指骶椎、尾椎各种原因而导致的疼痛，主要是因各种急慢性软组织或骨的外伤或是劳损而致。可见于现代医学中的骶髂关节扭伤、骶臀部筋膜炎、尾骨部跌打损伤等，尾椎痛也称为骶尾痛，也属于广义的腰痛之范围，当连及到腰部时也称为腰骶痛。属于中医痹证、腰腿痛之范畴。中医学认为，本病的发生则主要是与感受外邪、跌扑损伤和慢性劳损等因素有关。因其这些因素导致骶尾部经络气血阻滞，不通则痛。

骶尾痛现代医学一般方法治疗多不理想，针灸治疗效果非常显著，若能诊断正确，临床治疗可有用穴少、见效快、疗效高的优点。

董氏奇穴用穴方案

1. 肺心穴

穴位定：在中指背第2节中央线上，距上横纹1/3处一穴，距下横纹1/3处一穴，共二穴。

操作方法：左右交替取穴，常规消毒，向小指方向横针0.5分，施以动气针法。每次留针20分钟，每日1次。

2. 心门穴

穴位定位：在尺骨鹰嘴突起上端，在下尺骨内侧凹陷处，距肘尖 1.5 寸处取穴。

操作方法：双侧取穴或左右交替用穴，常规消毒，针体与皮肤呈 30°向上斜刺 0.8 寸，施以动气针法。每次留针 20~30 分钟，每日 1 次。

3. 正会穴、后会穴

穴位定位：

（1）正会穴：在头顶之正中央。

（2）后会穴：在正会穴直后 1.6 寸处取穴。

操作方法：常规消毒，二穴分别向后斜刺 0.3 寸，施以动气针法。每次留针 20~30 分钟，每日 1 次。

4. 腕顺一穴

穴位定位：在小指掌骨外侧，距手腕横纹 2.5 寸处取穴。

操作方法：左右交替取穴，常规消毒，直刺 1 寸，施以动气针法。每次留针 20~30 分钟，每日 1 次。

⟨ 传统经典用穴方案 ⟩

昆仑穴、太溪穴、后顶穴

穴位定位：

（1）昆仑穴：在踝区，外踝尖与跟腱之间的凹陷中。

（2）太溪穴：在踝区，内踝尖与跟腱之间的凹陷中。

（3）后顶穴：在头部，后发际正中直上 5.5 寸。

操作方法：双侧取穴，常规消毒，诸穴常规针刺。每次留针 20~30 分钟，每日或隔日 1 次。

⟨ 注解 ⟩

腰骶痛在临床是比较常见的一个症状，但一般方法治疗较为棘手，目前现代医学尚无很有效的方法，针灸治疗较为理想。传统针灸治疗本病主要以腰骶局部穴位和膀胱经的穴位为常用，笔者以传统针灸治疗本病一般较少局部用穴，多以远端取穴为主，远端用穴以膀胱经的昆仑穴、束骨穴最为常用，其次是太溪穴。

著名董氏针灸传人赖金雄医师言用肺心穴治疗足跟痛、颈项痛及髂骨后上脊两侧痛有特效，治疗尾骶椎（第 16 椎）以下至尾椎骨尖端痛有特效。通过临床运用来看疗效极为确实，若与心门穴配用，其效更佳。心门穴治疗尾椎痛是杨维杰医师之临床经验，心门穴在前臂最下面，相当于在腰椎的下面，属于下焦，对应尾椎；其次，心门穴是手太阳经的穴位，手足太阳相通，足太阳经别至尾椎，因此用心门穴治疗尾椎痛极为有效。肺心穴偏于尾椎骨上端疼痛，心门穴偏于尾椎骨尖端痛的治疗，故二穴配用疗效尤佳。如笔者所治疗的一名患者，女性，产后即出现腰骶部疼痛，严重时起坐严重受限，反复发作 4 个月余，缠绵难愈，曾于当地医院检查，未查出阳性体征，药物及膏药治疗，效不显，故来诊，即针刺二穴，针刺后施以动气针法，即可症状明显缓解，共治疗 5 次症状消失。董师言后会穴也能治疗脊柱骨痛（对第 19 至第 21 椎最有效），此部位就是腰骶椎之部位，赖金雄医师与杨维杰医师均言此穴治疗骶椎骨痛有特效，所用则是根据头骶对应的取穴原理，与正会穴倒马针运用其效更佳。

第七章　其他痛证

第一节　带状疱疹

本病是一种以皮肤上突然出现成簇水疱，呈带状分布，并伴有烧灼样痛感为主要症状的皮肤病。因疱疹犹如串珠，呈带状，状如蛇形，所以名为蛇串疮、蛇丹；又多于缠腰而发，故又称为缠腰火丹、围腰蛇疮。本病可发生于任何年龄，但以成年人为多，好发于春秋季节。中医学认为，本病的发生多有情志内伤，肝气郁结，久而化火或脾失健运，蕴湿化热，湿热搏结复感邪毒，浸淫肌肤脉络而发为疱疹。

西医学认为本病的发生是由水痘-带状疱疹病毒经呼吸道进入人体，引起一种以簇集状丘疱疹、局部刺痛为特征的急性疱疹性皮肤病。

针灸治疗本病疗效肯定，既能较快地改善症状，并能有效地缩短病程，防止后遗疼痛的发生。是目前治疗本病之有效方法，若能正确合理地早期一般治疗 3~5 次症状基本消失。若是疱疹之后遗症，针灸疗法也极具特此针灸治疗本病值得临床大力推广。

董氏奇穴用穴方案

1. 足驷马穴（驷马中穴、驷马上穴、驷马下穴）、四花中穴

穴位定位：

（1）驷马中穴：直立，两手下垂，中指尖所至之处再向前横开

（2）驷马上穴：在驷马中穴直上 2 寸处取穴。

（3）驷马下穴：在驷马中穴直下 2 寸处取穴。

（4）四花中穴：在四花上穴直下 4.5 寸处取穴。

操作方法：双侧取穴，常规消毒，足驷马穴、四花中穴分次留针 30 分钟，每日 1 次。

2. 中九里穴、肾关穴

穴位定位：

（1）中九里穴：直立，两手下垂，中指尖所至处取

（2）肾关穴：在天皇穴直下 1.5 寸处取穴。

操作方法：双侧取穴，常规消毒，中九里穴直刺 1.5 寸，肾关穴直刺 1.3 寸。每次留针 30 分钟，每日 1 次。

3. 制污穴或止涎穴（点刺放血）

穴位定位：

（1）制污穴：在大指背第 1 节中央线上。

（2）止涎穴：在大指背第 1 节之中央线内开（偏向桡侧）2 分，距上横纹 1/3 处一穴，距下横纹 1/3 处一穴，共二穴。

操作方法：双侧取穴，常规消毒，用一次性刺血针点刺出血，每日或隔日 1 次。

传统经典用穴方案

（一）刺血

龙眼穴（点刺放血）或疱疹周围点刺放血

穴位定位：在手小指尺侧第 2 与第 3 节指骨关节之间，握拳于横纹尽头取穴。

操作方法：双侧取穴，常规消毒，用一次性刺血针点刺出血，挤捏出血数滴，隔日 1 次。

（二）毫针

曲池穴、合谷穴、龙眼穴、血海穴、阿是穴

穴位定位：

（1）曲池穴：在肘区，尺泽与肱骨外上髁连线的中点处。

（2）合谷穴：在手背，第 2 掌骨桡侧的中点。

（3）龙眼穴：在手小指尺侧第 2 与第 3 节指骨关节之间，握拳于横纹尽头

（4）血海穴：在股前区，髌底内侧端上 2 寸，股内侧肌隆起处。

（5）阿是穴：疱疹范围区。

操作方法：双侧取穴，常规消毒，诸穴常规针刺。每次留针 30 分钟，每日

注解

针灸治疗本病非常注重局部方法处理，可有诸多的手段，最常用的是在

疱疹上点刺或用皮肤针施以叩刺，然后再施以拔罐；或者用火针点刺疱疹法；或者以疱疹周围毫针围刺法；或早期疱疹用薄棉灸法等。总之，均是以病患处用穴，只是选择手段不同。这些方法也皆有较好的疗效，笔者在临床至今也常用之，值得推广运用。

董氏奇穴治疗多以远端用穴为主，足驷马穴此处肌肉较厚，走阳分、表分，且在阳明经，调理气血作用甚强，故治疗皮肤病效极佳，对本病也有很好的治效。中九里穴与胆经之风市穴相符，肾关穴在脾经作用于肾，二穴合用既能清泻少阳之郁热，又能健脾补肾。制污穴是董氏奇穴点刺放血之要穴，制污是"制服血中之污"的意思，能治疗伤口不愈合极具特效，对本病的治疗也有极好的疗效，在此处刺血，能够起到活血通络、祛瘀泻毒的作用。止涎穴适宜疱疹早期患者。龙眼穴则为传统针灸之经外奇穴，专用于本病的治疗，并有确实的效果，临床主要以刺血为用。

第二节　附睾睾丸炎

附睾睾丸炎为西医之病名，包括附睾炎和睾丸炎。急性附睾炎多为泌尿系统的并发症，如尿道炎、前列腺炎等；睾丸炎多为腮腺炎、流感等传染病原体经血行转移而引起，或由附睾炎的蔓延而致。一般归属于中医学中的范畴，在古代针灸中对疝气多有相关记载，如《素问·骨空论》载："病，男子内结七疝……"《灵枢·经脉篇》载："足厥阴之脉……丈夫溃些经验至今在临床有重要的指导作用。

董氏奇穴用穴方案

1. 大间穴、小间穴、中间穴、浮间穴、外间穴（一般分为两用）

穴位定位：

（1）大间穴：食指掌面第1节正中央偏向大指（即桡侧）

（2）小间穴：食指掌面第1节外上方距大间穴上2分处取

（3）中间穴：食指掌面第1节正中央处取穴。

（4）浮间穴：食指掌面第2节中央外开（偏向桡侧）2是穴。

（5）外间穴：食指掌面第2节中央外开（偏向桡侧）

是穴。

操作方法：左右交替取穴，分成两组，直刺 0.5 分。每次留针 30 分钟，每日 1 次。

2. 火主穴或火硬穴

穴位定位：

（1）火主穴：在足背，第 1 与第 2 跖骨连接部之直前凹陷中，即距火硬穴 1 寸处取穴。

（2）火硬穴：在第 1 与第 2 跖骨之间，距跖骨与趾骨关节 5 分处取穴。

操作方法：双侧取穴，常规消毒，二穴分别直刺 0.8 寸。每次留针 30 分钟，每日 1 次。

3. 海豹穴

穴位定位：在大趾内侧（即右足之左缘、左足之右缘），大趾本节（脚趾甲后）正中央处。

操作方法：双侧取穴，常规消毒，直刺 2 分。每次留针 20~30 分钟，每日 1 次。

4. 下三皇穴（天皇穴、地皇穴、人皇穴）

穴位定位：

（1）天皇穴：在胫骨头之内侧凹陷中，距膝关节 2.5 寸处取穴。

（2）地皇穴：在胫骨内侧后缘，在内踝 7 寸处取穴。

（3）人皇穴：在胫骨之内侧后缘，在内踝上 3 寸处取穴。

操作方法：双侧取穴，常规消毒，天皇穴直刺 1 寸，地皇穴针刺时针与皮肤呈 45°斜刺 1.2 寸，人皇穴直刺 1.2 寸。每次留针 30 分钟，每日 1 次。

❀ 传统经典用穴方案 ❀

（一）刺血

内踝至三阴交区域瘀络点刺放血

操作方法：双侧取穴，常规消毒，于瘀络点刺，使之出血，每周 1~2 次。

（二）毫针

大敦穴、三阴交穴、蠡沟穴、曲骨穴、中极穴

穴位定位：

（1）大敦穴：在足趾，大趾末节外侧，趾甲根角侧后方 0.1 寸。

（2）三阴交穴：在小腿内侧，内踝尖上 3 寸，胫骨内侧缘后际。

（3）蠡沟穴：在小腿内侧，内踝尖上 5 寸，胫骨内侧面的中央。

（4）曲骨穴：在下腹部，耻骨联合上缘，前正中线上。

（5）中极穴：在下腹部，脐中下 4 寸，前正中线上。

操作方法：双侧取穴，常规消毒，针刺时排净小便，曲骨穴向会阴部方向斜刺 1.5 寸，中极穴向下斜刺 1.2 寸，余穴常规针刺。每次留针 30 分钟，每日 1 次。

《 注解 》

五间穴在手掌面食指上，处于大肠经脉上，通过"脏腑别通论"，大肠与肝相通，足厥阴肝经"循股阴，入毛中，环阴器，抵少腹"。足厥阴络脉"其别者，循胫，上睾，结于茎"。足厥阴肝经经筋"上循股阴，结于阴器，络诸筋"。由此可见，肝经与阴器关系非常密切。又根据"手躯顺对法"，手指与阴部相对，所以五间穴治疗本病具有特效作用，临床一般将其分为两组穴位，交替运用；火主穴与足厥阴肝经原穴太冲穴相近，火硬穴与足厥阴肝经荥穴行间穴相近，二穴均为足厥阴肝经之要穴，根据经络所行主治所及，二穴治疗本病具有特效；海豹穴处于足大趾，能治疗男女生殖系统疾病，根据足躯顺对对应于阴部，所以能治疗生殖系统疾病。

第三节　痔疮

在民间有"十人九痔"之说，这说明本病常见，是临床高发病，在实际中虽然达不到十人九痔的情况，但临床确实是十分高发的疾病。痔疾虽然也算不上是什么大病，但却给患者带来诸多痛苦与不便。目前现代医学治疗本病尚无有效方法，主要以手术治疗为主，手术治疗不仅痛苦大，且复发率高，所以许多患者宁愿忍受其病痛的长期折磨，也不选择手术治疗，所以临床有"十人九痔九不治"之说。通过长期的临床治疗来看，针灸治疗本病有确实的效果，具有操作简单，痛苦小，疗效高的特点，所以很值得在临床中大力推广运用针灸疗法治疗本病。

《 董氏奇穴用穴方案 》

三其穴（其门穴、其角穴、其正穴）

穴位定位：

（1）其门穴：在桡骨外侧，手腕横纹上 2 寸处取穴。

（2）其角穴：在桡骨外侧，手腕横纹上 4 寸处取穴。

（3）其正穴：在桡骨外侧，手腕横纹上 6 寸处取穴。

操作方法：双侧取穴，常规消毒，臂侧放针由下向上斜刺，一针接着一针。每次留针 30 分钟，每日 1 次。

传统经典用穴方案

1. 委中穴至承山穴瘀络点刺放血

操作方法：与委中穴至承山穴找瘀络，用一次性刺血针点刺，使之出血，使瘀血尽出，每周 1 次。

2. 龈交异点割治法

操作方法：于唇系带找其反应结节，常规消毒，用无菌手术刀片将其割去即可。

3. 长强穴至第 2 腰椎反应点挑刺法

操作方法：在其范围内找其反应点，其反应点犹如米粒大小，为粉红色，压之不褪色，每次挑刺 3~5 个，每周 1 次。

4. 毫针：二白穴、承山穴、长强穴、阳溪穴

穴位定位：

（1）二白穴：在前臂前区，腕掌侧远端横纹上 4 寸，桡侧腕屈肌腱的两侧，一肢 2 穴。

（2）承山穴：在小腿后区，腓肠肌两肌腹与肌腱交角处，当伸直小腿或足跟上提时，腓肠肌肌腹下出现尖角凹陷处。

（3）长强穴：在会阴区，尾骨下方，尾骨端与肛门连线的中点处。

（4）阳溪穴：在腕区，腕背侧远端横纹桡侧，桡骨茎突远端，手拇指向上翘起时，当拇短伸肌腱与拇长伸肌腱之间的凹陷中。

操作方法：双侧取穴，常规消毒，诸穴常规针刺。每次留针 30 ~ 40 分钟，每日 1 次。

注解

董氏奇穴中最常取用其门穴、其角穴、其正穴三穴来治疗，三穴能作用于前后二阴之疾，这是通过对应关系来看，手腕部对应于肛门与阴部，本穴在大肠经上，所以对肠道疾病有治疗作用。本穴组是治疗便秘、痔疮特效穴组，采用皮下针，一针接着一针刺。效果显著，能较快地痊愈。

传统针灸治疗痔疾则有非常好的作用，笔者在临床根据患者的情况施以不同的方法处理，不仅有立竿见影之效，且能起到有效治本之效。主要采用刺血、挑刺或割治法，并配合毫针施治，几乎无不效者。

许多痔疾患者在委中穴部位有瘀络，可于患者委中穴到承山穴部位找瘀络，若有瘀络时，施以刺血治疗效果非常好。一般常规消毒后，在双侧委中穴到承山穴部位瘀络点刺放血，一般1周治疗1次，多数患者在1~3次症状可消失。

也有的痔疮患者会在龈交穴附近唇系带上出现形状不同、大小不等的滤泡或硬结，称之为龈交异点。许多痔疮患者会在此处有此反应点，内痔反应点多靠近牙龈根部；外痔的反应点多靠近唇外侧；混合痔多位于龈交正中，急性发作期，其反应点多鲜红，病情越重，病程越长，其反应点越明显，若痔疾患者在此处有反应点，对此处理效果非常满意，一般祛除后即刻而愈。先常规消毒后，用手术剪刀（尤其是线剪）或特殊针具（如新九针、铍针等）将龈交异点割去即可。这种方法非常简单，仅治疗1次，很多患者就可以痊愈。笔者在临床有大量的相关验案，例如所治一男性患者，青壮年，因肥胖前来减肥，且来诊时恰好痔疮复发，以大便滴血为主要表现，经检查发现唇系带上有明显的反应点，故用上法施治，第2日其症状已消失。

许多痔疾患者在长强穴到第2腰椎之间会有如小米粒大小的反应点出现，呈灰白、暗红、棕褐或淡红色，高起皮肤的丘疹，若患者有此反应点，施以挑刺可有较好的疗效，治疗时先常规消毒，然后用一次性刺血针头将反应点给予挑刺，右手持针与皮肤表面呈30°刺入皮下，然后由浅向深逐层挑出，必须将其下白色筋膜纤维挑断。每次治疗2~3个点，挑尽后，涂碘酒消毒后贴上创可贴保护12小时即可。效果如果不明显，隔3~5天再行挑刺，本方法也具有确实的疗效，一般3次左右即可治愈，是民间广为运用的疗法。

以上方法均是疗效可靠的手段，操作都非常简单，多数经一次治疗即可获得显著疗效，一般可选用一种治疗方法即可，在治疗时，经检查发现哪种病理表现突出，就选用哪种方法。对于顽固性病情严重者可两种方法合用，若一种方法效果不佳，可加用任何另外一种方法，或者配合毫针施治。笔者在临床中以上述相关方法治疗了大量的患者，均取得了显著临床疗效。

第四节　丹毒

丹毒是患部皮肤突然出现灼热疼痛，色如涂丹，游走极快的一种急性感染性皮肤病。本病的特点就是突然起病，迅速发展，而发于某一部位。中医根据所发部位而定有不同的名称，发于下肢的称为"流火"；生于头面的称为"抱头火丹"；新生儿多生于臀部，称为"赤游丹"。中医认为，本病属火毒为病。本病多因血分有热，外受火毒，热毒搏结，蕴阻肌肤，不得外泻；或皮肤黏膜有损伤，火毒之邪乘虚而入引起。

本病相当于西医学中的急性网状淋巴管炎。西医认为，本病的发生主要为乙型溶血性链球菌感染所致，如皮肤损伤、伤口感染、足癣、口腔溃疡等引起，本病愈后容易复发。

近代随着抗生素的广泛运用，急性丹毒较为少见了，主要见于慢性丹毒，慢性丹毒抗生素治疗效果不理想，针灸治效较佳。

❦ 董氏奇穴用穴方案 ❧

1. 外三关穴、心门穴

穴位定位：

（1）外三关穴：在外踝尖与膝盖外侧高骨（腓骨小头）连线中点一穴，中点与该高骨之中点又一穴，中点与外踝之中点又一穴，共三穴。

（2）心门穴：在尺骨鹰嘴突起上端，在下尺骨内侧凹陷处，距肘尖 1.5 寸处取穴。

操作方法：双侧取穴，常规消毒，外三关穴分别直刺 1.2 寸，心门穴针刺时针与皮肤呈 30°向上斜侧 0.8 寸。每次留针 30 分钟，每日 1 次。

2. 通关穴、通山穴、通天穴

穴位定位：

（1）通关穴：在大腿正中央线之股骨上，距膝盖横纹上 5 寸处取穴。

（2）通山穴：在大腿正中线之股骨上，距通关穴 2 寸处取穴。

（3）通天穴：在大腿正中线之股骨上，距通山穴 2 寸处取穴。

操作方法：双侧取穴，常规消毒，三穴分别直刺 0.5 寸。每次留针 30 分钟，每日 1 次。

3. 分枝上穴、分枝下穴

穴位定位：

（1）分枝上穴：在肩峰突起后侧直下腋缝中，当肩胛关节之下缘 1 寸处取穴。

（2）分枝下穴：在分枝上穴之直下 1 寸处再向内横开 5 分处取穴。

操作方法：本穴可以点刺放血，亦可以毫针刺，刺血用一次性刺血针点刺后加拔罐使之出血2~3mL，每周2次；毫针刺每穴直刺1寸，每次留针30分钟，每日1次。

4. 制污穴（点刺放血）

穴位定位：在大指背第1节中央线上。

操作方法：双侧取穴，常规消毒，于穴位处找瘀络点刺，用力挤捏使之出血，每周2次。

传统经典用穴方案

（一）刺血

阿是穴瘀络或四缝穴点刺放血

操作方法：常规消毒，可在患处找瘀络点刺出血，也可在四缝穴处挑刺，每周1~2次。

（二）毫针

曲池穴、血海穴、三阴交穴

穴位定位：

（1）曲池穴：在肘区，尺泽穴与肱骨外上髁连线的中点处。

（2）血海穴：在股前区，髌底内侧端上2寸，股内侧肌隆起处。

（3）三阴交：在小腿内侧，内踝尖上3寸，胫骨内侧缘后际。

操作方法：双侧取穴，常规消毒，诸穴常规针刺。每次留针30分钟，每日1次。

注解

外三关穴具有清热解毒、凉血祛瘀之效，因此适宜本病的治疗。心门穴作用于心，心主血脉，通其气血，与外三关穴配用可起到很好的协同治效。心三通穴（通关穴、通山穴、通天穴）近于足阳明穴，足阳明穴气血充盛，本穴组作用于心，心主血脉，调整血液循环的作用甚好，针刺可以通经活络，通畅气血，改善血液循环。分枝穴具有解毒之效，可用于红肿的青春痘，虫毒蜇伤，各种皮肤病等均有著效。本病在血分选择穴位及皮损局部点刺或散刺出血可直接清泻血分热毒，使热毒出则丹毒自消，即"菀陈则除之"之意。传统针灸以患处的瘀络点刺出血为常用，董氏奇穴以制污穴点刺出血为常用。临床一般毫针针刺配合点刺出血同用为最佳。传统针灸以曲池穴、血海穴最为常用。

第五节　类风湿关节炎

类风湿关节炎为现代医学之病名，属于现代医学中自身免疫系统性疾病，为目前世界医学之疑难性疾病，尚无有效的方法治疗，仅能对症处理，起到改善或缓解患者之症状。现代医学对本病的发生病因尚不明确，是一种慢性全身性疾病，一般认为与感染、受寒湿、长期疲劳和情绪焦虑等有关。

属于中医学的"痹证""历节风"范畴。《素问·痹论篇》载："所谓痹者，各以其时，重感于风、寒、湿之气也。"又言"风、寒、湿三气杂至，合而为痹也，其风气盛者为行痹，寒气盛者为痛痹，湿气盛者为着痹。"认为本病是因风、寒、湿邪侵入体内，致使经脉瘀滞所造成。中医学不仅对本病认识较早，而且在治疗上也积累了丰富的临床经验，如清朝时期所著的《医学心悟》载："治行痹者，散风而兼补血，所谓治风先治血，血行风自灭也；治寒痹者，散寒而兼补火，所谓寒则凝滞，热则流通，痛则不通，通则不痛也；治着痹者燥湿而兼补脾，盖火旺则能盛湿，气足自无顽麻也。"全面地指出了治疗本病的具体方法。可见祖国医学对本病的认识已经较为全面。但是本病较为顽固，临床施治需要坚持长时间的治疗，一般需要多方法多手段配合施治，方能达到临床治效，在临床施治时不可急于求成。

❧ 董氏奇穴用穴方案 ❧

1. 通关穴、通山穴、通天穴、五虎穴

穴位定位：

（1）通关穴：在大腿正中央线之股骨上，距膝盖横纹上 5 寸处取穴。

（2）通山穴：在大腿正中线之股骨上，距通关穴 2 寸处取穴。

（3）通天穴：在大腿正中线之股骨上，距通山穴 2 寸处取穴。

（4）五虎穴：在拇指掌面第 1 节外侧（即桡侧），每 2 分一穴，共五穴，最上点为五虎一穴，自上而下依次为五虎一穴至五虎五穴。

操作方法：通关穴、通山穴、通天穴双侧取穴，五虎穴左右交替用针（每次可取用 2~3 穴），常规消毒。每次留针 30~40 分钟，每日或隔日 1 次。

2. 复原穴、肾关穴

穴位定位：

（1）复原穴：在掌面无名指第 1 节之中央线外开（偏向尺侧）2 分直线之中

央点一穴，距上横纹 1/4 处一穴，距下横纹 1/4 处一穴，共三穴。

（2）肾关穴：在天皇穴直下 1.5 寸处取穴。

操作方法：复原穴左右交替用针，肾关穴双侧取穴，常规消毒，复原穴贴骨进针 0.5 分，肾关穴由脾经透向肾经，直刺 1 寸。每次留针 30~40 分钟，每日 1 次。

3. 灵骨穴、大白穴、中白穴、下白穴

穴位定位：

（1）灵骨穴：在手背面的食指与拇指叉骨间，第 1 与第 2 掌骨结合处取穴。

（2）大白穴：在手背，于第 2 掌骨虎口底外开 5 分处取穴。

（3）中白穴：在手背，小指掌骨与无名指掌骨之间，距指骨与掌骨结合处下 5 分处取穴。

（4）下白穴：在手背，小指掌骨与无名指掌骨之间，距指骨与掌骨结合处下 1.5 寸处取穴。

操作方法：常规消毒，二穴组左右交替用针，灵骨穴直刺 1.5 寸，大白穴直刺 1 寸，中白穴与下白穴直刺 0.5 寸。每次留针 30~40 分钟，每日或隔日 1 次。

4. 消骨穴、肾关穴、地皇穴、人皇穴

穴位定位：

（1）消骨穴：在外膝眼至解溪间中点一穴，再各二等分各取一穴（或其上下 3 寸各取一穴），共三穴。自上而下依次为消骨一穴、消骨二穴、消骨三穴。

（2）肾关穴：在天皇穴直下 1.5 寸处取穴。

（3）地皇穴：在胫骨内侧后缘，在内踝 7 寸处取穴。

（4）人皇穴：在胫骨内侧后缘，在内踝上 3 寸处取穴。

操作方法：双侧取穴，常规消毒，消骨穴紧贴骨缘进针，三穴分别直刺 1.5 寸，肾关穴由脾经透向肾经，直刺 1 寸，地皇穴针刺时针与皮肤呈 45° 针刺 1.2 寸，人皇穴直刺 1.2 寸。每次留针 30~40 分钟，每日或隔日 1 次。

5. 四花上穴、足三重穴

穴位定位：

（1）四花上穴：当外膝眼之下方 3 寸，在胫骨前肌与趾长伸肌起始部之间凹陷中取穴。

（2）足三重穴：在外踝尖直上 3 寸，向前横开 1 寸处取穴，为一重穴；在一重穴直上 2 寸处取二重穴；在二重穴直上 2 寸为三重穴。

操作方法：双侧取穴，常规消毒，四花上穴直刺 1.5 寸，足三重穴分别直刺

1.2 寸。每次留针 30~40 分钟，每日或隔日 1 次。

❧ 传统经典用穴方案 ❧

传统针灸施治则以病情的不同阶段施以辨证治疗。

❧ 注解 ❧

传统针灸治疗本病多在局部取穴，若是单纯的局部取穴疗效不佳，仅能起到暂时缓解作用，这是因为本病是全身性疾病，应当注重辨证组方，采用以整体选穴治疗为主，本病疼痛虽然在四肢关节局部，但其发病与机体本身抵抗力下降有直接关系，局部病情的转归往往取决于整个体质的强弱。因此，调整整个机体功能状态是治疗本病的关键，从整体治疗以达气血运行目的，使全身多个局部症状从而消失。从本病发病特点来看，也证明了这一点，本病关节疼痛并不固定，呈游走性，并累及到全身关节，这明确地说明了本病与机体功能状态的关系性，整体治疗之必要性。董氏奇穴就非常注重整体调理，治疗本病以调理整体治本为主。心三通穴（通关穴、通山穴、通天穴）董师所言能治疗四肢痛，其四肢痛与本病的症状与之相似，本穴组在脾胃经之间，足阳明胃经多气多血，脾主四肢与肌肉，所以治疗四肢痛极效。本穴组作用于心，能改善血液循环，起到通经活络之效。五虎穴可治疗全身骨肿，五穴各有相应，根据患者疼痛部位的不同，据证运用相关穴位。用心三通穴（通关穴、通山穴、通天穴）以调其本，用五虎穴以调其标，二穴组合用可起到标本兼治的作用；灵骨穴、大白穴合用，涵盖了输原所经之处，从太极全息论，大白穴主上焦，灵骨穴主下焦。又大白穴、灵骨穴皆以深针为主，又渗透上中下三焦，因此不论纵横，二针皆涵盖三焦之用，有整体调治效果，符合本病的所治需求，二穴有很强的温阳补气之效，以达到通其经脉，调其气血之效。中白穴、下白穴在三焦经脉上，三焦为气机升降之枢，《难经·三十一难》载："三焦者水谷之道路，气之所终始也。"气机升降通畅为身体正常之关键，为调理气机之效穴组合，对肢体疼痛有很好的调理功效。因此灵骨穴、大白穴、中白穴、下白穴合用对本病能有根本的治疗作用；复原穴能使已肿的指关节恢复正常，所以名为复原，所以对类风湿关节炎的肿胀疼痛有效，有消肿止痛之作用，临床配用此穴来治其标，能迅速改善患者的关节疼痛肿胀，针刺时紧贴骨缘进针；肾关穴在脾经上，作用肾，是补肾之要穴，对本病有标本兼治的作用，肾关穴对四肢关节疼痛有很好的疗效，尤其对各指关节，若配用四肢穴或者人皇穴，其效更佳。

第六节　痛风性关节炎

痛风为现代医学之病名，是尿酸代谢异常，体内尿酸积聚过多产生的疾病。可由于遗传性和（或）获得性引起尿酸排泄下降或（和）嘌呤代谢障碍，导致了血尿酸浓度过高而沉积于人体四肢关节，引发红、肿、热、痛为主要表现的症状。一般发病急骤，疼痛常于夜间加重，临床多以第 1 跖趾关节最先发病。随着人们生活水平的提高，本病呈明显上升趋势。

本病属于中医学"痹证""历节风"之范畴。中医学认为，本病的发生主要是由于正气不足，腠理不密，卫外不固，复感风热之邪，或郁久化热，与湿相并，而致风湿热合而为患，日久气血运行不畅，则瘀血痰浊阻滞经络，病邪还可由经络入脏腑，气血耗伤，而致心、脾、肾同病。

董氏奇穴用穴方案

1. 上三黄穴（明黄穴、天黄穴、其黄穴）与下三皇穴（天皇穴、地皇穴、人皇穴）交替用针配五虎穴

穴位定位：

（1）明黄穴：在大腿内侧前后上下中央点处取穴。

（2）天黄穴：在明黄穴直上 3 寸处取穴。

（3）其黄穴：在明黄穴直下 3 寸处取穴。

（4）天皇穴：在胫骨头之内侧凹陷中，距膝关节 2.5 寸处取穴。

（5）地皇穴：在胫骨内侧后缘，在内踝 7 寸处取穴。

（6）人皇穴：在胫骨内侧后缘，在内踝上 3 寸处取穴。

操作方法：常规消毒，上三黄穴与下三皇穴交替用针，五虎穴分成两组健侧用针。每次留针 30~40 分钟，每日 1~2 次。

2. 骨关穴、木关穴、四肢穴、人皇穴

穴位定位：

（1）骨关穴：在手掌腕横纹中点往远心端上 5 分偏桡侧 5 分处取穴。

（2）木关穴：在手掌腕横纹中点往远心端上 5 分偏尺侧 5 分处取穴。

（3）四肢穴：在胫骨内侧后缘，在内踝上 4 寸处取穴。

（4）人皇穴：在胫骨内侧后缘，在内踝上 3 寸处取穴。

操作方法：健侧取穴，常规消毒，骨关穴、木关穴分别直刺 0.5 寸，四肢穴、人皇穴分别直刺 1.2 寸。每次留针 30~40 分钟，每日 1~2 次。

3. 灵骨穴、大白穴

穴位定位：

（1）灵骨穴：在手背面的食指与拇指叉骨间，第 1 与第 2 掌骨结合处取穴。

（2）大白穴：在手背，于第 2 掌骨虎口底外开 5 分处取穴。

操作方法：健侧取穴，常规消毒，灵骨穴直刺 1.5 寸，大白穴直刺 1 寸。每次留针 30 分钟，每日 1~2 次。

4. 手解穴、解穴

穴位定位：

（1）手解穴：在小指掌骨与无名指掌骨之间，即屈小指，使其指尖触及手掌处取穴。

（2）解穴：在膝盖外侧上角，直上 1 寸再向前横开 3 分处取穴。

操作方法：健侧取穴，常规消毒，各针刺 0.5 寸。每次留针 20 分钟，每日 1 次。

5. 分枝上穴、分枝下穴或四花中穴、四花外穴

穴位定位：

（1）分枝上穴：在肩峰突起后侧直下腋缝中，当肩胛关节之下缘 1 寸处取穴。

（2）分枝下穴：在分枝上穴直下 1 寸处再向内横开 5 分处取穴。

（3）四花中穴：在四花上穴直下 4.5 寸处取穴。

（4）四花外穴：在四花中穴向外横开 1.5 寸处取穴。

操作方法：选取上述穴位，常规消毒，使其瘀血尽出，隔日 1 次。

传统经典用穴方案

（一）刺血

委中穴、丰隆穴瘀络点刺放血

穴位定位：

（1）委中穴：在膝后区，腘横纹中点，当肱二头肌腱与半腱肌肌腱中间。

（2）丰隆穴：在小腿外侧，外踝尖上 8 寸，胫骨前崎外缘，条口旁开 1 寸。

操作方法：双侧取穴，常规消毒，于穴位瘀络处点刺，使瘀血尽出，每周 2 次。

（二）毫针

足三里穴、阴陵泉穴、丰隆穴、曲池穴、少府穴、内庭穴、合谷穴、太溪穴

穴位定位：

（1）足三里穴：在小腿外侧，犊鼻下3寸，胫骨前嵴外1横指处，犊鼻穴与解溪穴连线上。

（2）阴陵泉穴：在小腿内侧，胫骨内侧髁下缘与胫骨内侧缘之间的凹陷中。

（3）丰隆穴：在小腿外侧，外踝尖上8寸，胫骨前嵴外缘，条口旁开1寸。

（4）曲池穴：在肘区，尺泽与肱骨外上髁连线的中点处。

（5）少府穴：在手掌，横平第5掌指关节近端，第4、第5掌骨之间（握拳时小指尖所指处）。

（6）内庭穴：在足背，第2、第3趾间，趾蹼缘后方赤白肉际处。

（7）合谷穴：在手背，第2掌骨桡侧的中点。

（8）太溪穴：在踝区，内踝尖与跟腱之间的凹陷中。

操作方法：双侧取穴，常规消毒，足三里穴、阴陵泉穴、丰隆穴施以透天凉手法，曲池穴、少府穴、内庭穴施以泻法，合谷穴、太溪穴施以平补平泻。每次留针30~40分钟，每日1~2次。

注解

传统针灸治疗本病主要以局部用穴为主，这样往往仅有治标之效，作用缓慢，且容易复发，笔者在传统针灸局部用穴中主要以火针和刺血为用，多配合远端用穴以治本。董氏奇穴治疗本病主要以远端用穴为主。上三黄穴作用于肝，能调整肝脾之效；下三皇穴在脾经上，作用于肾，凡是肾亏诸疾皆有特效。上三黄穴与下三皇穴配用，可调肝气，补脾肾，促其分清泌浊，排出浊毒之邪，补肾固本。五虎穴对应于四肢关节，可用于手痛、足趾痛、足背痛、足跟痛。临床根据患者疼痛的部位选用五虎穴，用五虎穴以治其标，用上三黄穴与下三皇穴交替用针调其本。骨关穴及木关穴在董师原著中并未列出，仅见于胡文智医师所著的书中，之后临床多见报道，在邱雅昌医师所著的书中也有记载，本穴在临床运用报道最多的就是用于痛风治疗。四肢穴用于四肢痛，其穴在脾经上，脾主四肢、主肌肉，与人皇穴为倒马针加强其疗效，四肢穴一般不单独用针，单独用针疗效不佳。

分枝上穴、分枝下穴董师定为分泌神经，有调整内分泌之意，本穴组处于小肠经脉上，小肠主液所生病，所以二穴能分清泌浊，有利尿利湿的作用，也就是起到了加速代谢之作用，在二穴处点刺放血，再配合其他穴位毫针治疗可有更佳的疗效。

第七节　瘰疬

瘰疬相当于现代医学中的颈淋巴结核，俗称为"瘰疬鼠疮"。本病在中医学中记述甚早，如《灵枢·寒热》载："寒热瘰疬在于颈腋者……此皆鼠瘘寒热之毒也，留于脉而不去者也。"针灸治疗本病也有较早记载，如《针灸大全》载："项生瘰疬，绕颈起核，名曰蟠蛇疬—天井二穴、风池二穴、肘尖二穴、缺盆二穴、十宣十穴。"《针灸大成》载："肘尖穴：治瘰疬。左患灸右，右患灸左。如出生时，男左女右，灸风池。"可见，针灸治疗本病古医家已有非常丰富的临床经验，至今在针灸临床中仍以这些古代经验为主要的治疗思路。

本病在新中国未成立之前发病率甚高，是临床常见病，当今本病已明显减少，中西药治疗本病各有治疗法则，但皆有治疗时程长，副作用大，复发率高等不足之处，针灸疗法具有较好的疗效，且无任何不良现象，传统针灸在临床积累了诸多的经验，所以临床可以采用传统针灸与董氏针灸配合运用，以提高治疗效果。

❦董氏奇穴用穴方案❧

1. 足三重穴（一重穴、二重穴、三重穴）、六完穴

穴位定位：

（1）足三重穴：在外踝尖直上 3 寸，向前横开 1 寸处取穴，为一重穴；在一重穴直上 2 寸处取二重穴；在二重穴直上 2 寸为三重穴。

（2）六完穴：在第 4 与第 5 跖骨之间，距跖骨与趾骨关节 5 分处取穴。

操作方法：健侧取穴，常规消毒，足三重穴分别直刺 1.2 寸，六完穴针刺 0.5 寸。每次留针 30 分钟，每日或隔日 1 次。

2. 足千金穴、足五金穴、肩中穴

穴位定位：

（1）足千金穴：在腓骨前缘，即侧下三里穴向后横开 5 分再直下 2 寸处取穴。

（2）足五金穴：在腓骨前缘，即足千金穴直下 2 寸处取穴。

（3）肩中穴：在上臂肱骨外侧，于肩骨缝向下 2.5 寸中央处取穴。

操作方法：健侧取穴，常规消毒，三穴分别直刺 1 寸。每次留针 30 分钟，每日或隔日 1 次。

3. 外三关穴

穴位定位：在外踝尖与膝盖外侧高骨（腓骨小头）连线中点一穴，中点与该高骨之中点又一穴，中点与外踝之中点又一穴。共三穴。

操作方法：健侧取穴，常规消毒，三穴分别直刺 1.2 寸。每次留针 30 分钟，每日或隔日 1 次。

4. 三叉三穴

穴位定位：在无名指与小指叉口之中央处取穴。

操作方法：双侧取穴，常规消毒，直刺 1 寸。每次留针 30 分钟，每日或隔日 1 次。

5. 四花中穴、四花外穴（瘀络点刺放血）

穴位定位：

（1）四花中穴：在四花上穴直下 4.5 寸处取穴。

（2）四花外穴：在四花中穴向外横开 1.5 寸处取穴。

操作方法：双侧取穴，常规消毒，与穴位瘀络处点刺，使瘀血尽出，每周 1 次。

◈ 传统经典用穴方案 ◈

（一）刺血

外踝瘀络（点刺放血）

操作方法：双侧取穴，常规消毒，于外踝周围找瘀络点刺，使瘀血尽出，每周 1 次。

（二）毫针

1. 曲池穴、少海穴、天井穴

穴位定位：

（1）曲池穴：在肘区，尺泽穴与肱骨外上髁连线的中点处。

（2）少海穴：屈肘成直角，当肘横纹内侧端与肱骨内上髁连线的中点处。

（3）天井穴：在肘后区，肘尖上 1 寸凹陷中。

操作方法：双侧取穴，常规消毒，诸穴常规针刺。每次留针 30 分钟，每日或隔日 1 次。

2. 曲池穴、透臂臑穴

操作方法：健侧取穴，常规消毒，屈肘两手拱胸，肘与肩抬平，右手持针，端平快速刺进皮下，以左手压穴，挑起针尖，直刺到臂臑穴。

◆**注解**◆

治疗本病传统针灸积累了丰富的临床经验，笔者通过长期临床来看，作用最快，方法最简单的当属火针针刺局部。董氏奇穴也有诸多的穴位运用，足三重穴配六完穴治疗本病为杨维杰医师之经验，主张患侧取穴。三重穴活血化瘀，与六完穴都在胆经线上，治疗瘰病既活血化瘀又循经取穴。笔者在临床先以外踝周围瘀络点刺放血，再用足千金穴、足五金穴、肩中穴最为常用，常配用传统针灸之少海穴、天井穴、曲池穴等穴运用。外三关穴可以治疗各种瘤、癌等疾病，具有活血化瘀，清热解毒之效，所以对本病也有很好的疗效。

第八节　瘿病

瘿，以璎络垂于颈旁而得名，临床以颈前喉结两侧肿大结块、不痛不溃、逐渐增大、缠绵难愈为主症。又称"瘿气""瘿瘤"和"瘿囊"。中医学认为，本病多因情志不舒，气滞不化，痰瘀凝结，或外感六淫，水土失宜，致使气血郁滞，经络阻塞，搏结于颈项而成。

本病可见于现代医学中的单纯性甲状腺肿、甲状腺功能亢进症、单纯性甲状腺瘤以及慢性淋巴细胞性甲状腺炎等疾病中。以上这类疾病可参考本节内容，董氏针灸在本病的治疗上积累了非常丰富的经验，有诸多穴位可用于本病的治疗，临床据证用穴可有很好的疗效。

◆**董氏奇穴用穴方案**◆

1. 灵骨穴、足三重穴（一重穴、二重穴、三重穴）

穴位定位：

（1）灵骨穴：在手背面的食指与拇指叉骨间，第1与第2掌骨结合处取穴。

（2）足三重穴：在外踝尖直上3寸，向前横开1寸处取穴，为一重穴；在一重穴直上2寸处取二重穴；在二重穴直上2寸为三重穴。

操作方法：双侧取穴，常规消毒，灵骨穴直刺1.5寸，足三重穴分别直刺1.2寸。每次留针30~40分钟，每日或隔日1次。

2. 足千金穴、足五金穴

穴位定位：

（1）足千金穴：在腓骨前缘，即侧下三里穴向后横开5分再直下2寸处取穴。

（2）足五金穴：在腓骨前缘，即足千金穴直下 2 寸处取穴。

操作方法：双侧取穴，常规消毒，二穴分别直刺 1 寸。每次留针 30~40 分钟，每日或隔日 1 次。

3. 足驷马穴（驷马中穴、驷马上穴、驷马下穴）

穴位定位：

（1）驷马中穴：直立，两手下垂，中指尖所至处再向前横开 3 寸处取穴。

（2）驷马上穴：在驷马中穴直上 2 寸处取穴。

（3）驷马下穴：在驷马中穴直下 2 寸处取穴。

操作方法：双侧取穴，常规消毒，三穴分别直刺 1.5 寸。每次留针 30~40 分钟，每日或隔日 1 次。

4. 通关穴、通山穴、通天穴

穴位定位：

（1）通关穴：在大腿正中央线之股骨上，距膝盖横纹上 5 寸处取穴。

（2）通山穴：在大腿正中线之股骨上，距通关穴 2 寸处取穴。

（3）通天穴：在大腿正中线之股骨上，距通山穴 2 寸处取穴。

操作方法：双侧取穴，常规消毒，三穴分别直刺 0.5 寸。每次留针 30~40 分钟，每日或隔日 1 次。

5. 外三关穴

穴位定位：在外踝尖与膝盖外侧高骨（腓骨小头）连线中点一穴，中点与该高骨之中点又一穴，中点与外踝之中点又一穴。共三穴。

操作方法：双侧取穴，常规消毒，三穴分别直刺 1.2 寸。每次留针 30~40 分钟，每日或隔日 1 次。

传统经典用穴方案

合谷穴、太冲穴、丰隆穴、足三里穴、膻中穴、天突穴

穴位定位：

（1）合谷穴：在手背，第 2 掌骨桡侧的中点。

（2）太冲穴：在足背，第 1、第 2 跖骨间，跖骨底结合部前方凹陷中，或触及动脉搏动。

（3）丰隆穴：在小腿外侧，外踝尖上 8 寸，胫骨前嵴外缘，条口旁开 1 寸。

（4）足三里穴：在小腿外侧，犊鼻下 3 寸，胫骨前嵴外 1 横指处，犊鼻穴与解溪穴连线上。

（5）膻中穴：在胸部，横平第4肋间隙，前正中线上。

（6）天突穴：在颈前区，胸骨上窝中央，前正中线上。

操作方法：双侧取穴，常规消毒，天突穴先直刺0.2～0.3寸，当针尖超过胸骨柄内缘后，即针尖向下紧靠胸骨柄后缘，再在气管前缘缓慢向下刺入0.5～1寸。注意其角度和深度，以防刺伤肺和动脉。余穴常规针刺。每次留针30～40分钟，每日或隔日1次。

注解

目前传统针灸治疗本病主要以阿是穴为主，在瘿瘤的周围针刺，再常配以邻近穴位，如气舍穴、天突穴、人迎穴、扶突穴等局部穴位。董氏奇穴治疗本病仍以远端穴位为用，以上穴位的运用均为远端取穴，远端用穴具有取穴少，作用强的特点。

足三重穴与足千金穴、足五金穴皆是董师用于本病治疗的穴位，足三重穴与外三关穴皆活血化瘀，尤其外三关穴不仅有活血化瘀之效，而且还有消瘤的作用；足千金穴、足五金穴作用颈部，对颈项部有通治作用。笔者也常在临床以足三重穴部位找瘀络点刺放血为用，然后再针刺足千金穴、足五金穴，或者针刺外三关穴，这样运用既具有广泛的作用，其临床疗效也非常可靠，可用于各种甲状腺类疾病的治疗。足驷马穴与心三通穴（通关穴、通山穴、通天穴）均在胃经上，足阳明胃经循行于颈部，且多气多血，用之能通经活络，疏调颈部气血。足驷马穴对突眼型甲亢有特殊的治疗作用，主要用于现代医学中所言的突眼型甲亢。心三通穴（通关穴、通山穴、通天穴）作用于心，因此对伴有心脏病患者最为适宜，诸多的甲状腺疾病首先常以心悸不安为主症，尤其甲亢患者，因此这时常以本穴组为首选。

第九节　痤疮

痤疮属于毛囊与皮脂腺的慢性炎症，好发于颜面、胸背等处，以青春期男女为多见。中医称之为"肺风粉刺"，古代称之为"皯""痤"，俗称为"粉刺""青春痘"。中医认为，本病的发生与风热、湿热及痰瘀密切相关。本病在中医学中记述甚早，早在《黄帝内经》中已有记述，《黄帝内经》载："寒薄为皶，郁乃痤。"

针灸治疗本病有较好的疗效，尤其是刺血疗法，是治疗本病之优势方法。在治疗时应注意皮肤清洁，经常用温水、硫磺皂洗面，平时少食辛辣刺激性食品，严禁用手挤压皮疹粉刺，以免引起炎症扩散，尤其注意危险三角区的痤疮。针灸治疗有着显著的疗效，无论传统针灸，还是董氏针灸治疗粉刺皆效，具有用法简单，见效快捷，且不易复发，所以值得临床推广运用。

☙ 董氏奇穴用穴方案 ❧

1. 足驷马穴（驷马中穴、驷马上穴、驷马下穴）配木穴

穴位定位：

（1）驷马中穴：直立，两手下垂，中指尖所至之处再向前横开 3 寸处取穴。

（2）驷马上穴：在驷马中穴直上 2 寸处取穴。

（3）驷马下穴：在驷马中穴直下 2 寸处取穴。

（4）木穴：在食指第 1 节掌面内侧（即尺侧），距中央线 2 分之直线上，距上横纹 1/3 处一穴，距下横纹 1/3 处一穴，共二穴。

操作方法：双侧取穴，常规消毒，足驷马穴分别直刺 1.5 寸，木穴紧贴指骨缘针刺 0.5 分。每次留针 30 分钟，每日或隔日 1 次。

2. 四花上穴、人皇穴、火主穴

穴位定位：

（1）四花上穴：当外膝眼之下方 3 寸，在胫骨前肌与趾长伸肌起始部之间凹陷中取穴。

（2）人皇穴：在胫骨之内侧后缘，在内踝上 3 寸处取穴。

（3）火主穴：在足背，第 1 与第 2 跖骨连接部之直前凹陷中，即距火硬穴 1 寸处取穴。

操作方法：双侧取穴，常规消毒，四花上穴针刺 1.5 寸，人皇穴直刺 1.2 寸，火主穴直刺 0.5 寸。每次留针 30 分钟，每日或隔日 1 次。

3. 外三关穴

穴位定位：在外踝尖与膝盖外侧高骨（腓骨小头）连线中点一穴，中点与该高骨之中点又一穴，中点与外踝之中点又一穴，共三穴。

操作方法：双侧取穴，常规消毒，三穴分别直刺 1.2 寸。每次留针 30 分钟，每日或隔日 1 次。

4. 制污穴（点刺放血）

穴位定位：在大指背第 1 节中央线上。

操作方法：双侧取穴，常规消毒，于穴位瘀络点刺放血数滴即可，每周2次。

❦ **传统经典用穴方案** ❧

（一）刺血

耳尖穴及耳背瘀络点刺放血或大椎穴、肺俞穴及膈俞穴点刺放血

穴位定位：

（1）耳尖穴：在耳区，外耳轮的最高点。

（2）大椎穴：在脊柱区，第7颈椎棘突下凹陷中，后正中线上。

（3）肺俞穴：在脊柱区，第3胸椎棘突下，后正中线旁开1.5寸。

（4）膈俞穴：在脊柱区，第7胸椎棘突下，后正中线旁开1.5寸。

操作方法：常规消毒，可在上述诸穴点刺出血，耳尖点刺出血数滴即可，耳背刺瘀络使之出血，余穴点刺并加拔罐5~10分钟，每周2次。

（二）毫针

合谷穴、曲池穴、列缺穴、血海穴、三阴交穴、内庭穴

穴位定位：

（1）合谷穴：在手背，第2掌骨桡侧的中点。

（2）曲池穴：在肘区，尺泽与肱骨外上髁连线的中点处。

（3）列缺穴：在前臂，腕掌侧远端横纹上1.5寸，拇短伸肌腱与拇长展肌腱之间，拇长展肌腱沟的凹陷中。

（4）血海穴：在股前区，髌底内侧端上2寸，股内侧肌隆起处。

（5）三阴交穴：在小腿内侧，内踝尖上3寸，胫骨内侧缘后际。

（6）内庭穴：在足背，第2、第3趾间，趾蹼缘后方赤白肉际处。

操作方法：双侧取穴，常规消毒，诸穴常规针刺。每次留针30分钟，每日或隔日1次。

❦ **注解** ❧

足驷马穴在胆胃经之间，所以具有调节气血，健脾和胃，清泻湿热，又能疏利肝胆气机，清泻郁火的作用。本穴作用于肺，痤疮称之为"肺风粉刺"，病机多为风热袭肺，肺主皮毛，肺热熏蒸于面，血热瘀阻于面部肌肤，日久热毒阻滞更甚，痰瘀互结，最后形成结节、囊肿，或饮食不节，过食肥甘厚腻，导致湿热蕴结于肠内不得下达，阻于肌肤。肺胃本有郁热，加之外感邪气，热毒郁结并上蒸阻于面部肌肉腠理，故以作用于肺的驷马穴调治有很好的疗效。肝者，将军之官，肝主怒，痤疮的患者多有郁滞，致肝经气机郁结，木穴作用于肝，具有很强的疏泄功能，对皮肤病很有疗效，所以驷马穴配木穴对痤疮作用极效；四花上穴在足阳明胃经上，近于足三里穴，足阳明胃经多气多血，合穴为气血充盛之处，足阳明经在面部广泛循行，因此用四花上穴能有效地调整面部气血运行。人皇穴与三阴交穴相符，三阴交穴为足之三阴之交会穴，具有疏肝健脾补肾之效。火主穴近于肝经原穴，具有疏肝解郁的作用，因此四花上穴、人皇穴、火主穴诸穴相互协调相互为用，对痤疮的治疗可起到良好调治作用；外三关穴具有清热解毒之效，本穴主要用于红肿的青春痘，常与制污穴点刺放血配用。除了董氏针灸之制污穴处刺血，本病可有诸多的穴位刺血运用，传统针灸中的太阳穴、肺俞穴、大椎穴、耳尖穴、耳背瘀络、尺泽穴及背部反应点也常用之，临床根据辨证选取相关穴位，诸多的患者仅可以刺血的方法就可以使粉刺能够顺利快速地解决。笔者在临床曾治疗几十例的相关者，皆较快的治愈，多在半个月左右达到理想效果。

第十节　伤口不愈合

严格来说，伤口不愈合不是一个具体的疾病，而是由不同疾病所导致的一个症状结果，如外伤、手术或者某一疾病出现了溃烂，不能及时愈合，甚至会导致伤口进一步地加重，导致严重的感染，甚至形成溃烂或组织的坏死，导致肢体的坏疽，迁延不愈。这种情况处理起来较为棘手，现代医学多以抗生素施治，或者手术植皮等方法处理，有些患者往往越用抗生素越难以治愈，手术植皮具有痛苦性大，且治疗过程漫长，通过临床来看，董氏针灸对此有很好的疗效，值得临床推广运用。

董氏奇穴用穴方案

1. 外三关穴

穴位定位：在外踝尖与膝盖外侧高骨（腓骨小头）连线中点一穴，中点与该高骨之中点又一穴，中点与外踝之中点又一穴。共三穴。

操作方法：双侧取穴，常规消毒，三穴分别直刺1.2寸。每次留针30分钟，每日或隔日1次。

2. 足三重穴（一重穴、二重穴、三重穴）

穴位定位：在外踝尖直上3寸，向前横开1寸处取穴，为一重穴；在一重穴直上2寸处取二重穴；在二重穴直上2寸为三重穴。

操作方法：双侧取穴，常规消毒，三穴分别直刺 1.2 寸。每次留针 30 分钟，每日或隔日 1 次。

3. 制污穴

穴位定位：在大指背第 1 节中央线上。

操作方法：双侧取穴，常规消毒，于穴位瘀络点刺放血数滴即可，每周 2 次。

◈ **注解** ◈

治疗本病首选的穴位就是在制污穴点刺放血，这一方法已在临床达成了治疗共识，具有确实的疗效，对久不愈合的伤口可在病患侧的制污穴瘀络点刺放血，轻证患者仅在此穴点刺放血就可治愈，笔者曾以本穴治疗了多例相关患者，取效十分理想，最快的患者经过 1 次治疗就基本得以解决，一般每周 1~2 次。如笔者所治一病案，患者因车祸导致小腿部出现一伤口，经治疗 50 余天伤口经久不愈，且不断加重，来诊后经在制污穴点刺放血（每周 2 次），并针刺外三关穴，共治疗 5 次基本愈合。病情严重者可加用外三关穴或者足三重穴，足三重穴与外三关穴可以交替用穴。传统针灸用穴尚无特效的穴位，但艾灸疗法极为满意，笔者在传统针灸治疗中主要以病患处施灸，曾让多例患者在家施以自灸而治愈伤口不愈合患者不计其数，具有简单易操作无痛苦的特点，若患处艾灸与制污穴点刺放血配合可有相得益彰之效。

第十一节　脑震荡

脑震荡是脑外伤而致的一种疾病，因头部受到外力打击所导致的轻度脑损伤，一般当伤后就会发生短暂的脑神经功能障碍，其主要的临床表现为短暂的昏迷、逆行性遗忘（是指不能回忆当时发生的经历）、头痛、恶心及呕吐等相关症状。董氏针灸对此有很好的疗效，包括脑震荡后遗症及脑昏迷的患者，皆可以参考本篇的内容施以治疗。

◈ **董氏奇穴用穴方案** ◈

1. 正筋穴、正宗穴

穴位定位：

（1）正筋穴：在足后跟筋正中央上，距足底 3.5 寸处取穴。

（2）正宗穴：在足后跟筋正中央上，正筋穴直上 2 寸处取穴。

操作方法：双侧取穴，常规消毒，针刺 1 寸。每次留针 30 分钟，每日 1 次。

2. 上瘤穴

穴位定位：在足底后跟硬皮之前缘正中央处取穴。

操作方法：双侧取穴，常规消毒，直刺 0.3 寸，留针 30 分钟，每日 1 次。

3. 灵骨穴、大白穴

穴位定位：

（1）灵骨穴：在手背面的食指与拇指叉骨间，第 1 与第 2 掌骨结合处取穴。

（2）大白穴：在手背，于第 2 掌骨虎口底外开 5 分处取穴。

操作方法：左右交替用针，常规消毒。每次留针 30 分钟，每日 1 次。

4. 足三重穴（一重穴、二重穴、三重穴）

穴位定位：在外踝尖直上 3 寸，向前横开 1 寸处取穴，为一重穴；在一重穴直上 2 寸处取二重穴；在二重穴直上 2 寸为三重穴。

操作方法：双侧取穴，常规消毒，三穴分别直刺 1.2 寸。每次留针 30 分钟，每日 1 次。

5. 正会穴、前会穴、后会穴

穴位定位：

（1）正会穴：在头顶之正中央。

（2）前会穴：在正会穴直前 1.5 寸处取穴。

（3）后会穴：在正会穴直后 1.6 寸处取穴。

操作方法：常规消毒，三穴分别斜刺 0.3 寸。每次留针 30 分钟，每日 1 次。

6. 然谷穴瘀络

穴位定位：在足内侧，足舟骨粗隆下方，赤白肉际处。

操作方法：双侧取穴，常规消毒，于穴位处瘀络点刺，使瘀血尽出，每周 1~2 次。

⁂ 注解 ⁂

著名董氏针灸传人赖金雄医师言本病首先在然谷穴点刺放血，再针刺正筋穴、正宗穴配上瘤穴治疗本病及脑震荡后遗症特效，并言之足三重穴治疗脑震荡头痛有神效。这是既简单而又确实的临床经验，通过临床运用证明确具特效，值得临床推广运用。灵骨穴、大白穴以补气温阳并助气血通行，疏活脑中之气血，可以配正筋穴、正宗穴，或者足三重穴，再加上瘤穴，这是笔者治疗本病最常用的治疗方法。

传统针灸治疗本病主要以头部穴位为主，如百会穴、四神聪穴、风池穴、风府穴、通天穴等穴位。

第十二节　脑瘤

脑瘤是疾病的一个俗称，就是现代医学所说的颅内肿瘤。本病是一个复杂性疾病，近年来这类疾病发病率有明显上升趋势，包括良性与恶性肿瘤（脑癌），有脑部原发性和身体其他部位转移而来两种情况，这里所谈的内容主要针对脑部原发性的患者。这类疾病具有诊断困难，治疗棘手，复发率高的特点。现代医学以手术治疗为主，配合放疗或化疗施治，有些患者难以手术、无法手术或者不接受手术及放化疗治疗，针灸就是一个可行的方法，在董氏针灸中董师也提出了关于本病的相关用穴，由此开创了这类相关疾病的治疗思路。

❧董氏奇穴用穴方案❧

1. 火连穴、火菊穴、火散穴

穴位定位：

（1）火连穴：在跖区，在第 1 跖骨内侧，距趾骨与跖骨关节 1.5 寸处取穴。

（2）火菊穴：在跖区，在第 1 跖骨内侧，距火连穴 1 寸处取穴。

（3）火散穴：在第 1 跖骨内侧，距趾骨与跖骨关节 3.5 寸处取穴。

操作方法：左右交替取穴，三穴分别针刺 0.8 寸。每次留针 30~40 分钟，每日 1 次。

2. 正筋穴、正宗穴

穴位定位：

（1）正筋穴：在足后跟筋正中央上，距足底 3.5 寸处取穴。

（2）正宗穴：在足后跟筋正中央上，正筋穴直上 2 寸处取穴。

操作方法：双侧取穴，常规消毒，分别直刺 1 寸。每次留针 30~40 分钟，每日 1 次。

3. 上瘤穴与灵骨穴、大白穴

穴位定位：

（1）上瘤穴：在足底后跟硬皮之前缘正中央处取穴。

（2）灵骨穴：在手背面的食指与拇指叉骨间，第 1 与第 2 掌骨结合处取穴。

（3）大白穴：在手背，于第 2 掌骨虎口底外开 5 分处取穴。

操作方法：上瘤穴双侧取穴，灵骨、大白穴左右交替用针，常规消毒，上瘤穴针刺 0.3 寸，灵骨穴直刺 1.5 寸，大白穴直刺 1 寸。每次留针 30 分钟，每日 1 次。

4. 州昆穴、州仑穴

穴位定位：

（1）州昆穴：在州圆穴直后 1.5 寸处取穴。

（2）州仑穴：在州圆穴直前 1.5 寸处取穴。

操作方法：健侧取穴，常规消毒，斜刺 0.3 寸。每次留针 30 分钟，每日 1 次。

5. 足三重穴（一重穴、二重穴、三重穴）

穴位定位：在外踝尖直上 3 寸，向前横开 1 寸处取穴，为一重穴；在一重穴直上 2 寸处取二重穴；在二重穴直上 2 寸为三重穴。

操作方法：双侧取穴，常规消毒，三穴分别直刺 1.2 寸。每次留针 30 分钟，每日 1 次。

6. 冲霄穴

穴位定位：包括第 20 椎下之妙巢穴，第 21 椎下之上对穴及上对穴下 1 寸之上高穴，共三穴。

操作方法：常规消毒，用一次性刺血针点刺，使之出血，加拔罐 5~10 分钟，每周 1~2 次。

注解

本病是一类复杂性的疾病，这里所提出的用穴是根据董师的用穴主治，结合临床经验，提出的一个用穴治疗思路，董师用于本病所设穴位均具有活脑部之气血的作用，通过活脑部气血从而发挥治效。火连穴、火菊穴、火散穴被简称为足三火，董师明确言之本穴组三穴同用可以治疗脑瘤、脑炎，并且强调仅是单足取穴，临床运用时可以左右交替用针，当然也可以两脚同时用针，如果同时用针最好采用隔日针刺；正筋穴、正宗穴与足三重穴均有活脑部之气血的作用，二穴组对脑部疾病均有治效，包括脑外伤后遗症，临床可以与他穴配用，两穴组也可以相互交替用针，既减少了穴位针刺的疲劳，又能发挥不同穴位的作用功效；州仑穴有主治脑瘤的作用，与州昆穴倒马针配用，则能有效地提高疗效，笔者在临床治疗本病时本组穴位一般为必用之针。

第十三节　乳腺癌

乳腺癌是现代医学之名称，与祖国医学中的乳岩相符，通过流传下来的古代相关文献记载来看，古医家已对本病的病因病机、诊断以及其治疗皆有了全面的认识，这说明古医家已对本病积累了非常丰富的经验。中医认为本病的发生与情志因素关系密切，如果长期情志不畅导致气血不畅，造成肝气郁结，进而导致气凝，痰瘀互结而致本病。中医辨证可分为气滞痰凝型、冲任失调型、瘀毒内结型、气阴两虚型、气血两虚型之相关证型。

目前现代医学治疗本病就是以手术方法为主，再配合放化疗的方法，通过数年的治疗结果来看，这种治疗模式并不乐观，针灸疗法施治不良反应较少，且有较好的治效，无论在症状改善方面还是根本性的施治上，皆有满意的效果，笔者在近几年的临床中越来越感受到针灸在这一方面的优势性，值得临床进一步深入研究及推广。

❀董氏奇穴用穴方案❀

1. 分枝上穴、分枝下穴、足三重穴（一重穴、二重穴、三重穴）或指三重穴、外三关穴

穴位定位：

（1）分枝上穴：在肩峰突起后侧直下腋缝中，当肩胛关节之下缘1寸处取穴。

（2）分枝下穴：在分枝上穴之直下1寸处再向内横开5分处取穴。

（3）足三重穴：在外踝尖直上3寸，向前横开1寸处取穴，为一重穴；在一重穴直上2寸处取二重穴；在二重穴直上2寸为三重穴。

（4）指三重穴：在无名指指背中节中央线外开（偏向尺侧）2分中点一穴，距上横纹1/4处一穴，距下横纹1/4一穴，共三穴。

（5）外三关穴：在外踝尖与膝盖外侧高骨（腓骨小头）连线中点一穴，中点与该高骨之中点又一穴，中点与外踝之中点又一穴，共三穴。

操作方法：双侧取穴，分枝上穴、分枝下穴分别直刺1寸，足三重穴分别直刺1.2寸，指三重穴紧贴尺侧指骨缘针刺0.5分，外三关穴直刺1.2寸。每次留针30~40分钟，每日或隔日1次。

2. 足驷马穴（驷马中穴、驷马上穴、驷马下穴）、火主穴

穴位定位：

（1）驷马中穴：直立，两手下垂，中指尖所至之处再向前横开 3 寸处取穴。

（2）驷马上穴：在驷马中穴直上 2 寸处取穴。

（3）驷马下穴：在驷马中穴直下 2 寸处取穴。

（4）火主穴：在足背，第 1 与第 2 跖骨连接部之直前凹陷中，即距火硬穴 1 寸处取穴。

操作方法：双侧取穴，常规消毒，足驷马穴分别直刺 1.5 寸，火主穴直刺 0.5 寸。每次留针 30～40 分钟，每日或隔日 1 次。

3. 重子穴、重仙穴

穴位定位：

（1）重子穴：在虎口下 1 寸处取穴，即拇指掌骨与食指掌骨之间。

（2）重仙穴：在拇指骨与食指骨夹缝间，离虎口 2 寸，与手背灵骨穴正对相通。

操作方法：左右交替用针，常规消毒，二穴分别直刺 0.5 寸。每次留针 30～40 分钟，每日 1 次。

4. 通关穴、通山穴、通天穴

穴位定位：

（1）通关穴：在大腿正中央线之股骨上，距膝盖横纹上 5 寸处取穴。

（2）通山穴：在大腿正中线之股骨上，距通关穴 2 寸处取穴。

（3）通天穴：在大腿正中线之股骨上，距通山穴 2 寸处取穴。

操作方法：双侧取穴，常规消毒，每穴分别直刺 0.5 寸。每次留针 30～40 分钟，每日或隔日 1 次。

5. 四花中穴、四花外穴

穴位定位：

（1）四花中穴：在四花上穴直下 4.5 寸处取穴。

（2）四花外穴：在四花中穴向外横开 1.5 寸处取穴。

操作方法：双侧取穴，常规消毒，于穴位瘀络点刺，使瘀血尽出，每周 1 次。

◈ **注解** ◈

本病也是复杂性疾病，治疗较为棘手，因此以上用穴仅是一种用穴思路，临床一般需要多方法、多手段，根据患者病程的长短，病情的轻重，身体的强弱，年龄的大小综合分析，最好结合传统针灸辨证合理组方用穴，方能够发挥出应有的治效。点刺放血极为重要，一般 7～10 日放血一次，可在四花穴组区域点刺放血，也可在分枝穴上下点刺放血。然后配合毫针施治，毫针疗法笔者在临床以足三重穴与驷马穴组用之最多。

第十四节 肺癌

肺癌为现代医学之名称，可归属于祖国医学中的"肺积""息贲""肺痿""咳血""癥瘕"等疾病范畴中。肺癌已是各种癌症之首，发病率最高，一直居高不下而稳居第一，可见探寻一种正确积极的预防方法与合理有效的治疗方法迫在眉睫，目前治疗肺癌在现代医学中仍是各种癌症的通治方法，通过手术及放化疗为主要的治疗手段，这些方法具有痛苦性大，副作用大，复发率高，难以治愈，达不到有效的治疗，所以需求一种痛苦性小，无副作用，可以根治的一种疗法势在必行，针灸疗法就是目前最有发展前景的方法之一，值得临床深入研究与关注。

董氏奇穴用穴方案

1. 灵骨穴、大白穴、足驷马穴（驷马中穴、驷马上穴、驷马下穴）、心常穴

穴位定位：

（1）灵骨穴：在手背面的食指与拇指叉骨间，第1与第2掌骨结合处取穴。

（2）大白穴：在手背，于第2掌骨虎口底外开5分处取穴。

（3）驷马中穴：直立，两手下垂，中指尖所至之处再向前横开3寸处取穴。

（4）驷马上穴：在驷马中穴直上2寸处取穴。

（5）驷马下穴：在驷马中穴直下2寸处取穴。

（6）心常穴：在掌面中指第1节中央线外开（偏向尺侧）2分，距上横纹1/3处一穴，距下横纹1/3处一穴，共二穴。

操作方法：灵骨穴、大白穴与心常穴左右两手交替用针，足驷马双侧取穴，常规消毒，灵骨穴直刺1.5寸，大白穴直刺1寸，心常穴紧贴尺侧骨缘直刺0.5分，足驷马三穴分别直刺1.5寸。每次30~40分钟，每日或隔日1次。

2. 曲陵穴、土水穴或重子穴、重仙穴

穴位定位：

（1）曲陵穴：在肘窝横纹上，在大筋之外侧以大指按下，肘伸屈时有一大凹陷处是穴。

（2）土水穴：在拇指第1掌骨之内侧，距该掌骨小头1寸处一穴，后5分处一穴（即本穴），再后 5 分处一穴，共三穴。也可以在第 1 掌骨桡侧中点赤白肉际处直接取土水中穴。

（3）重子穴：在虎口下 1 寸处取穴，即拇指掌骨与食指掌骨之间。

（4）重仙穴：在拇指骨与食指骨夹缝间，离虎口 2 寸，与手背灵骨穴正对相通。

操作方法：土水穴与重子穴、重仙穴交替运用，常规消毒，曲陵穴直刺 0.5寸，土水穴紧贴骨缘直刺 0.3 寸，重子穴与重新穴分别直刺 0.5 寸。每次留针30~40分钟，每日或隔日 1 次。

3. 膝下肺区

操作方法：穴区常规消毒，于瘀络处点刺放血，使瘀血尽出，每周 1 次。

4. 四花穴区瘀络

操作方法：常规消毒，在四花穴区域找瘀络点刺，使瘀血尽出，每 7~15 日放血一次。

5. 曲陵穴

穴位定位：在肘窝横纹上，在大筋之外侧以大指按下，肘伸屈时有一大凹陷处是穴。

操作方法：双侧取穴，常规消毒，于穴位区域找瘀络点刺出血，并加拔罐 5分钟，每周 1 次。

◈ 注解 ◈

笔者在临床曾治疗多例肺癌患者，其疗效较为满意，无论患者处于早、中、晚期，皆有较好的治效。一定重视刺血疗法的运用，一般每周 1~2 次点刺放血，然后毫针针刺，以上两组处方治疗肺癌有较好的作用，无论在改善患者的症状方面还是通过现代医学的检查手段上来看，皆能得到有效改善，值得临床参考运用，临床施治时两组穴位交替针刺既能提高治疗效果，也能减轻患者痛苦。笔者在临床施治时多以配合中医辨证的方法，通过传统针灸与董氏针灸相互结合施以综合治疗，在疾病不同发展阶段施以针对性处理，坚持多疗程的治疗。传统针灸的艾灸疗法对其不可忽视，可谓有效方法之一，因此吾在临床也常配合艾灸方法施治。

第十五节　胃癌

胃癌是现代医学之名称，可归属于中医学中的"噎膈""胃脘痛""积聚"

"伏梁""反胃"等疾病范畴。目前胃癌在我国各种癌症的发病率中排名第 2 位，仅次于肺癌，因此胃癌的预防与治疗也不容忽视。传统针灸治疗主要以脏腑辨证为用，通过临床治疗来看，传统针灸配合董氏针灸具有很好的协同作用，笔者在临床以针灸方法治疗了数例相关患者，临床疗效满意，得到了患者的肯定。

⬥ 董氏奇穴用穴方案 ⬥

1. 外三关穴或足三重穴（交替用针）、四花上穴、门金穴

穴位定位：

（1）外三关穴：在外踝尖与膝盖外侧高骨（腓骨小头）连线中点一穴，中点与该高骨之中点又一穴，中点与外踝之中点又一穴。共三穴。

（2）足三重穴：在外踝尖直上 3 寸，向前横开 1 寸处取穴，为一重穴；在一重穴直上 2 寸处取二重穴；在二重穴直上 2 寸为三重穴。

（3）四花上穴：当外膝眼之下方 3 寸，在胫骨前肌与趾长伸肌起始部之间凹陷中取穴。

（4）门金穴：在第 2 与第 3 跖骨连接部之前凹陷中取穴。

操作方法：常规消毒，外三关穴与足三重穴交替用针，均双侧取穴，外三关穴与足三重穴均分别直刺 1.2 寸，四花上穴直刺 1.5 寸，门金穴直刺 0.8 寸。每次留针 30~40 分钟，每日或隔日 1 次。

2. 侧三里穴、侧下三里穴、土水穴、脾肿穴

穴位定位：

（1）侧三里穴：在腓骨前缘，即四花上穴向外横开 1.5 寸处取穴。

（2）侧下三里穴：在腓骨前缘，即侧三里穴直下 2 寸处取穴。

（3）土水穴：拇指第 1 掌骨之内侧，距该掌骨小头 1 寸处一穴，后 5 分处一穴（即本穴），再后 5 分处一穴，共三穴。也可以在第 1 掌骨桡侧中点赤白肉际处直接取土水中穴。

（4）脾肿穴：在掌面中指第 2 节中央线，距上横纹 1/3 处一穴，距下横纹 1/3 处一穴，共二穴。

操作方法：双侧取穴，常规消毒，侧三里穴、侧下三里穴分别直刺 1 寸，土水穴紧贴指骨针刺 0.3 寸，脾肿穴直刺 0.5 分。每次留针 30~40 分钟，每日或隔日 1 次。

3. 四花穴区瘀络

操作方法：常规消毒，在四花穴区域找瘀络点刺，使瘀血尽出，每 7~15 日治疗一次。

4. 膝下胃区瘀络

操作方法：双侧取穴，常规消毒，于其区域瘀络点刺，使之出血，使瘀血尽出，每 7~15 日治疗一次。

※ 注解 ※

刺血施治仍及其重要，不可忽视，与毫针疗法密切配合。毫针施治常是上述方案中方一与方二交替用针为最佳，无论改善症状还是解决肿瘤的生长均有作用。外三关穴是专用于各种瘤及癌的治疗，尤善治疗腹部肿瘤，对腹部肿瘤具有特效。四花上穴、门金穴与土水穴均作用于胃，是治疗各种胃病之特效穴。四花上穴与传统针灸足三里穴位置相近，贴骨进针，功效更强大，直接作用于胃。门金穴与传统针灸陷谷穴相符，陷谷穴为足阳明胃经之输穴，治疗胃部疾患之要穴。土水穴的运用仍然是经络理论的运用，本穴组处于肺经上，可用于肺病的治疗，手太肺经"起于中焦，还循胃口"，肺经与胃直接联系，胃病在此处常常有明显的反应，早在《黄帝内经》载："胃中寒，手鱼之络多青矣；胃中有热，则鱼际络赤。"董氏针灸作用于胃病的治疗是符合经络原理的，所以治疗胃病的疗效也非常确实，尤其各种慢性胃病更具特效。

第十六节　肝癌

肝癌为现代医学之名称，属于中医中的"肥气""痞气""积气""积聚""黄疸""臌胀"等疾病范畴。本病在目前是癌症类发病率高、死亡率高的一种疾病，据当前医学统计，本病在各种癌症类疾病中排名第 3 位，所以应当高度重视。肝癌中的转移性癌较为多见，在这里主要指的是原发性肝癌，对转移性肝癌的施治也可参阅本节内容。

本病的发生中医认为是以脏腑气血亏虚为本，气、血、湿、热、瘀、毒互结为标，蕴结于肝，然后蕴结逐渐形成了包块。临床主要以右胁部肿硬疼痛，腹胀、消瘦，食欲不振，乏力，或有黄疸等为主要表现的一种疾病。本病祖国医学对此认识较早，早在《黄帝内经》《难经》等书中就有相关记载，可见祖国医学对此已积累了非常丰富的临床经验。董氏针灸对各种肝病的治疗均有较好的经验，所以值得临床进一步研究与推广运用。

《董氏奇穴用穴方案》

1. 上三黄穴（明黄穴、天黄穴、其黄穴）、木斗穴、木留穴、外三关穴

穴位定位：

（1）明黄穴：在大腿内侧前后上下中央点处取穴。

（2）天黄穴：在明黄穴直上 3 寸处取穴。

（3）其黄穴：在明黄穴直下 3 寸处取穴。

（4）木斗穴：在第 3 与第 4 跖骨之间，距跖骨与趾骨关节 5 分处取穴。

（5）木留穴：在第 3 与第 4 跖骨连接部之直前凹陷中，距跖骨与趾骨关节 1.5 寸处取穴。

（6）外三关穴：在外踝尖与膝盖外侧高骨（腓骨小头）连线中点一穴，中点与该高骨之中点又一穴，中点与外踝之中点又一穴。共三穴。

操作方法：双侧取穴，常规消毒，上三黄穴分别针刺 1.5 寸，木斗穴、木留穴针刺 0.5 寸，外三关穴分别针刺 1 寸。每次留针 30~40 分钟，每日或隔日 1 次。

2. 肝门穴、木穴、火主穴、肾关穴、足三重穴（一重穴、二重穴、三重穴）

穴位定位：

（1）肝门穴：在尺骨内侧，距豌豆骨 6 寸处取穴。

（2）木穴：在食指第 1 节掌面内侧（即尺侧），距中央线 2 分之直线上，距上横纹 1/3 处一穴，距下横纹 1/3 处一穴，共二穴。

（3）火主穴：在足背，第 1 与第 2 跖骨连接部之直前凹陷中，即距火硬穴 1 寸处取穴。

（4）肾关穴：在天皇穴直下 1.5 寸处取穴。

（5）足三重穴：在外踝尖直上 3 寸，向前横开 1 寸处取穴，为一重穴；在一重穴直上 2 寸处取二重穴；在二重穴直上 2 寸为三重穴。

操作方法：双侧取穴，常规消毒，肝门穴以 30°向上斜刺 0.8 寸，木穴紧贴指骨尺侧缘针刺 0.5 分，火主穴针刺 0.8 寸，肾关穴由脾经向肾经方向直刺 1.2 寸，足三重穴分别直刺 1.2 寸。每次留针 30 分钟，每日或隔日 1 次。

3. 膝下肝肺区刺血

操作方法：常规消毒，在其区域找瘀络点刺，加拔罐使瘀血尽出，每 10~15 天刺血一次。

4. 肝俞穴

穴位定位：在脊柱区，第 9 胸椎棘突下，后正中线旁开 1.5 寸。

操作方法：双侧取穴，常规消毒，用一次性刺血针点刺，使之出血，加拔罐10分钟，每7~10日刺血一次。

《注解》

临床施治仍需重视刺血与毫针并用的治疗，在临床施治时方一与方二需要交替用针，其治效也非常满意，或根据患者的情况合理组方。癌症类疾病累及脏腑多，症状表现复杂，其治疗一定要根据患者的疾病发展状况，抓主症，结合患者的综合体质来决定治疗原则。尤其本病更具有发展快、传变快、影响脏腑多的特点，所以疾病的早晚期治疗方法大不相同，其治疗效果差异性也很大。上述治疗方案笔者在临床常常相互交替用针，根据患者主症确定某阶段治疗之主穴，然后再根据患者的具体病情配用相关穴位。

第十七节　肠癌

肠癌是现代医学之名称，包括了结肠癌、大肠癌、直肠癌。归属于中医学的"脏毒""肠覃""癥瘕""锁肛痔""肠风""下痢""肠癖""便血"等疾病范畴。

肠癌也是癌症类疾病中发病率较高的一种疾病，据目前医学统计数据来看，肠癌在癌症类排名第5位。中医认为，本病的发生多为饮食不节，恣食肥甘、燥热或不洁之物，导致脾不健运。湿热蕴毒下迫于肠道，热伤肠络，毒邪成痈而逐渐发生本病。

《董氏奇穴用穴方案》

1. 四花中穴、四花下穴、外三关穴

穴位定位：

（1）四花中穴：在四花上穴直下4.5寸处取穴。

（2）四花下穴：在四花副穴直下2.5寸处取穴。

（3）外三关穴：在外踝尖与膝盖外侧高骨（腓骨小头）连线中点一穴，中点与该高骨之中点又一穴，中点与外踝之中点又一穴。共三穴。

操作方法：双侧取穴，常规消毒，四花中穴直刺1.5寸，四花下穴直刺1寸，外三关穴分别直刺1.2寸。每次留针30~40分钟，每日或隔日1次。

2. 足千金穴、足五金穴、足三重穴（一重穴、二重穴、三重穴）

穴位定位：

（1）足千金穴：在腓骨前缘，即侧下三里穴向后横开5分再直下2寸处取穴。

（2）足五金穴：在腓骨前缘，即足千金穴直下2寸处取穴。

（3）足三重穴：在外踝尖直上3寸，向前横开1寸处取穴，为一重穴；在一重穴直上2寸处取二重穴；在二重穴直上2寸为三重穴。

操作方法：双侧取穴，常规消毒，足千金穴、足五金穴分别直刺1寸，足三重穴分别直刺1.2寸。每次留针30~40分钟，每日1次。

3. 肠门穴、肝门穴、四花下穴、腑肠穴

穴位定位：

（1）肠门穴：在尺骨内侧与肌腱之间，距豌豆骨3寸处取穴。

（2）肝门穴：在尺骨内侧，距豌豆骨6寸处取穴。

（3）四花下穴：在四花副穴直下2.5寸处取穴。

（4）腑肠穴：在四花下穴直上1.5寸处取穴。

操作方法：双侧取穴，常规消毒，肠门穴、肝门穴分别以30°向上斜刺0.8寸，四花下穴、腑肠穴分别直刺1寸。每次留针30分钟，每日1次。

4. 腑巢二十三穴

穴位定位：肚脐直上1寸一穴，共二穴；肚脐每下1寸一穴，共五穴；肚脐旁开1寸一穴，其上一穴，其下二穴（共四穴，两边共八穴）；肚脐旁开2寸一穴，其上一穴，其下二穴（共四穴，两边共八穴），总共二十三穴。

操作方法：常规消毒，一般多以脐中心上下左右各一穴为常用，或者每次取用4~6穴，点刺后加拔罐5~10分钟，每周1~2次。

5. 膝下肺区瘀络

操作方法：常规消毒，在其穴区周围瘀络点刺，使其瘀血尽出，每周1次。

注解

肠道由于较长，包括了大小肠两部分，小肠上连胃的幽门，下接盲肠，分为十二指肠、空肠和回肠三部分。大肠的起始部和回肠相连，分为盲肠、结肠和直肠三部分，结肠依次又分为升结肠、横结肠、降结肠和乙状结肠四部分。因此本病的发病部位不同，其病情的发展状况就不同，其治疗与预后有很大的差别。以上治疗方案笔者均常用，肠门穴、肝门穴、四花下穴、腑肠穴改善临床症状非常好，足三重穴与外三关穴以活血化瘀消瘤为主，所以常相互结合运用。笔者于临

211

床中曾治疗了多例不同的肠癌患者，取效较为满意。如笔者于十几年前曾治疗一例 78 岁的老年男性患者，因腹痛与大便不畅，到某省级医院检查，诊断为大肠癌。因年事已高，儿女未选择接受西医疗法，故前来针灸施治，仅通过针灸治疗 4 个月左右，患者于 91 岁去世。其儿子也患本病，通过手术及放化疗施治，治疗后不满 2 年而去世。另治一男性患者，32 岁，因结肠癌手术后多脏器转移，采用加强化疗等方法施治，症状不但不缓解反而加重，多种肿瘤标志物检查数值居高不下，AFP（甲胎蛋白）、CEA（癌胚抗原）、糖类抗原 CA19－9、CA242、CA724、CA50 等均高出正常值数倍，就诊于多家医院，因手术后转移，并通过加强化疗无济于事，各医院均诊断预后不佳。故前来施以针灸疗法，经针灸后症状逐渐缓解，经治疗 3 个月后自我感觉良好，能够完全恢复体力劳动，犹如健康人。

第十八节　子宫癌

子宫癌为现代医学之名称，可归属于中医中的"五色带下""漏证""积聚""癥瘕"等疾病范畴。在妇科癌症类疾病中除了乳腺癌就是子宫癌，所以对本病的治疗应当高度重视。中医认为，本病的发生是由于脏腑气血失调，湿毒内侵，蕴积于下，损伤冲任二脉而致本病的发生。通过治疗来看，针灸疗法具有很好的疗效，值得临床进一步研究与推广运用。

◈ 董氏奇穴用穴方案 ◈

1. 外三关穴、姐妹三穴（姐妹一穴、姐妹二穴、姐妹三穴）、妇科穴、还巢穴

穴位定位：

（1）外三关穴：在外踝尖与膝盖外侧高骨（腓骨小头）连线中点一穴，中点与该高骨之中点又一穴，中点与外踝之中点又一穴。共三穴。

（2）姐妹一穴：在通山穴向里横开 1 寸后直上 1 寸处取穴。

（3）姐妹二穴：在姐妹一穴直上 2.5 寸处取穴。

（4）姐妹三穴：在姐妹二穴直上 2.5 寸处取穴。

（5）妇科穴：在大指背第 1 节之中央线外开（偏向尺侧）3 分，距上横纹 1/3 处一穴，距下横纹 1/3 处一穴，共二穴。

（6）还巢穴：在无名指中节外侧（偏向尺侧）正中央点取穴。

操作方法：妇科穴与还巢穴二穴左右交替用针，余穴双侧取穴，常规消毒，外三关穴分别针刺 1.2 寸，姐妹三穴分别直刺 1.5 寸，妇科穴、还巢穴分别针刺 2 分。每次留针 30~40 分钟，每日或隔日 1 次。

2. 重子穴、重仙穴、木妇穴、水晶穴

穴位定位：

（1）重子穴：在虎口下 1 寸处取穴，即拇指掌骨与食指掌骨之间。

（2）重仙穴：在拇指骨与食指骨夹缝间，离虎口 2 寸，与手背灵骨穴正对相通。

（3）木妇穴：在足次趾（第 2 趾）中节正中央向外开 3 分是穴。

（4）水晶穴：在内踝尖之直下 2 寸处取穴。

操作方法：重子穴、重仙穴二穴左右手交替用穴，木妇穴、水晶穴二穴双侧取穴，常规消毒，重子穴、重仙穴分别针刺 0.5 寸，木妇穴直刺 2 分，水晶穴直刺 0.5 寸。每次留针 30~40 分钟，每日或隔日 1 次。

3. 腑巢二十三穴

穴位定位：肚脐直上 1 寸一穴，共二穴；肚脐每下 1 寸一穴，共五穴；肚脐旁开 1 寸一穴，其上一穴，其下二穴（共四穴，两边共八穴）；肚脐旁开 2 寸一穴，其上一穴，其下二穴（共四穴，两边共八穴），总共二十三穴。

操作方法：常规消毒，一般多以脐中心上下左右各一穴为常用，或者每次取用 4~6 穴，点刺后加拔罐 5~10 分钟，每周 1~2 次。

4. 三江穴

穴位定位：包括第 13 椎下之分线穴起，每下 1 节一穴，其顺序为水分穴、水克穴、水管穴、六宗穴、凤巢穴、主巢穴七穴及第 14 背椎下旁开 3 寸之六元穴、六满穴、六道穴、华巢穴、还巢穴、河巢六穴（两边共十二穴）。

操作方法：常规消毒，一般以华巢穴为主穴，再取其上下各一穴，点刺出血，加拔罐 5~10 分钟，每周 1 次。

◈ 注解 ◈

本病仍重视刺血与毫针并用的治疗方法，以上用穴有较佳的疗效，一般每周一次放血，再配合毫针施治，以上两个毫针治疗方案，还是交替运用，笔者在临床施治时也常配合传统针灸的腹部穴位，如关元穴、归来穴、子宫穴、中极穴等穴，再结合辨证配穴，配合艾灸疗法，其治疗效果非常满意。通过笔者针灸治疗的患者十余年仍健在。

第十九节　甲状腺癌

甲状腺癌是现代医学之病名，可相当于中医学中的"石瘿""上石疽""肉瘿"等范畴。本病是指发生于甲状腺滤泡上皮、滤泡细胞及甲状腺间质的恶性肿瘤的统称。

中医认为，本病的发生与情志内伤、饮食和水土失宜以及体质因素密切相关。气滞、痰凝、血瘀三者壅结颈部是本病的基本病理。本病已成为目前各种癌症中较为高发疾病，当引起重视，通过针灸临床施治来看，针灸具有较佳的治疗效果。

《董氏奇穴用穴方案》

1. 足千金穴、足五金穴、足三重穴（一重穴、二重穴、三重穴）与外三关穴交替用针

穴位定位：

（1）足千金穴：在腓骨前缘，即侧下三里穴向后横开 5 分再直下 2 寸处取穴。

（2）足五金穴：在腓骨前缘，即足千金穴直下 2 寸处取穴。

（3）足三重穴：在外踝尖直上 3 寸，向前横开 1 寸处取穴，为一重穴；在一重穴直上 2 寸处取二重穴；在二重穴直上 2 寸为三重穴。

（4）外三关穴：在外踝尖与膝盖外侧高骨（腓骨小头）连线中点一穴，中点与该高骨之中点又一穴，中点与外踝之中点又一穴，共三穴。

操作方法：足三重穴与外三关穴相互交替用穴，双侧取穴，常规消毒，足千金穴、足五金穴分别针刺 1 寸，足三重穴及外三关穴各穴均分别直刺 1.2 寸。每次留针 30~40 分钟，每日或隔日 1 次。

2. 灵骨穴、足驷马穴（驷马中穴、驷马上穴、驷马下穴）、四花上穴、火主穴

穴位定位：

（1）灵骨穴：在手背面的食指与拇指叉骨间，第 1 与第 2 掌骨结合处取穴。

（2）驷马中穴：直立，两手下垂，中指尖所至之处再向前横开 3 寸处取穴。

（3）驷马上穴：在驷马中穴直上 2 寸处取穴。

（4）驷马下穴：在驷马中穴直下 2 寸处取穴。

（5）四花上穴：外膝眼之下方 3 寸，在胫骨前肌与趾长伸肌起始部之间凹陷中取穴。

（6）火主穴：在足背，第1与第2跖骨连接部之直前凹陷中，即距火硬穴1寸处取穴。

操作方法：双侧取穴，常规消毒，灵骨穴、足驷马穴、四花上穴均分别直刺1.5寸，火主穴直刺0.8寸。每次留针30~40分钟，每日或隔日1次。

3. 四花中穴、四花外穴瘀络或足三重穴瘀络点刺放血

穴位定位：

（1）四花中穴：在四花上穴直下4.5寸处取穴。

（2）四花外穴：在四花中穴向外横开1.5寸处取穴。

（3）足三重穴：在外踝尖直上3寸，向前横开1寸处取穴，为一重穴；在一重穴直上2寸处取二重穴；在二重穴直上2寸为三重穴。

操作方法：均双侧取穴，常规消毒，于穴位区域找瘀络，用一次性刺血针点刺，使瘀血尽出，每周1次。

❧**注解**❧

随着社会快速发展，经济全球化等问题，甲状腺癌类疾病也日益增多，目前现代医学疗法尚不理想。笔者在针灸临床曾治疗数例相关患者，其效较为满意。每周1~2次点刺放血，再方一与方二交替用针，无论症状改善还是疾病控制均有明显的作用，故值得临床推广与进一步研究。

第二十节　胰腺癌

胰腺癌为现代医学之名称，可相当于中医学中的"伏梁""脾积""积聚""黄疸"等范畴。本病是发生于胰腺组织的恶性肿瘤，发病非常隐匿，早期多被忽视，常因误诊误治而发展到了疾病之后期。胰腺癌是目前各种癌症中治疗难死亡率高的一类癌症，被称为"癌中之王"，目前的治疗水平其生存年限多在1年内。近几年本病呈明显上升趋势，所以探寻出一种有效治疗方法成为医学中的攻关难题。笔者在近几年以针灸方法治疗了不同时期的胰腺癌患者，其治效较为满意。

❧**董氏奇穴用穴方案**❧

1. 足三重穴（一重穴、二重穴、三重穴）、脾肿穴、四花上穴、木斗穴、木留穴

穴位定位：

（1）足三重穴：在外踝尖直上 3 寸，向前横开 1 寸处取穴，为一重穴；在一重穴直上 2 寸处取二重穴；在二重穴直上 2 寸为三重穴。

（2）脾肿穴：在掌面中指第 2 节中央线，距上横纹 1/3 处一穴，距下横纹 1/3 处一穴，共二穴。

（3）四花上穴：外膝眼之下方 3 寸，在胫骨前肌与趾长伸肌起始部之间凹陷中取穴。

（4）木斗穴：在第 3 与第 4 跖骨之间，距跗骨与趾骨关节 5 分处取穴。

（5）木留穴：在第 3 与第 4 跖骨连接部之直前凹陷中，距跗骨与趾骨关节 1.5 寸处取穴。

操作方法：双侧取穴，常规消毒，足三重穴分别针刺 1.2 寸，脾肿穴直刺半分，四花上穴直刺 1.5 寸，木斗穴、木留穴分别直刺 0.5 寸。每次留针 30～40 分钟，每日或隔日 1 次。

2. 外三关穴、上三黄穴（明黄穴、天黄穴、其黄穴）、门金穴、火主穴

穴位定位：

（1）外三关穴：在外踝尖与膝盖外侧高骨（腓骨小头）连线中点一穴，中点与该高骨之中点又一穴，中点与外踝之中点又一穴。共三穴。

（2）明黄穴：在大腿内侧前后上下中央点处取穴。

（3）天黄穴：在明黄穴直上 3 寸处取穴。

（4）其黄穴：在明黄穴直下 3 寸处取穴。

（5）门金穴：在第 2 与第 3 跖骨连接部之前凹陷中取穴。

（6）火主穴：在足背，第 1 与第 2 跖骨连接部之直前凹陷中，即距火硬穴 1 寸处取穴。

操作方法：双侧取穴，常规消毒，外三关穴分别直刺 1.2 寸，上三黄穴分别直刺 1.5 寸，门金穴与火主穴分别直刺 0.8 寸。每次留针 30～40 分钟，每日 1 次。

3. 四花穴区域瘀络

操作方法：在四花穴区域找瘀络，常规消毒，用一次性刺血针点刺，使瘀血尽出，每 10～15 日治疗一次。

🍃 注解 🍃

刺血每周 1 次，毫针两组处方交替用针，可有较好的作用。治疗时根据患者的相关症状调配相关穴位，无论在症状改善方面还是控制疾病的发展方面皆有肯定的疗效。现举 2 例患者的治疗情况以使说明，2 例患者均为女性，年龄相差不大，均在 60 多岁，第 1 例患者因健康查体被检查出本病，尚属于疾病早期，因此就诊于国内治疗本病权威医院，施以手术等方法治疗，术后 1 年病情复发而各种现代相关治疗方法未能保住生命。另一例早期因误诊为胃病及胆囊疾病迁延到本病后期，已经发生肝脏、淋巴等转移，多家权威医院预后均不佳，多数预断 3 个月左右生存期限，超过半年的可能性几乎为零。其患者前来选择针灸治疗，经针刺配合艾灸疗法，其症状渐渐好转，体质明显改善，体力也有效恢复，经治疗后患者至今已有 2 年生存期，患者仍健康地生存着，并且完全能够正常生活。

❁ 附注 ❁

时下是一个谈"癌"色变的时代，癌症类疾病是目前发病率高、致残率高、复发率高、死亡率高的一类疾病，因此研究一种绿色可靠的治疗方法势在必行，迫在眉睫。通过笔者在临床近几年的针灸施治，发现针灸方法具有极大的前瞻性，因此将各种癌症中病发病率高，临床治疗病案多，治疗效果良好的部分治疗思路与大家交流，旨在引起针灸同道对本类疾病的关注，但愿能起到抛砖引玉的作用。

第八章　董氏奇穴刺血疗法

刺血疗法虽然自古就有，但是董氏奇穴之刺血疗法独具特色，为董氏奇穴之精华部分，也成为董氏奇穴特色针法之一。董公认为"久病必瘀，怪病必瘀，重病必瘀，痛病必瘀，难病必瘀"。正如《黄帝内经》载："久痹不去身者，使其血络，尽出其血。"祛一分瘀血，存一分生机。在针灸临床应当不忘刺血之法，需要刺血者一定先刺血祛除瘀滞，使经脉得通，然后再施以毫针刺。尤其是各种痛证，刺血疗法更为重要，董氏奇穴非常注重刺血治疗，诸多痛证，即是久年沉疴痼疾，有时仅刺血就可以使疼痛豁然而失，使其剧烈疼痛止在顷刻之间，可谓是效如桴鼓，因此单独将董氏刺血疗法简单地总结归纳，供大家临床参阅。

一、董氏奇穴刺血特点

（1）董氏奇穴刺血则是以瘀络为主，而非单纯的穴位点，这一点务必明确，临床应当确实做到，符合病在络调其络的治疗原则。

（2）董氏奇穴刺血多数远离病患处，正合乎古法正统之"泻络远针"，较少在局部刺血，效果卓著而确实，所以要掌握董氏奇穴刺血运用纲要。

（3）董氏奇穴刺血可遍布全身，尤其背部与胸腹部区域皆以刺血为用，不施以毫针治疗，这也是董氏奇穴独具特色内容之一。

（4）董氏奇穴刺血有一定的规律可循，某一类疾病可在某一区域点刺放血。

如肺病：可在小腿外侧边瘀络点刺放血。

心与肝脏疾病：可于小腿正前方瘀络刺血。

胃病：可在足背区域瘀络点刺放血。

肾病、膀胱疾病：小腿内侧边区域瘀络点刺放血。

口齿疾病：在小腿膝盖侧边瘀络点刺放血。

耳病：可在外踝四周瘀络点刺放血。

偏头痛：足背外侧边区域瘀络点刺放血。

二、董氏奇穴常用刺血区域运用

1. 常用刺血区域

（1）肘腕部、腘窝部。

（2）四花中、外区域。

（3）太阳穴、耳尖穴、金津、玉液。

（4）内踝区域（三阴交、照海区域）。

（5）足三重区域（外踝区域瘀络）。

（6）胸部、背部相关区域。

2．刺血区域具体运用

（1）肘窝部瘀络刺血：心脏病、肺病、急性呕吐、肩周炎。

（2）腘窝部刺血：颈肩腰腿痛、急性肠炎、高热、疔、疖、痈、疮、头痛、高血压、痔疮。

（3）四花中穴外区域瘀络刺血：心脏病、肺病、胃病、坐骨神经痛、肩臂痛、偏头痛、高血压、高血脂、精神疾病等。

（4）太阳穴区域刺血：头痛、头晕、高血压、面瘫、面痛、面肌痉挛、眼疾、慢性支气管炎、哮喘、食管病变等。

（5）耳尖及耳背区域瘀络刺血：高热、面部疾病、皮肤病、头痛、失眠等。

（6）金津、玉液刺血：失语、呕吐、咽喉疾病、中风、休克、严重心脏病等。

（7）内踝区域瘀络（三阴交穴、照海穴区域）刺血：男女生殖系统疾病。

（8）外踝区域（足三重穴区域瘀络）刺血：偏头痛、耳鸣、耳聋、乳腺疾病、腰痛、坐骨神经痛等。

三、董氏奇穴常用重要刺血穴位

董氏奇穴刺血可遍及全身，全身诸穴皆可用于刺血治疗，但有些穴位主要以刺血为用，下面将临床常用的重要刺血穴位总结如下，供大家临床参考。

1．制污穴

点刺放血治疗一切伤口不愈合极具特效，还可治疗口腔溃疡、中耳炎、红肿、青春痘、带状疱疹、手蜕皮、脚气、甲沟炎、胃溃疡、十二指肠溃疡等。

2．胆穴

点刺放血治疗小儿夜哭特效。

3．大白穴

点刺放血治疗小儿哮喘、发高烧及急性肺炎特效。

4．腕顺一二穴

点刺放血治疗荨麻疹特效。

5. 手解穴

点刺放血可治疗晕针及针刺后的一切不适，还可以治疗肢体重症麻木、急性瘙痒等。

6. 土水穴

点刺放血可治疗胃痛、哮喘等。

7. 曲陵穴

点刺放血可治疗急性呕吐、胸闷、心痛、喘憋、肩臂不举等诸多疾病，均具特效。

8. 背面穴

点刺放血可治疗急性呕吐、发音无力、下肢发酸及全身无力。

9. 水愈穴

点刺出黄水治疗肾脏疾病特效；点刺出黑血治疗手腕、手背痛特效。

10. 火包穴

点刺出血可治疗心痛、外伤流血不止、难产等疾病独具特色。

11. 足三重穴

在这一区域点刺放血治疗治疗偏头痛、三叉神经痛、面瘫、耳鸣、耳聋等具特效。

12. 四花上穴、四花中穴、四花副穴

点刺放血治疗血管硬化、胃痛、肠炎、肠胃炎、胸闷、高血脂、高血压等诸多顽症痼疾特效，为董氏奇穴刺血重要区域。

13. 四花外穴

点刺放血治疗急性肠胃炎、胁肋痛、胸闷、哮喘、坐骨神经痛、肩臂痛、耳痛、头痛、鼻炎、高血压等诸多顽症痼疾均具特效，为董氏奇穴最常用的刺血区域。

14. 上唇穴、下唇穴

点刺出血治疗口舌生疮、唇炎、白塞氏综合征、疱疹等有极效。

15. 耳三穴

点刺放血可治疗皮肤病、感冒、发热、头痛、失眠、面瘫、面痛、面肌痉挛等。

16. 总枢穴

点刺出血可治疗呕吐、急性肠胃炎、失语、颈项痛等。

17．上里穴、四腑一穴、四腑二穴

点刺出血治疗头痛、头晕。

18．正本穴

点刺放血治疗鼻黏膜肥大、过敏性鼻炎、鼻塞、酒渣鼻等。

19．分枝上穴、分枝下穴

点刺放血可治疗食物药物中毒及过敏、蜈蚣、蝎子、蜜蜂等中毒具有特效，也能治疗乳腺疾病。

20．双凤穴

点刺放血可治疗手痛脚痛、手麻、脚麻有极效。

21．三金穴

点刺放血可治疗慢性膝痛有特效。

22．精枝穴

点刺放血治疗小腿发胀、小腿痛有特效。

23．金林穴

点刺放血治疗大腿痛、坐骨神经痛有特效。

24．双河穴

点刺放血治疗手臂痛、肩臂痛有特效。

25．冲霄穴

点刺放血可治疗头痛、小脑痛等。

26．喉蛾九穴

点刺放血可治疗喉痛、扁桃体发炎、甲状腺炎、喉炎等咽喉疾病有极效。

27．十二猴穴

点刺放血可治疗哮喘、猴痧等。

28．胃毛七穴

点刺放血可治疗呕吐、胃痛、胃出血、心悸等消化系统疾病。

29．腑巢二十三穴

点刺放血可治疗肠炎、子宫炎、肾炎、腹痛等疾病。

注：以上仅将临床常用的刺血穴位大概列举，以示董氏奇穴刺血之特色，董氏奇穴诸身穴位皆可以用于刺血治疗，应当灵活掌握，合理有效运用，使董氏奇穴之刺血针法发扬光大。

四、刺血注意事项

1. 一定做好消毒工作

刺血部位一定做好消毒，杜绝感染，刺血工具一定选用一次性刺血针具。

2. 出血量

出血量一定根据患者的病情、年龄、性别、体质等综合情况而定，一般来说达到血色变而止即可。

3. 治疗间隔

其间隔也与上面所言的出血量的问题相同，一定根据不同的人不同的疾病综合情况来决定。一般来说，急证、实证间隔时间较短，如急性炎症、感冒等，可一两天或两三天刺血一次；慢性病间隔时间相对来说长一些，如风湿性关节炎、慢性腰腿痛、慢性胃病、高血压、高血脂、各种癌症等可间隔1~2周刺血一次，甚至更长。

4. 治疗禁忌

（1）凡是有凝血功能障碍的患者、血小板低下、血友病、出血性紫癜等禁忌刺血。

（2）孕妇不宜刺血；新产妇不宜刺血；经期不宜刺血。

（3）大出血患者禁忌刺血。

（4）空腹及过度劳累者不宜刺血。

（5）禁忌刺动脉。

后记

我本是一名基层西医临床工作者，由于对中医的爱好和基层工作之需求，慢慢开始由西医转向中医，先是以中药与西药结合，再由中药与针灸结合，到最后完全从事针灸临床工作，如今以针灸独立工作，平均每天对至少 20 余名患者进行针灸临床治疗，这个过程既充满了趣味又有诸多的艰辛，可谓是酸甜苦辣皆有之。自己从中医的一个门外汉，慢慢蹒跚而来，一点一滴学起来，一直从来没有停歇过前进的脚步，虽然没有功成名就，也没让自己在经济上富有起来，但是对自己所走过的中医这条路来说感觉一直在成长，每天或多或少有所收获。这些年虽然付出了很多，但内心一直很欣慰，因为我实现了去除更多人的身体之疾苦，做到了传播发扬中医文化之宏愿，到今天越来越感觉到当初的选择是那么正确，庆幸自己这些年来一直义无反顾。

走到今天，针灸中的点点滴滴收获，除了自己艰辛的努力，这还与大家的帮助与支持密不可分，这要感谢曾经一直支持我、鼓励我、帮助我的所有人，没有大家的鼓励与支持，也就走不到今天。在这里我要最感谢的是我的爱人田光叶，我自选择了针灸，我即全身心地投入到了针灸事业中，天天就是背书看书，之后天天为患者针灸，后再到教学，放弃了家中所有的事，家中大小事都由爱人一人承担。尤其后来又开始针灸写作，更没有多余的时间，黑夜白昼都投入到了针灸工作中，白天针灸临床与教学，晚上写作，自开始动笔至今就一直没有停歇过写作，不管再忙，我从没有超过 2 天的间隔动笔，一写至今，到现在已完成了近 20 本拙作。这些拙作虽然不是什么经典著作，但皆是我读书与临床之实践心得，皆是我利用所有工作之后业余时间的付出。其目的是与中医针灸爱好者一起交流学习，共同成长，为中医的发扬尽自己的一点微薄之力。在这里再一次向帮助我、支持我、鼓励我的所有老师、同事、同道、患者、学生、读者、朋友们最诚挚的感谢！因你们的帮助我才有所成长，因你们的信任我才能得以成长。向我的爱人田光叶道一声感谢，说一声辛苦了！因你我才能有精力安心学习与写作；向家中年迈老人深深地鞠一躬，没有做到一个儿子应有的孝道使命；向儿女们说一声道歉，在他们成长的过程中没有更多的时间陪伴他们，在成长路上缺乏了一个父亲的关怀与责任；感谢出版社对我一直以来的大力支持与帮助，使我的拙作才能够顺利出版，让我通过拙作结识了诸多优秀的同道师友……总之，有你们真好，爱上中医针灸真好！

我时刻愿与各位同道交流学习，共同进步，共同提高，为中医针灸的发展做出一点微薄贡献。由于笔者水平所限，书中难免有错误和不当之处，恳请各位老师、各位同仁、各位读者批评指正，在此不胜感激。我的交流微信：15966990292（杨朝义）。

杨朝义

潍坊杏林中医

2019 年国庆节前夕

笔者曾经出版的系列相关拙作

董氏奇穴临床治疗精华

董氏奇穴与十四经穴临证治验

董氏奇穴与经穴治疗颈肩腰腿痛集验

（以上 3 本书亦在中国台湾地区出版）

董氏奇穴速查手册

学小儿推拿，做超能妈妈

70 个常用重要穴位临证精解

针灸临床技巧与心得

针灸特定穴临床实用精解

董氏奇穴针灸学

实用妇科病针灸治疗学

董氏奇穴挂图

习灸成医做家人的保健医

常见病针灸特效简易疗法

透刺疗法

董氏奇穴各部位总图

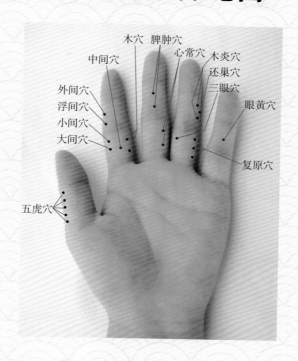

木穴　脾肿穴
中间穴　心常穴　木炎穴
　　　　　　　还巢穴
外间穴　　　　三眼穴
浮间穴　　　　　眼黄穴
小间穴
大间穴　　　　　复原穴

五虎穴

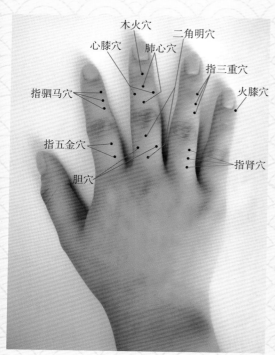

本火穴
心膝穴　　二角明穴
　　肺心穴
指驷马穴　　　指三重穴
　　　　　　　　火膝穴

指五金穴
胆穴　　　　　　指肾穴

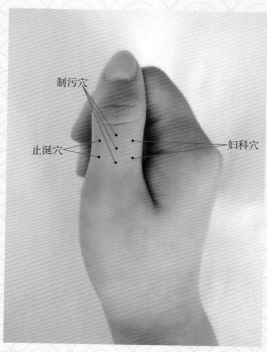

制污穴
止涎穴　　　　　妇科穴

附图 1　——部位总图

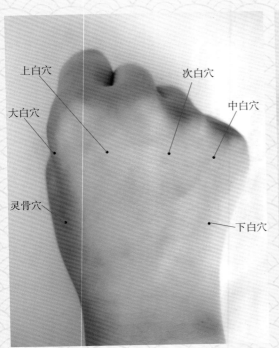
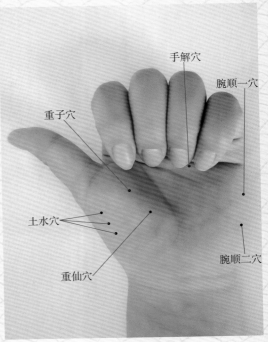

附图 2　二二部位总图

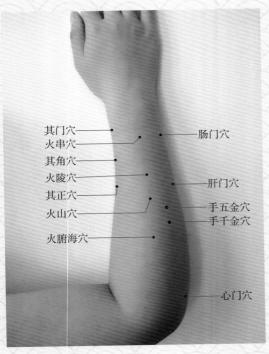
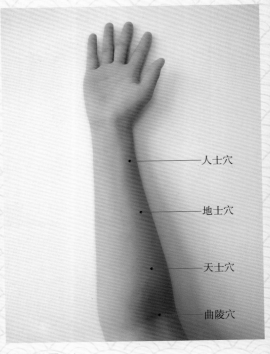

附图 3　三三部位总图

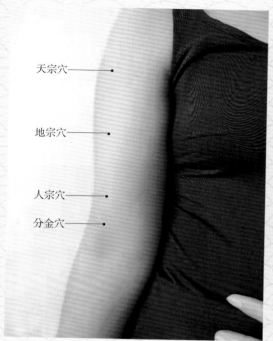

天宗穴 ——

地宗穴 ——

人宗穴 ——

分金穴 ——

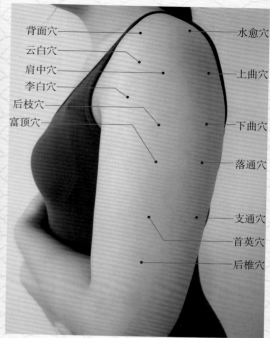

背面穴 —— 　　　　—— 水愈穴

云白穴 —— 　　　　—— 上曲穴

肩中穴 ——

李白穴 ——

后枝穴 —— 　　　　—— 下曲穴

富顶穴 ——

　　　　　　　　—— 落通穴

　　　　　　　　—— 支通穴

　　　　　　　　—— 首英穴

　　　　　　　　—— 后椎穴

附图 4　四四部位总图

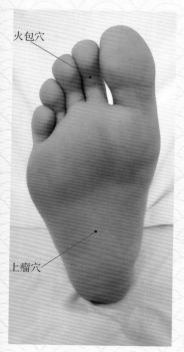

火包穴

上瘤穴

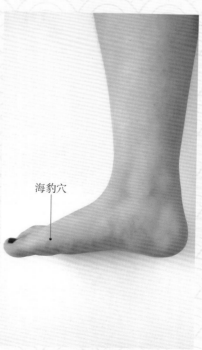

海豹穴

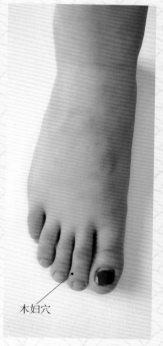

木妇穴

附图 5　五五部位总图

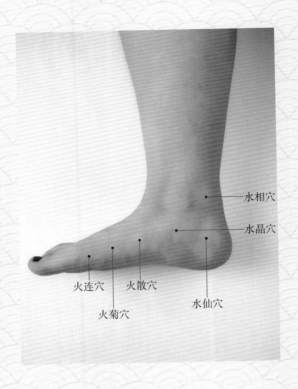

水相穴
水晶穴
火连穴
火散穴
火菊穴
水仙穴

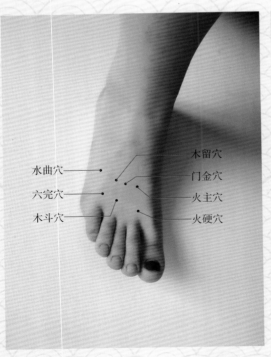

水曲穴
六完穴
木斗穴
木留穴
门金穴
火主穴
火硬穴

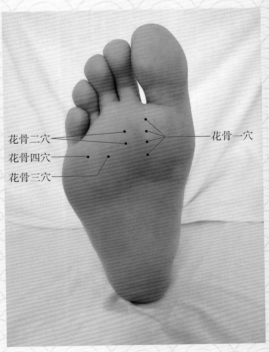

花骨二穴
花骨四穴
花骨三穴
花骨一穴

附图6　六六部位总图

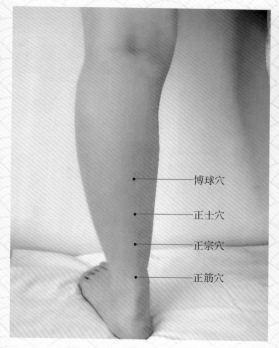

博球穴

正士穴

正宗穴

正筋穴

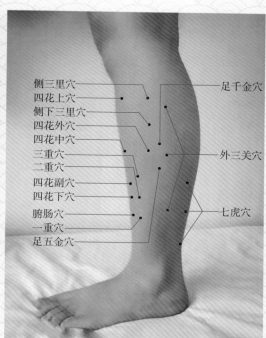

侧三里穴

四花上穴

侧下三里穴

四花外穴

四花中穴

三重穴

二重穴

四花副穴

四花下穴

腑肠穴

一重穴

足五金穴

足千金穴

外三关穴

七虎穴

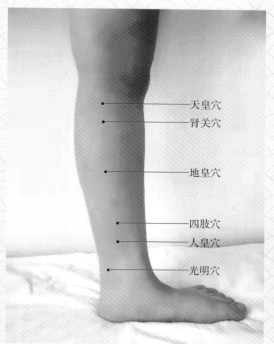

天皇穴

肾关穴

地皇穴

四肢穴

人皇穴

光明穴

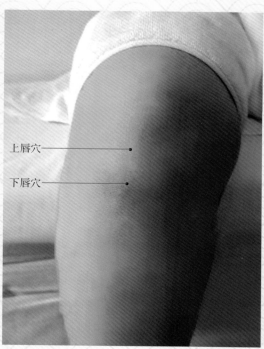

上唇穴

下唇穴

附图 7　七七部位总图

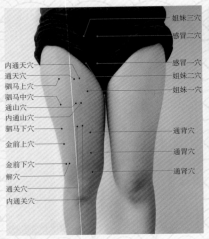
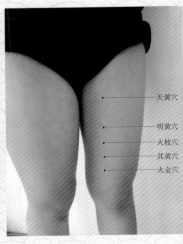
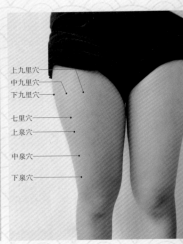

姐妹三穴
感冒二穴
内通天穴　　　　　感冒一穴
通天穴　　　　　　姐妹二穴
驷马上穴　　　　　姐妹一穴
驷马中穴
通山穴
内通山穴
驷马下穴　　　　　通背穴
金前上穴
　　　　　　　　　通胃穴
金前下穴
　　　　　　　　　通肾穴
解穴
通关穴
内通关穴

天黄穴

明黄穴
火枝穴
其黄穴
火金穴

上九里穴
中九里穴
下九里穴

七里穴
上泉穴

中泉穴

下泉穴

附图8　八八部位总图

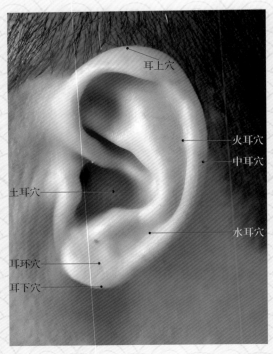
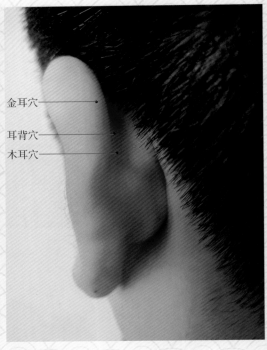

耳上穴

火耳穴
中耳穴

土耳穴

水耳穴

耳环穴

耳下穴

金耳穴

耳背穴
木耳穴

附图9　九九部位总图

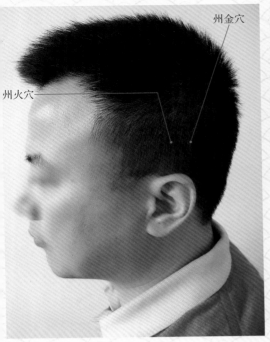

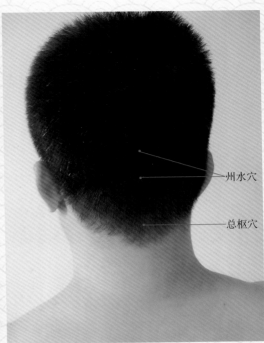

州金穴

州火穴

州水穴

总枢穴

附图 10　十十部位总图

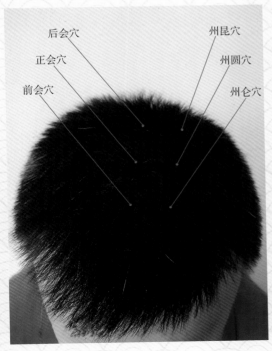

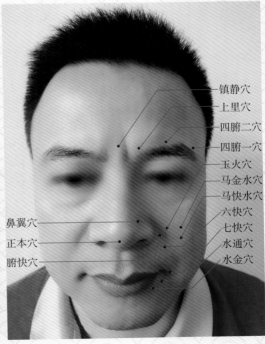

后会穴

正会穴

前会穴

州昆穴

州圆穴

州仓穴

镇静穴

上里穴

四腑二穴

四腑一穴

玉火穴

马金水穴

马快水穴

六快穴

七快穴

水通穴

水金穴

鼻翼穴

正本穴

腑快穴

附图 10　十十部位总图

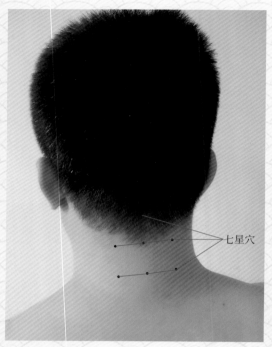
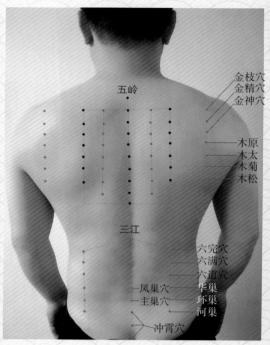

五岭

金枝穴
金精穴
金神穴

木原
木太
木菊
木松

七星穴

三江

六完穴
六满穴
六道穴
凤巢穴　华巢
主巢穴　环巢
河巢

冲霄穴

附图 11　背腰部位总图

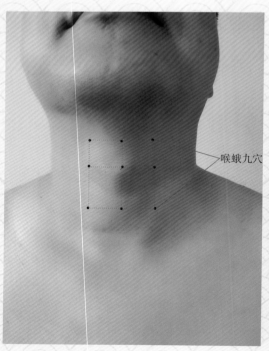
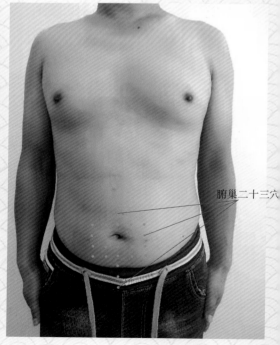

喉蛾九穴

腑巢二十三穴

附图 12　胸腹部位总图